SOMMAIRE

DF4 Positionnement en tant que travailleur social dans son contexte d'intervention

Sous la direction de Kamel Abbadi

Les auteurs

Kamel Abbadi
Priscilla Benchimol
Lisa Besson
Sonia Billotte
Sophie Bustin
Carine Carrere
Sylvie Corvoisier-Tourneur
Peter Crevant
Julien Derras
Sébastien Derue
Florence Didot
Bruno Frot
Jocelyn Garnier
Marlène Gratiot
Mélanie d'Herve
Yamina Kerrou
Soraya Korkzine
Vanessa Montagnac
Marie-Pierre Payet
Charlotte Slowick
Eric Tisserand
Agnès Voron

MÉMO

1 Les besoins fondamentaux de l'être humain

Le besoin est une nécessité vitale : s'il n'est pas satisfait, il provoque une sensation de manque et va entraver le processus de vie ou de développement de l'individu. Les besoins satisfaits entraînent le bien-être.

1 Pyramide des besoins de A. Maslow

Le psychologue Abraham Maslow a mis en lumière l'importance de la satisfaction des besoins. Il distingue cinq groupes de besoins fondamentaux universels : les besoins physiologiques, les besoins de sécurité, les besoins d'appartenance et d'amour, les besoins d'estime de soi et le besoin d'accomplissement de soi.

Pyramide des besoins selon le modèle d'A. Maslow

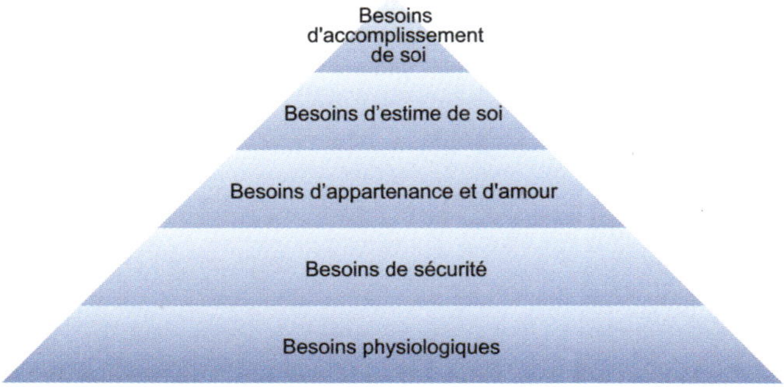

Selon un ordre hiérarchique, lorsqu'un groupe de besoins est satisfait, un autre va progressivement prendre sa place. Lorsqu'un besoin précédant n'est plus satisfait ou peu satisfait, il redevient prioritaire.

• Les **besoins physiologiques** sont les besoins :
- d'oxygène ;
- de maintien de la température corporelle ;
- d'hydratation ;
- de nourriture ;

- d'élimination ;
- de logement ;
- de sexualité ;
- de repos.

L'AES a pour fonction d'aider la personne à satisfaire ses besoins physiologiques.

• Les **besoins de sécurité** visent les besoins de protection et de sécurité physique et psychologique :

- la **sécurité physique** correspond à la réduction ou l'élimination des dangers qui menacent le corps ou la vie de la personne : pour un enfant, une personne malade ou une personne âgée, sa protection dépendra de l'AES et des professionnels de santé qui l'entourent ;
- la **sécurité psychologique** implique un environnement stable et prévisible, sans anxiété ni crise et une bonne adaptation aux situations nouvelles.

• Les **besoins d'appartenance et d'amour** correspondent au besoin d'appartenir à un groupe qui reconnaît l'individu comme l'un des siens.

• Les **besoins d'estime de soi** correspondent au besoin de considération et de valorisation. Le fait d'être considéré avec ses qualités permet de prendre confiance en soi.

• Le **besoin d'accomplissement de soi** correspond au besoin de réalisation et d'épanouissement personnel lié à une confiance et un respect de soi.

2 Les 14 besoins fondamentaux selon V. Henderson

L'infirmière Virginia Henderson est à l'origine du modèle des **quatorze besoins fondamentaux**.

1. Le besoin de respirer
2. Le besoin de boire et de manger
3. Le besoin d'éliminer
4. Le besoin de se mouvoir et de maintenir une bonne position
5. Le besoin de dormir et de se reposer
6. Le besoin de se vêtir et de se dévêtir
7. Le besoin de maintenir la température du corps dans les limites de la normale
8. Le besoin d'être propre et de protéger ses téguments
9. Le besoin d'éviter les dangers

10. Le besoin de se récréer
11. Le besoin de communiquer
12. Le besoin de pratiquer sa religion et d'agir selon ses croyances
13. Le besoin de s'occuper et de se réaliser
14. Le besoin d'apprendre

D'après Virginia Henderson, un besoin ne peut être atteint que si les besoins précédents ont été satisfaits. Selon son modèle, les besoins fondamentaux de l'être humain peuvent être classés selon une liste ordonnée que les professionnels de santé utilisent lors des soins d'une personne en se demandant si chaque besoin est atteint.

BESOINS	1. État normal	2. Insatisfaction	3. Dégradation	4. Situation grave
Respirer	Sans gêne	Dyspnée	A besoin d'aide technique (aérosol)	Ventilation assistée
Boire et manger	Mange seul	Installation/stimulation	A besoin d'aide partielle et/ou surveillance	A besoin d'aide totale (faire manger)
Éliminer *(urines)*	Continence	A besoin d'aide (WC avec aide, urinal, bassin)	Incontinence partielle	Incontinence permanente
Éliminer *(selles)*	Transit normal	A besoin d'aide (WC avec aide, bassin)	Incontinence, diarrhée, constipation épisodique, laxatifs	Encoprésie, constipation grave
Se mouvoir et maintenir une bonne posture	Se déplace seul	Se déplace avec aide (canne) ou avec une personne	Se déplace avec l'aide de deux personnes	Alité en permanence, lever interdit
Dormir et se reposer	Dort naturellement	Dort avec aide (médicament)	Réveils fréquents	Insomnies fréquentes
Se vêtir et se dévêtir	S'habille, se déshabille seul	A besoin du conseil d'un tiers, de surveillance	A besoin de l'aide partielle d'un tiers	A besoin d'une aide totale
Maintenir sa température corporelle dans la normale	Adapte ses vêtements à la température ambiante	Demande à être protégé	Incapable d'adapter ses vêtements à la température ambiante	Garde les vêtements qu'on lui enfile

1 Les besoins fondamentaux de l'être humain

BESOINS	1. État normal	2. Insatisfaction	3. Dégradation	4. Situation grave
Être propre, protéger ses téguments	Se lave seul	A besoin d'être stimulé mais se lave seul	A besoin d'une aide partielle (une partie du corps)	A besoin d'une aide totale pour se laver
Éviter les dangers	Lucide	Confus et/ou désorienté épisodiquement	Confus et/ou désorienté en permanence	Coma, dangereux pour lui-même et pour les autres
Communiquer	S'exprime sans difficulté	S'exprime avec difficulté (bégaiement)	A besoin d'une aide pour s'exprimer (ardoise, interprète)	Ne peut pas s'exprimer (aphasie), ne veut pas s'exprimer
Agir selon ses croyances et ses valeurs	Autonome	Est découragé, exprime sa colère, son angoisse	Éprouve un sentiment de vide spirituel	Dépendance à une influence sectaire
S'occuper en vue de se réaliser	Autonome	Triste, anxieux	Angoissé, opposant, se laisse aller	Négation de soi, désespoir
Besoin de se récréer, se divertir	Autonome	Désintéressement à accomplir des activités récréatives	Difficulté/incapacité à accomplir des activités récréatives	Refuse d'accomplir des activités récréatives
Besoin d'apprendre	Se prend en charge	A besoin de stimulation	Apathique	Refus, résignation

Le **stade 1** « État normal » désigne un **état d'équilibre et d'autonomie**.

Les **stades 2 et 3** désignent une **dégradation des conditions de satisfaction** et une **nécessité d'interventions soignantes** plus ou moins importantes.

Le **stade 4** « Situation grave » désigne le stade le plus grave avec un **manque radical des conditions de satisfaction** et une **nécessité d'interventions soignantes très importantes**.

MÉMO 2

Les temps clés du quotidien comme support à la relation d'aide et/ou à la relation éducative

1 Repérage de l'évolution des besoins

L'observation est l'action de regarder avec attention les êtres, les choses, les événements, les phénomènes pour les étudier, les surveiller, en tirer des conclusions.
C'est la capacité à penser ce que l'on voit, donc à repérer les besoins d'une personne. L'AES doit observer le résident afin de veiller à sa sécurité, vérifier son état de santé et proposer un accompagnement adapté.
La mise en commun des observations faites par l'équipe soignante permet d'apporter des soins appropriés et communs au résident.

2 Les temps clés du quotidien chez l'enfant

La toilette du nourrisson

Pour les 1-4 ans, la première cause d'accident de la vie courante est la noyade. Les causes sont multiples : laisser un enfant sans surveillance, laisser le robinet accessible à l'enfant, ne pas vérifier la température de l'eau...
Pour éviter ces risques, l'AES doit choisir un **matériel adapté à l'âge de l'enfant** :
- utiliser une baignoire pour bébé pour les nourrissons (en cas d'utilisation d'une baignoire adulte y mettre un transat ou siège de bain),
- installer une protection en mousse sur le robinet pour éviter que l'enfant y touche et pour éviter les blessures en cas de chute,
- mettre un tapis antidérapant pour prévenir les glissades.

L'AES doit rester à côté de l'enfant. Si l'AES doit quitter la salle de bains, il lui faut envelopper l'enfant dans une serviette et l'emmener avec soi. Dans tous les cas, il doit vérifier la température de l'eau avant de baigner l'enfant, 37 °C recommandé, avoir le matériel à portée de main, placer une main sous l'aisselle de l'enfant afin que sa tête repose sur l'avant-bras, et maintenir les fesses et une cuisse avec l'autre main.

Le change du nourrisson

Le change correspond au besoin **d'être propre** et de **protéger ses téguments**. Le change permet d'assurer un soin d'hygiène et de confort de l'enfant.

Les principales étapes du change sont :
- déshabiller le bas du corps, essuyer le siège s'il y a des selles, examiner l'état de l'urine, des selles et de la peau (les noter dans le cahier de transmission),
- savonner du plus propre au plus sale, sans oublier les plis, rincer, sécher sans frotter,
- mettre une couche adaptée au poids de l'enfant, le rhabiller.

Le principal danger pour l'enfant, lors du change, c'est la chute. Pour l'éviter, l'AES ne doit pas laisser l'enfant seul sur la table à langer et elle doit le maintenir en posant une main sur son ventre dès que l'enfant est en âge de se retourner.

L'AES doit également être vigilant aux érythèmes fessiers. Lors de l'apparition de rougeurs sur les fesses, l'AES doit laver délicatement les fesses avec de l'eau tiède et un savon hypoallergénique, sécher en tamponnant (ne pas frotter) et appliquer une crème grasse. L'apparition d'érythèmes est à signaler lors des transmissions et à la famille.

L'habillage et le déshabillage de l'enfant

L'habillage de l'enfant a pour objectif d'assurer un **soin d'hygiène et de confort** et de maintenir sa **température corporelle**

L'AES doit se renseigner sur les besoins de l'enfant, ses habitudes et son degré d'autonomie.

L'AES procède d'abord par le haut du corps puis par le bas, afin que l'enfant ne prenne pas froid. L'AES sollicite l'enfant pour favoriser son apprentissage et son autonomie. L'AES agit avec douceur pour éviter une luxation de l'épaule par exemple. L'AES communique avec l'enfant tout au long de l'habillage pour être à son écoute.

La mobilisation de l'enfant

En fonction des situations, l'AES ne tiendra pas l'enfant de la même manière.

- **Quand l'AES se prépare pour donner le biberon** : l'AES tiendra l'enfant en position semi-allongée, en ayant son visage en face de celui de l'enfant, pour permettre une relation duelle.

- **Quand l'AES sort l'enfant de son lit et l'emmène auprès des autres enfants dans la salle d'activités** : l'AES tiendra l'enfant en position redressée, l'enfant tourné vers l'avant, pour lui permettre de rentrer en communication avec les autres enfants.
- **Quand l'AES se rend à l'air de jeux avec l'enfant** : l'AES tiendra l'enfant en position assise sur la hanche pour que l'enfant puisse entrer en communication avec les autres, et pour laisser à l'AES la possibilité d'avoir une main libre.
- **Quand l'AES vient de donner le biberon à l'enfant** : l'AES tiendra l'enfant en position redressée sur l'épaule pour sécuriser l'enfant et lui permettre de faire un rot.

3 Les temps clés du quotidien chez l'adulte

Toilette de l'adulte

Les objectifs de l'aide à la toilette chez l'adulte semi-autonome sont :
- d'assurer l'hygiène corporelle de la personne,
- de maintenir et stimuler son autonomie,
- favoriser le bien-être psychologique.

- Le risque principal lié à la toilette de l'adulte à la douche ou au lavabo est la chute. Les moyens de prévention peuvent être :
  - une barre d'appui,
  - un tapis antidérapant,
  - une chaise de bain...
- L'AES doit s'informer des besoins, des habitudes et du degré d'autonomie de la personne avant de débuter la toilette. Puis, l'AES doit accompagner la personne en la stimulant, respecter la pudeur de la personne en couvrant le bas du corps pour s'occuper du haut du corps et vice et versa. L'AES évalue avec l'adulte ce que celui-ci est apte à faire seul ou pas, encourage et guide la personne dans ses gestes tout au long du soin, communique pendant le soin...

L'aide à l'élimination chez l'adulte

Pour favoriser l'élimination auprès de l'adulte semi-autonome, l'AES pourra :
- poser un bassin ou un urinal (pour homme),
- changer la protection,
- le transférer sur le fauteuil garde-robe.

Pendant cet acte, l'AES doit dans la mesure du possible, s'écarter un instant pour respecter un peu l'intimité et la pudeur de l'adulte. Il doit également vérifier la quantité et la texture des selles et matières fécales afin de les noter sur le cahier de transmissions.
Le fauteuil garde-robe présente des avantages : il est facile à utiliser, confortable, il favorise l'intimité de l'utilisateur. Le seau est facile à retirer afin de faciliter son nettoyage.

Habillage et déshabillage

- L'AES doit veiller au confort et à la sécurité en proposant des vêtements adaptés à la saison, en respectant les goûts et habitudes vestimentaires de la personne, en valorisant l'esthétique de la personne, en enfilant en premier le membre invalide ou douloureux, en sollicitant la participation de la personne, etc.
- Il existe différentes techniques :

- **l'enfile-bouton** : il permet à la personne d'enfiler d'une seule main ses boutons sans avoir à les manipuler,
- **l'enfile-bas** : il permet d'enfiler d'une seule main les bas et chaussettes sans se baisser,
- **le chausse-pied à long manche** : il permet de mettre les chaussures sans avoir à se baisser,
- **le crochet d'habillage** : il permet de remonter le pantalon ou d'enfiler les chaussettes d'une seule main sans avoir à se baisser.

Mobilisation et déplacement

- Les objectifs liés au déplacement de l'adulte sont :

- prévenir la perte d'autonomie,
- entretenir l'appareil locomoteur,
- éviter l'isolement.

- L'AES doit s'informer, en amont du déplacement, du degré d'autonomie de la personne, si elle utilise habituellement une aide technique pour ses déplacements, s'il n'y a pas de contre-indication aux déplacements.
- Pour accompagner l'adulte lors de ses déplacements, l'AES peut utiliser l'une des trois méthodes suivantes :

- **l'aide à la marche nuptiale** (l'AES se place latéralement à la personne en la soutenant par le coude),
- **l'aide à la marche frontale** (l'AES se place face à la personne en la soutenant par les coudes),

– l'aide à la marche avec une aide technique.

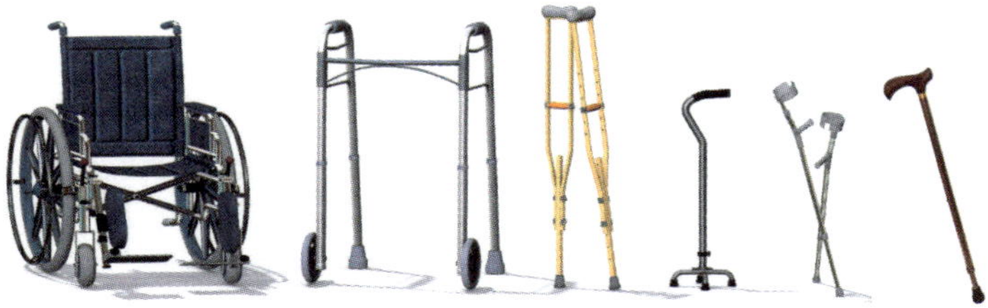

Fauteuil roulant manuel : il est conseillé pour une utilisation de durée limitée.
Déambulateur : il sécurise les déplacements et apporte un appui stable.
Béquille : elle assure le déplacement sans appuyer sur le membre fragilisé.
Canne tripode : elle assure une grande stabilité grâce à son triple pied et la poignée ergonomique facilite la prise en main.
Canne anglaise : elle facilite la marche et la station debout sans solliciter le membre fragilisé
Canne simple : elle rassure la personne lors des déplacements, facile à manier elle permet de garder une certaine autonomie.

L'aide au repas

- Les objectifs liés à l'aide au repas sont :
  - veiller à la prise de repas en quantité et qualité suffisantes et adaptées au régime alimentaire,
  - aider une personne semi-autonome à s'installer pour le repas,
  - répondre au besoin de boire et manger.
- En amont du repas, l'AES doit s'assurer du régime alimentaire de la personne (en cas d'allergies ou de contre-indications), s'informer des habitudes, du lieu de prise du repas et du degré d'autonomie de la personne.
- Pendant le repas, l'AES doit :
  - installer confortablement la personne (position du corps, alignement buste et tête),
  - installer les couverts et l'assiette à portée de main de la personne,
  - stimuler la personne pour qu'elle prenne son repas seule et ne pas faire à sa place,
  - rester vigilant au risque de fausse route.

MÉMO

3 Approches de différents supports et méthodes d'accompagnement de la personne

1 Définition

Étymologiquement, *accompagner* vient de *compagnon* (*con pane*) : « partager le pain ».

Accompagner, c'est se joindre à quelqu'un pour aller où il va en même temps que lui.

L'accompagnement est une relation qui se dirige vers « **le faire ensemble** ». Cela signifie être présent aux côtés de la personne, lui apporter des soins et le soutien psychologique nécessaire pour qu'elle parvienne, à son rythme, à résoudre ses difficultés et à améliorer sa qualité de vie.

2 Les enjeux de la relation d'aide

- Public concerné par l'accompagnement : enfants, adolescents, adultes ; principalement des personnes en manque d'autonomie. C'est donc un accompagnement spécifique d'une personne en perte de santé (handicap, vieillissement, traumatisme) à la frontière du soin et de l'éducatif.
- Mission essentielle de l'AES : compenser les conséquences d'un handicap, permettre à la personne d'être actrice de son projet de vie.

AIDER la personne porteuse de handicap et/ou dépendante. L'accompagner et répondre à ses besoins fondamentaux de telle façon qu'elle pense son propre projet.

PROMOUVOIR : les valeurs humaines malgré les défaillances ; l'autonomie et le bien-être de la personne ; le droit inaliénable de la prise en compte de la dimension psychique dans son intégrité quelles que soient ses valeurs ou attitudes.

AGIR sur les dimensions psychologique, sociale et physique de la personne aidée ; dans le respect et l'écoute en la considérant comme sujet.

ENRICHIR par la présence la confiance en soi et le sentiment de bien-être de la personne.

SOUTENIR le travail de l'éducateur spécialisé auprès des jeunes, la fonction éducative à partir du maintien du lien social, des activités socio-éducatives et le projet de vie de la personne aidée.
En plus des soins quotidiens, l'AES élabore avec la personne des activités de vie sociale et de loisirs (activités culturelles, sportives, créatives...). Ces activités auront de multiples objectifs comme l'aide à l'autonomie, le maintien du lien social...

3 L'éthique professionnelle ou simplement humaine

- **La relation éthique de soin – modèle DÉSIR** :

Donner du sens : expliquer l'acte technique, se questionner sur le sens de son action.
Éthique, question morale : qui décide ?
Subjectif : qualité de vie, de bien-être (soins médicaux, sociaux, psychologiques, environnementaux).
Identité du malade : pathologie, dépendance, handicap.
Respect : de son identité, de son intimité, de son espace.

- Accompagner une personne malade ou en situation de handicap, c'est avant tout être **confronté à l'être humain** et aux différents bouleversements qui s'ensuivent (vie quotidienne perturbée, identité sociale, place, rôle professionnel et/ou familial remis en cause).
- La démarche de soin institutionnel, de même que chaque professionnel, doit être garante d'une éthique (réflexion morale). Celle-ci n'est pas universelle et peut être perçue différemment d'une culture à l'autre. Les garants d'une éthique et d'une démarche de qualité sont :

- les nombreux ajustements ;
- les remises en question ;
- l'écoute des familles ;
- la reconnaissance de la personne comme auteur de son propre cheminement ;
- la prise en compte de sa singularité, de ses droits fondamentaux et de ses capacités d'adaptation à l'évolution de sa situation.

4 La dimension affective

Affectivité : ensemble des réactions psychiques de l'individu face au monde extérieur.

Affect : expression émotionnelle, éventuellement réprimée ou déplacée, des conflits constitutifs du sujet. Les affects correspondent donc aux mouvements émotionnels.

L'AES devra être attentif à observer trois dimensions :

- **soi-même** : les personnes aidées peuvent provoquer des émotions chez le professionnel. Celui-ci devra donc être à l'écoute de son propre mouvement afin de s'ajuster au mieux dans cette relation d'accompagnement ;
  Important : **être capable d'interpréter ses propres émotions**.
- **son interlocuteur** : le professionnel peut aussi provoquer ou induire, par son comportement, des mouvements émotionnels chez la personne aidée.
  Important : **être capable d'identifier et d'interpréter les émotions chez autrui** (observation des signes non-verbaux) ;
- **la relation elle-même** : la relation devra être symétrique et/ou complémentaire.
  Important : **pouvoir identifier les pensées inhérentes aux émotions et les réponses à ces émotions**.

5 La dimension éducative

Être AES suppose des compétences de **pédagogie** (savoir transmettre des outils et des savoirs pour permettre à la personne d'améliorer sa qualité de vie). La dimension éducative suppose l'idée de vouloir exposer que tel ou tel comportement ou façon de faire peut être intéressante à mettre en place pour la personne. Sous une autorité et en collaboration avec l'équipe éducative, l'AES peut être amené **à proposer des activités** pour permettre une progression vers les objectifs fixés. Ainsi, l'AES accompagne et favorise la réussite d'**un changement** et la réussite des **soins de types éducatifs**.

- Proposer des outils ou exercices à la portée de la personne.
- Respecter le rythme de la personne.
- Éviter les mises en échec et valoriser les efforts et attitudes de réussite.
- Faire des exercices régulièrement.
- Verbaliser.

6 Les dimensions socioculturelles

Essayer de **comprendre une personne**, ce qu'elle est, au-delà de sa biologie, des fonctions supérieures (mémoire, concentration...), de sa personnalité, n'est possible qu'en prenant en compte la dimension culturelle (les valeurs, représentations, croyances...). Le professionnel est ainsi amené à tenir compte des **différences culturelles** des personnes qu'il accompagne afin d'organiser et d'adapter son accompagnement. Il est important de garder à l'esprit la nécessité de cette ouverture pour être capable de prendre le risque de la rencontre au plus près du sujet.

MÉMO

4 Les dimensions affectives, éducatives, sociales et culturelles et d'estime de soi dans les situations d'accompagnement

1 Généralités

- L'AES intervient dans les activités de vie quotidienne telles que les repas, les toilettes, les activités socioculturelles, les déplacements. On appelle ces moments **des temps clés du quotidien** : ce sont des actes répétitifs qui rythment la vie quotidienne du résident. Par exemple les repas, le coucher, les toilettes... C'est un **moment privilégié et de partage** entre le résident et le soignant. Le soignant doit prendre en compte les besoins et les attentes de l'usager dans son accompagnement quotidien.
- L'intervention de l'AES se veut cohérente, ciblée et se définit comme une **méthode de prise en charge** avec un bilan initial puis l'établissement d'objectifs et de moyens par lesquels le projet de vie individuel et personnalisé sera mené à bien.

2 Des concepts proches : projet éducatif/projet de vie individualisé

J. Danancier (2011) introduit trois principes dans la conduite des projets individualisés. Ils sont désormais orientés vers la nécessité d'une aide définie par rapport aux besoins et attentes de chaque personne.

- **L'accompagnement social** s'adapte à chaque personne, à chaque instant. Le caractère dynamique d'un individu est ainsi reconnu.
- Les notions de **programme** ou de **projet standardisé** doivent être envisagées avec réserve.
- L'**objectif d'un projet** comprend toutes les dimensions de la vie (affects, culture, environnement) à la fois séparément et dans leur interaction.

▸ Le projet et ses déterminants

- Les **trois dimensions fondamentales** d'un projet de vie, éducatif, thérapeutique sont :
- **la politique institutionnelle** : un projet doit être pensé comme une **démarche de soin** qui cherche à favoriser la qualité de vie d'une

personne. Celle-ci est portée par une équipe et soutenue par les politiques institutionnelles, qui favorisent la dynamique nécessaire au bon déroulement des projets individualisés ;

- **la société** : le cadre légal impose des règles qui définissent la démarche de soins pour les soignants. Les différents plans gouvernementaux (bientraitance ou Alzheimer) sont amenés à définir les cadres d'intervention des établissements médico-sociaux (tels que les FAM : foyers d'accueil médicalisés…) ;
- **la personne** : il est nécessaire que le soignant s'adapte à « ce qu'est » la personne aidée autant en ce qui concerne ses besoins que ses habitudes et sa façon d'être ; c'est la co-construction.

• Deux éléments fondamentaux sont à prendre en compte dans les **débuts relationnels** :

- **l'alliance collaborative** qui va instaurer le cadre de la relation de confiance et d'intervention ;
- **l'observation** (subjective et objective).

• La démarche d'accompagnement doit être pensée et construite pour favoriser l'**autonomie de la personne**. Il ne s'agit pas de faire « à la place de » mais de faire « avec » tout en respectant les choix et préférences de la personne.

• **Les différents niveaux de projets** :

- un projet **individuel** : permet à la personne d'utiliser ses actions à ses propres fins ;
- un projet **collectif** : permet à la personne d'utiliser des actions communes afin d'aider un groupe de référence ;
- un projet **organisationnel** : déploie ses actions au sein d'un système.

• Les différents temps de cette démarche dynamique :

- **les bilans** : évaluation initiale (capacités/envies/objectifs/besoins) et évaluation intermédiaire de la démarche ;
- **les synthèses** : observations des différents professionnels de l'institution ;
- **les échanges** : transmission d'informations à la personne en situation de handicap et à la famille si cela s'avère nécessaire. Échanges autour des projets futurs, du réajustement des soins…

- **Les objectifs des projets** :
- **le bien-être** de la personne doit être établi comme une priorité ;
- **les observations** seront objectivées et inclues dans un dispositif cohérent d'objectifs à atteindre ;
- **l'évolution de la démarche** des soins sera réalisée, évaluée et proposée de manière interdisciplinaire.

3 Projet individualisé : aspect pragmatique et supports d'intervention possibles

Les trois supports d'intervention du métier de l'AES

Attention ! Leur utilisation peut varier d'une institution à l'autre.

- **Fiche synthèse de l'évaluation clinique et du projet individualisé** :
- *outils* : grille AGGIR, Géronte, MIF (mesure d'indépendance fonctionnelle)... ;
- instrument d'analyse et de mesure d'une situation complexe ;
- *fonction* : c'est le support central du projet de vie individualisé. Elle regroupe les observations, informations et décisions du projet de la personne.
- **Fiche synthèse du projet individualisé** :
- *outils* : synthèse en fonction de l'échelle choisie ci-dessus ;
- les outils utilisés doivent être scientifiquement validés et reproductibles. Les règles de passation et les consignes sont strictement à respecter ;
- *fonction* : c'est le support pratique destiné au quotidien de l'équipe. Elle transmet l'essentiel des données et des objectifs.
- **Fiche suivi et évaluation du projet individuel** :
- *outils* : en fonction de ou des échelles choisies ;
- l'évaluation clinique va permettre notamment de mettre en place un projet thérapeutique, de vie ou éducatif ;
- *fonction* : comparaison des résultats avant la prise en charge et après.

Présentation de quelques outils

Ces outils permettent d'évaluer ce que la personne fait seule, spontanément, totalement, habituellement et correctement.

- **Grille AGGIR** (autonomie, gérontologie, groupe iso-ressources) : elle cherche à définir le degré de perte d'autonomie ou le degré de dépendance physique ou psychique d'une personne âgée dans l'accomplissement des actes quotidiens.
- **Grille Géronte** (Attali, Leroux, Wilquin) : 27 activités qui cherchent à établir le profil d'autonomie.

Éléments possibles du dossier de l'AES

- Points intéressants pour définir le dossier « projet individuel » :
  - **informations générales** : date de naissance, situation socioprofessionnelle... ;
  - **anamnèse** : quelques éléments de l'histoire médicale ;
  - **degré d'autonomie** : évaluation par l'échelle choisie en équipe et validée scientifiquement ;
  - **comportement et ressources cognitives** : antécédents et évaluations ;
  - informations sur le **quotidien** ;
  - **actions à mener** : objectifs, constats... ;
- **Le projet doit répondre à plusieurs questions** :
  - que souhaite faire la personne ?
  - comment peut-elle se déplacer ?
  - quelles sont les relations sociales qu'elle peut conserver ou avoir ?
  - où souhaite-t-elle vivre ?
  - quelles sont les ressources dont elle dispose ?
- L'AES pourra ainsi s'intéresser à plusieurs objectifs (qui seront à penser et à adapter en fonction de la population avec laquelle travaille l'AES) :
  - **cadre de vie** : appropriation de son lieu de vie... ;
  - **autonomie et sécurité** : maintenir l'autonomie, apprendre des techniques de compensation de la perte d'autonomie... ;
  - **liens sociaux et activités** : favoriser les relations avec ses proches, participer à des activités... ;
  - **soutien psychologique** : proposition de rencontre avec le psychologue, écoute de la personne...

La Grille AGGIR

La grille nationale **AGGIR (autonomie, gérontologie, groupe iso-ressource)** permet une évaluation du degré de dépendance qui se base sur les capacités du sujet à réaliser certaines tâches spécifiques, à savoir :

- **10 activités corporelles et mentales discriminantes** qui sont prises en compte dans le calcul du GIR ;

Par exemple : la communication verbale et non-verbale, le repérage spatio-temporel, la toilette et l'habillage, l'autonomie sphinctérienne, le passage à la station assise, couchée et verticale...

- **et 7 activités sociales et domestiques illustratives** qui ne sont pas prises en compte dans le calcul du GIR, mais fournissent des indications aux professionnels pour penser l'accompagnement utile à la personne.

Par exemple : la gestion du budget et des démarches administratives, la gestion et la prise du traitement, la pratique des activités de loisirs...

Cette évaluation détermine ainsi, le **degré de dépendance** aboutissant à un classement du GIR 1 (personnes totalement dépendantes) au GIR 6 (personnes encore autonomes) :

- **GIR 1, 2, 3 ou 4** donnent le droit à l'APA (Allocation personnalisée d'autonomie).

MÉMO

5 Développement et maintien de l'autonomie dans l'accompagnement de la personne

De nos jours, la société française est confrontée à de nouvelles problématiques liées à la dépendance, dans la prise en charge des personnes vieillissantes et/ou en situation de handicap. Cette question de santé publique, traite de la capacité d'une société à faire face à la perte d'autonomie de ces personnes. Ce débat social est vif car il engage un budget colossal : est-ce à la Sécurité sociale ou à l'Aide sociale de le financer ?

1 L'autonomie

Définitions

L'autonomie est **évolutive** et **dynamique**, elle s'apprend progressivement et tout au long de la vie.

L'autonomie est « *la capacité de quelqu'un à être autonome, à ne pas être dépendant d'autrui ; caractère de quelque chose qui fonctionne ou évolue indépendamment d'autre chose* » (*Larousse*).

Pour Bernard Ennuyer, l'autonomie c'est « *la capacité et/ou le droit d'une personne à choisir elle-même les règles de sa conduite, l'orientation de ses actes et les risques qu'elle est prête à courir* ». C'est aussi « *le fait pour une personne d'effectuer sans aide les principales activités de la vie courante* ».

L'autonomie touche à tous les domaines de la vie d'un individu.

Les quatre formes d'autonomie reconnues

- **L'autonomie physique** est la capacité d'un individu à réaliser seul les actes de la vie courante ; cette autonomie s'effectue par l'acquisition des gestes, des mouvements essentiels comme marcher, manger, la préhension des objets, la dextérité…

  Exemples

  Aller faire ses courses, s'habiller, se préparer à manger…

- **L'autonomie psychique** est la faculté de la personne à prendre des décisions, à faire des choix, à avoir et émettre une opinion, à exprimer ses émotions et à penser par elle-même. Cette autonomie est progressive.

Exemples

Donner son opinion concernant un sujet d'actualité, choisir son orientation professionnelle...

- **L'autonomie sociale** est la capacité d'un individu à s'intégrer à la vie en collectivité et plus largement à la vie en société. Pour cela, l'autonomie sociale passe par l'intégration des normes et valeurs sociétales mais comprend aussi la possibilité de créer et d'entretenir des liens avec d'autres personnes.

Exemples

Avoir des amis, respecter l'environnement en ne mettant pas ses déchets par terre, participer à une association caritative, sportive...

- **L'autonomie juridique** s'acquiert à la majorité. L'individu possède alors des droits, mais doit répondre aussi de devoirs. Cette autonomie correspond donc à la faculté de l'individu à user de ses droits, à gérer ses biens (cela inclut donc l'autonomie financière) et à accomplir ses devoirs.

Exemples

Aller voter lors des élections, payer ses impôts, adapter ses dépenses à ses ressources, ...

Lorsque l'autonomie psychique est altérée, la personne peut alors être mise sous divers régimes de protection juridique à savoir :
- la sauvegarde de justice ;
- la curatelle ;
- la tutelle simple ou renforcée.

2 La perte d'autonomie

La perte d'autonomie est l'inverse de l'autonomie.

- La perte d'autonomie correspond à l'incapacité d'une personne à :
- respecter certaines règles de conduites ;
- choisir par elle-même ;
- réaliser certains gestes ;
- se débrouiller seul.

- La perte de l'autonomie :
  - évolue au fil du temps ;
  - peut s'exprimer dans un ou plusieurs des domaines d'autonomie énoncés ci-dessus.

Symptômes de la perte d'autonomie

- Dégradation de l'état physique et somatique due à un alourdissement d'un handicap, à la chronicisation d'une maladie, à une fatigue importante...
- Repli sur soi, isolement (géographique, familial)...
- Abandon et/ou désintérêt des loisirs aimés jusqu'alors.
- Souffrance psychique : syndrome dépressif, décompensation psychotique...
- Modifications comportementales.
- Sénescence.
- Présence de troubles cognitifs : perte de mémoire, répétition des mêmes gestes...
- Apparition de maladie dégénérative comme la démence, la maladie d'Alzheimer ou de Parkinson.
- Chutes répétitives, etc.

3 La dépendance

- La perte d'autonomie s'évalue **qualitativement** (les domaines atteints) et **quantitativement** (le degré de la perte) afin d'indiquer un **niveau de dépendance**.
- La dépendance nécessite des aides **financières** (allocation personnalisée d'autonomie : APA) et/ou **humaines** (aide à domicile, soins infirmiers, aide ménagère...) adaptées pour accompagner la personne dans la réalisation de certaines activités infaisables seule et pallier la perte d'autonomie.
- L'évaluation du degré d'autonomie s'effectue par une évaluation au domicile ou dans l'établissement au sein duquel la personne est hébergée. Cette évaluation s'opère selon une grille de référence : la **grille nationale AGGIR**. Elle permet d'établir la sévérité de la perte d'autonomie ainsi que ses conséquences. Les résultats de cette évaluation permettent l'accès ou non à l'APA et/ou à une aide à domicile.

MÉMO

6 Législation : santé et droits du malade

1 La loi du 4 mars 2002 relative aux droits des patients

- La loi dite « Kouchner » du **4 mars 2002 relative aux droits des malades et à la qualité du système de santé** regroupe dans un texte unique l'ensemble des droits fondamentaux qui doivent être respectés lorsqu'un patient est pris en charge.
- La **Charte de la personne hospitalisée** est également un texte important. La circulaire du 2 mars 2006 relative aux droits des personnes hospitalisées comporte une Charte. Elle a remplacé l'ancienne « Charte du patient hospitalisé » du 6 mai 1995. Elle doit être remise aux usagers et affichée dans l'établissement de santé. La charte fait la synthèse de ces droits avec pour objectif de les faire connaître concrètement aux patients accueillis dans les établissements de santé.

A. Les droits fondamentaux des patients

Le droit à réparation des dommages liés aux soins

Depuis 2002, les patients sont mieux protégés en cas de dommage. Les établissements et professionnels de santé ont l'**obligation de souscrire une assurance** pour garantir leur responsabilité. Un mécanisme de **solidarité nationale** est instauré pour indemniser les patients ayant subi un préjudice lié à un aléa thérapeutique. C'est l'**Office national d'indemnisation des accidents médicaux (ONIAM)** qui est chargé de cette procédure. Dans chaque région, une commission régionale de conciliation et d'indemnisation est créée. Elle peut être saisie par tout patient qui estimerait avoir subi un dommage.

La dignité de la personne

Le Code de la santé publique énonce que : « La personne malade a droit au respect de sa dignité. » (art. L. 1110-2). La Charte de la personne hospitalisée précise que : « la personne hospitalisée est traitée avec égards ».

- La **prise en charge de la douleur** est devenue un véritable droit pour le patient. Le Code de la santé publique indique que : « *Toute*

personne a le droit de recevoir des soins visant à soulager sa douleur ». Chaque établissement possède un CLUD (comité de lutte contre la douleur) et le patient recevra un « contrat d'engagement de lutte contre la douleur ».
- L'**intimité** de la personne doit également être préservée, que ce soit lors des soins, des toilettes, des consultations, des visites médicales ou des traitements.

Le droit à la confidentialité
- La **protection de la vie privée** est un des droits dont jouit tout patient. Ce droit a pour corollaire l'obligation pour les professionnels de santé de respecter le secret professionnel.
- Le **droit à l'anonymat** participe également au respect de la confidentialité.

Le droit à l'égalité
Les patients doivent être pris en charge sans faire l'objet de **discrimination**. Le soignant doit écouter, examiner, conseiller ou soigner le patient avec la même conscience. C'est-à-dire que son origine, ses mœurs, sa situation familiale, sa religion, son état de santé, son âge, son handicap ou son sexe ne doivent pas influencer les conditions de la prise en charge.

B. Les droits des usagers du système de soins

La notion de démocratie sanitaire
Il s'agit de la possibilité offerte au patient de se comporter en acteur de sa santé. Le concept est apparu lors des États généraux de la santé organisés sur l'ensemble du territoire entre 1998 et 1999. Le principe est clairement affirmé par la loi du 4 mars 2002 qui lui consacre son Titre II : « *Toute personne prend, avec le professionnel de santé et compte tenu des informations et des préconisations qu'il lui fournit, les décisions qui concernent sa santé* ».

Le droit au consentement
Le Code de la santé publique précise qu'« *aucun acte médical, ni aucun traitement ne peut être pratiqué* ***sans le consentement libre et éclairé*** *de la personne et ce consentement peut être retiré à tout moment.* » *(article L. 1111-4)*. Son avis doit être respecté. Il existe des exceptions car certains actes sont obligatoires à la santé comme

par exemple les vaccinations obligatoires. La loi précise que ce consentement doit être « **libre et éclairé** ». Il doit donc être précédé d'une information.

Le droit de désigner une personne de confiance

Depuis la loi du 4 mars 2002 (art. L. 1111-6 du Code de la santé publique), les patients hospitalisés peuvent choisir une **personne qui sera consultée en cas d'incapacité**. C'est une possibilité qui doit obligatoirement être proposée au patient, mais ce n'est pas une obligation pour le patient de le faire.

L'information des patients

Pour être complètement acteur de sa santé et pour être en mesure de donner son accord à un acte de soin, le patient doit être correctement informé. Le corollaire du droit au consentement est donc l'indispensable droit à l'information.

- **L'obligation d'informer** incombe à tout professionnel de santé dans le cadre de ses compétences. Dans le cadre d'une procédure judiciaire, ce sera au professionnel d'apporter la preuve qu'il a correctement informé le patient. La Charte de la personne hospitalisée précise que l'information délivrée au patient doit être « *accessible, intelligible et loyale* » : le professionnel doit donc s'adapter au patient en choisissant un vocabulaire lui permettant de comprendre.
- **Le contenu de l'information**. L'information doit porter sur :
  - l'état de santé du patient ;
  - la nature, l'utilité et l'urgence des actes et traitements médicaux ;
  - les conséquences et les risques qu'ils présentent ;
  - les autres solutions et les risques en cas de refus.
- **Les moyens de l'information** :
  - un entretien individualisé ;
  - le livret d'accueil et la Charte de la personne hospitalisée ;
  - l'accès au dossier médical.
- **Les limites du droit à l'information**. La loi énonce trois limites à l'obligation d'information : l'urgence, l'impossibilité d'informer et le refus du patient d'être informé (sauf lorsque la pathologie est transmissible).

2 Loi relative aux droits des malades et à la fin de vie

- La loi sur la fin de vie du 22 avril 2005 tend à instaurer un droit au « laisser mourir », sans permettre aux médecins de pratiquer une euthanasie active, y compris lorsque le patient la demande. Elle vise à permettre aux personnes de mourir dignement, on parle **d'euthanasie passive**.
- Les moyens dédiés à l'instauration de cette loi sont :
  - le droit du patient à refuser un traitement,
  - le recours à un traitement thérapeutique afin de soulager la douleur,
  - l'interdiction de l'acharnement thérapeutique,
  - la mise en place d'une procédure collégiale en vue d'arrêter ou limiter les traitements avec consultation du patient ou de la personne de confiance désignée par celui-ci,
  - la rédaction par le malade de directives anticipées qui indiquent ses souhaits sur la fin de vie.

3 La loi du 21 juillet 2009 ou loi Hôpital, Patients, Santé, Territoires (loi HPST)

Les principaux axes de cette loi sont :
- la réaffirmation des missions des établissements de santé ;
- le statut et gouvernance des établissements publics de santé qui sont dotés d'un conseil de surveillance, dirigés par directeur assisté d'un directoire ;
- la favorisation des coopérations entre établissements de santé ;
- l'accès de tous à des soins de qualité ;
- la prévention et santé publique ;
- l'organisation territoriale du système de santé avec la création des Agences régionales de santé (ARS).

4 La loi du 18 février 2015 ou La loi de modernisation de notre système de santé

- Promulguée en janvier 2016, la loi de modernisation de notre système de santé réaffirme la volonté de **décloisonner les prises en charge** et **recentre le système de santé sur les soins de proximité**, autour du médecin traitant. Elle fixe également les grandes orientations pour le pilotage de la santé en région.

- Les trois axes de cette loi sont :
- la prévention avec le paquet de cigarette unique, l'information nutritionnelle, le choix d'un médecin traitant pour l'enfant,
- la garantie de l'accès aux soins avec la création d'un numéro unique pour joindre un médecin de garde, mise en place du tiers payant chez les médecins généralistes,
- la création de nouveaux droits pour les patients avec le droit à l'oubli pour certaines pathologies, la suppression du délai de réflexion pour l'IVG, la possibilité d'actions de groupe en santé.

7 Paramètres de surveillance de la santé

1 Sémiologie

La sémiologie est l'étude des signes des maladies (*semeion* : « signe » en grec). Ces signes traduisent l'altération d'une fonction de l'organisme. On distingue :

- **les signes fonctionnels ou symptômes** : manifestations pathologiques ressenties par le malade (*ex.* : douleur, toux) ;
- **les signes généraux** : manifestations du retentissement de la maladie sur l'organisme (*ex.* : fièvre, asthénie, anorexie) ;
- **les signes physiques** : manifestations constatées par le personnel médical (*ex.* : mesure des fréquences cardiaque et respiratoire).

2 Paramètres de surveillance de la santé

Il sera utile pour l'AES de savoir, le plus souvent par une simple observation ou écoute, identifier des troubles des fonctions organiques par comparaison aux situations physiologiques normales et transmettre ces informations aux acteurs de l'équipe pluri-professionnelle.

Le tableau suivant rappelle les paramètres de surveillance des principales fonctions de l'organisme.

Paramètres normaux	Surveillance et perturbations
Fonction de thermorégulation	
Température corporelle Rectale 36,6 °C à 38,0 °C Auriculaire 35,8 °C à 38,0 °C Buccale 35,5 °C à 37,5 °C Axillaire 34,7 °C à 37,3 °C	Prendre la température. • Hyperthermie. • Hypothermie. *Ex. : fièvre au cours d'une infection.*

7 Paramètres de surveillance de la santé

Paramètres normaux	Surveillance et perturbations
	Fonction cardiovasculaire
Fréquence cardiaque Enfants : 95 +/- 30 Adolescent - Adulte : 70 +/- 10 Personne âgée : 65 +/- 5	Mesurer le pouls. • Tachycardie. *Ex. :* *- tachycardie d'origine non cardiaque : stress, anxiété, fièvre, déshydratation ;* *- tachycardie d'origine cardiaque : insuffisance cardiaque.* • Bradycardie. *Ex. : liée à la prise de médicaments (bétabloquants) ou à des perturbations en certains sels minéraux comme le potassium.*
Pression artérielle de l'adulte PA 140-90 mmHg.	• Hypertension artérielle. *Ex. : peut être liée ou associée à l'athérosclérose, une insuffisance rénale, diabète, consommation excessive de sel, café, réglisse...* • Hypotension artérielle. *Ex. : hypotension orthostatique, chute de tension après le levé.* • Effondrement de la pression artérielle. *Ex. : état de choc (ex : hémorragie).*
	Fonction respiratoire
Respiration	Observer la fréquence respiratoire et l'amplitude de la respiration. • Dyspnée. *Ex. : asthme, obstruction partielle des voies respiratoires.*
Fréquence respiratoire Enfant : 20 à 30 cycles/min Adolescent et adulte : 12 à 20 cycles/min	• Tachypnée. • Bradypnée. *Ex. : fièvre ; insuffisance respiratoire ; infections pulmonaires ; surdosage médicamenteux (opioïdes) ou de certaines drogues (opiacés) ; lésions du système nerveux central.*
Amplitude	• Hyperpnée. *Ex. : anxiété, douleur.*
	Fonction urinaire
Diurèse Quantité d'urine : 0,8 à 2 L/24 heures	Estimation du volume des urines. • Anurie (diurèse nulle ou inférieure à 0,3 L/24 h). • Oligurie (diurèse inférieure à 0,6 L/24 h). *Ex. : état de choc, insuffisance rénale, lithiase.*
	• Polyurie (diurèse supérieure à 2,5 L/24 h). *Ex. : diabète.*
Miction	• Dysurie (difficulté à uriner). *Ex. : infection urinaire, tumeur.* • Incontinence. *Ex. : déficit psychomoteur.*

Paramètres normaux	Surveillance et perturbations
Urine	Observer la couleur, l'odeur et la limpidité de l'urine. • Hématurie (présence de sang dans les urines). *Ex. : infection, tumeur.* • Cétonurie. *Ex. : diabète.*
Fonction de nutrition	
Prise alimentaire	Observer le comportement alimentaire. • Anorexie. *Ex. :* *- dans sa forme de perte d'appétit, elle concerne grand nombre de maladies (infection, cancer...) ;* *- dans sa forme mentale, elle est un trouble psychopathologique spécifique.* • Boulimie. *Ex. : trouble psychopathologique spécifique.*
Vomissement	Noter la fréquence et le moment. *Ex. : infectieux, ulcères, intoxication alimentaire, associés à des troubles du comportement alimentaire (anorexie, boulimie), effets secondaires de certains médicaments.*
Diarrhée	Observer la fréquence, la consistance, l'odeur et la couleur des selles. *Ex. :* *- diarrhée :* *infection, anxiété, effets secondaires de certains médicaments, il faudra surveiller la présence de glaire et/ou de sang.*
Constipation	- origine médicamenteuse, tumeur.

7 Paramètres de surveillance de la santé

Paramètres normaux	Surveillance et perturbations
Fonction nerveuse	
Spasticité (déséquilibre des contrôles moteurs)	Observer la motricité. • Hypertonie spastique. *Ex. : contraction réflexe du muscle étiré qui s'oppose à l'étirement.* • Troubles des réflexes. *Ex. : exagération des réflexes ostéotendineux.*
Syndrome parkinsonien	Observer la motricité. • Rigidité. *Ex. : hypertonie.* • Tremblement. *Ex. : tremblements de repos.* • Akinésie. *Ex. : absence de motilité spontanée.*
Troubles des sens	Observer les diminutions ou pertes sensitives. • Vision. *Ex. : myopie, presbytie, astigmatisme.* • Audition et fonction vestibulaire. *Ex. : hypoacousie, acouphènes, vertiges.* • Olfaction. *Ex. : anosmie.* • Toucher. *Ex. : hypoesthésie, hyperesthésie.*
Fonction tégumentaire	
Observer la couleur, l'hydratation, l'élasticité et l'aspect de la peau	• Cyanose. *Ex. : coloration bleutée liée à une hypoxémie (diminution de l'apport en* O_2*).* • Érythème. *Ex. : rougeur de la peau.* • Hématome. *Ex. : hémorragie dans un tissu formant un amas.* • Mélanome. *Ex. : cancer de la peau.*

8 Aide à la prise de médicaments

1 Le médicament

Un produit est qualifié de médicament s'il est présenté comme possédant des propriétés curatives ou préventives à l'égard des maladies humaines ou animales, ou s'il peut être utilisé ou administré en vue d'établir un diagnostic médical.

En fonction de l'évaluation de son bénéfice et de ses risques, il obtient l'**autorisation de mise sur le marché (AMM)**.

- Divers composés entrent dans la fabrication du médicament. Ces composés sont administrés sous différentes formes, destinées à être administrées à l'homme (comprimé, crème, suppositoire, aérosol…). C'est la **forme pharmaceutique ou galénique**.

Composition	
Le principe actif	Substance d'origine chimique ou naturelle qui, dans un médicament, possède un effet thérapeutique.
Les excipients	Substances qui n'ont pas de rôle pharmacologique mais qui sont nécessaires à la fabrication, à l'administration ou à la conservation du médicament.

Médicament générique

C'est un médicament identique ou équivalent à celui d'une marque commerciale déposée (princeps). Le principe actif est le même dans le médicament générique et dans le princeps ; seuls les excipients peuvent être différents.

Le médicament générique porte souvent le nom du principe actif, suivi du nom du laboratoire.

Exemple :

Princeps : DOLIPRANE® (dont le principe actif est le paracétamol).

Générique : PARACÉTAMOL-BAYER®

- Le médicament est accompagné d'une **notice d'utilisation** afin de donner les informations utiles à son utilisation.

La notice	
La posologie	• Dose à laquelle doit être administré le médicament. Elle dépend de l'âge, du poids, de la pathologie. • Il est nécessaire de respecter la dose prescrite pour éviter les intoxications en cas de surconsommation ou d'inefficacité en cas de sous-consommation.
Les mode et voie d'administration	Façon de prendre le médicament. Plusieurs voies d'administration : ***Forme orale*** : médicament à avaler (cachets/sirop). ***Forme parentérale*** : médicament à injecter (« piqûre », perfusion). ***Forme transmucosale*** : médicament en contact avec les muqueuses (suppositoire, aérosol, collutoires). ***Forme cutanée*** : médicament à appliquer sur la peau (pommade, patch).

• La prise de médicaments nécessite non seulement une **surveillance** particulière mais aussi de connaître les **conditions de stockage**.

Surveillance	
Effets secondaires ou indésirables	**Tous** les médicaments peuvent entraîner des effets indésirables. Cela peut aller de simples maux de tête, vomissements, somnolence à une réaction allergique.
Date de péremption	Date à partir de laquelle le produit va commencer à perdre de son activité et risque de devenir toxique.
Conditions de stockage	
Conservation	Une mauvaise conservation dégradera le médicament, pouvant le rendre toxique. Les médicaments se conservent en général dans un endroit frais et sec (armoire à pharmacie), dans le réfrigérateur pour certains sirops et les vaccins.

2 L'aide à la prise de médicament

• La prise de médicaments peut poser quelques difficultés aux personnes :
- douleurs au niveau des doigts, empêchant, par exemple la sortie des comprimés du blister ou l'ouverture de flacons ;
- troubles de la mémoire, entraînant une surconsommation ou un oubli ;
- troubles de la vue, induisant des mauvais dosages.

• L'AES peut alors intervenir dans l'aide à la prise de médicament **sous certaines conditions** définies par le Code de la santé publique, articles R 4311-4 et R 4311-5, et le Code de l'action sociale et des familles, article L 313-26 :

« L'**aide à la prise de médicament** correspond à un acte de la vie courante lorsque le médecin prescripteur l'a laissée à l'initiative du malade. La prise du médicament ne doit présenter aucune difficulté liée à sa nature.
Dans ces conditions (médicaments prescrits, prise sans difficulté, sans apprentissage particulier), la distribution peut être assurée par toute personne chargée de l'aide à la vie courante.
Elle doit avoir été préalablement informée des doses et des moments de prise.
La ***distribution du médicament*** *comprend l'acte de donner le médicament en respectant la prescription ou celui de prendre le médicament dans le pilulier préparé par l'infirmier(e).* »

L'AES peut intervenir dans l'aide apportée à la personne pour la prise de médicaments :

- Rappeler à la personne l'heure de la prise du médicament.
- Déconditionner le médicament ; casser une ampoule ; ouvrir un flacon, en cas de difficulté pour la personne à le faire seule.
- Veiller à la bonne conservation du médicament (réfrigérateur par exemple).
- Proposer une quantité d'eau suffisante pour sa prise.
- Vérifier les dates de péremption et remettre les périmés à un professionnel de santé.
- Assurer le stockage du médicament dans une armoire fermée à clé et à hauteur par mesure de sécurité et conseiller aux personnes de ne pas conserver des médicaments dont elles n'ont plus l'usage.
- Expliquer, à l'usager ou à sa famille, l'importance du suivi du traitement en respectant la posologie.
- Déceler les éventuels effets secondaires afin d'en avertir rapidement l'IDE ou le médecin (nausées, malaises, allergie, état confusionnels, *etc.*).

Attention ! Un médicament sous forme de cachet ne doit pas être écrasé ou une gélule ouverte. En cas de difficulté lors de la prise, il convient d'en référer au professionnel de santé.

MÉMO

9 Troubles psychiques et souffrance psychique

Dans cette fiche, nous aborderons les troubles mentaux, ici utilisés comme synonymes des troubles psychiques (principalement étudiés par la psychologie et la psychiatrie, mais pas seulement) et aussi de la souffrance psychique.

1 Définitions et distinction

Pour l'OMS (Organisation Mondiale de la santé), la santé mentale participe de beaucoup à la santé. Cette dernière est définie comme un état de complet bien-être physique, mental et social, et ne consiste pas seulement en une absence de maladie ou d'infirmité. Quant à la santé mentale, l'OMS prend position en disant qu'il s'agit avant tout d'un état de bien-être. Ce sentiment, cette situation permet à tout un chacun de trouver un équilibre afin de reconnaître ses propres compétences, de savoir se réaliser, de surmonter les tensions normales de la vie, d'accomplir un travail productif et fructueux et de contribuer à la vie de sa communauté.
Le contraire de la santé mentale se traduit par deux concepts fondamentaux.

- **La souffrance psychique** : état de mal-être (qui peut se traduire physiquement et mentalement), pas nécessairement accompagné ou réalisé dans le cadre d'une pathologie ou d'un trouble mental. La souffrance sera plus ou moins intense, temporaire ou chronique, avec peu, beaucoup ou sans conséquences et ne nécessitant pas toujours une prise en charge sanitaire.
- **Les troubles mentaux** : états pathologiques aigus ou chroniques, qui peuvent être stables ou décompensés et dont il existe plusieurs classifications qui font référence dans le domaine de la psychiatrie et de la psychologie. Les troubles psychiques font probablement partie des phénomènes les plus difficiles à cerner parce qu'ils sont le résultat d'un héritage génétique en interaction avec l'environnement du sujet qui en est atteint, tout en ayant une signature personnelle.

2 Notions importantes

Le normal et le pathologique : dans le domaine de la psychologie et de la psychiatrie, la question des frontières entre ce qui est « normal » et « pathologique » est régulièrement débattue. Pour certains auteurs, un comportement ne peut être déclaré pathologique que s'il est induit par une souffrance ou une répercussion fonctionnelle. Les modèles théoriques du handicap nous éclairent sur les processus de répercussions fonctionnelles, telles que les termes de limitations d'activités (ce que je ne peux pas faire) et la restriction de participation (ce que je ne fais plus ou pas).

La notion de sens des symptômes : psychiatres et psychologues posent l'hypothèse suivante : les symptômes et les comportements sont la conséquence de sentiments, émotions ou cognitions (Guelfi J.-D, Rouillon F., 2012).

Les sciences humaines posent la question des frontières de la pathologie. Les psychiatres et les psychologues posent une hypothèse partagée selon laquelle les symptômes et les comportements sont la conséquence de sentiments, émotions ou cognitions (pensées) qui cherchent à faire face à un danger au sens large, qu'il soit interne ou externe, psychologique ou biologique (Guelfi J.-D., Rouillon F., 2012).

3 La nécessité d'un langage commun : la nosographie (classification) des troubles mentaux

Avant l'apparition des classifications actuelles, les différences de diagnostic d'un professionnel à l'autre étaient très fréquentes. Au cours du XXe siècle vont donc s'accroître les recherches sur les critères diagnostiques fiables et partagées. Le DSM (*Diagnostic and Statistical Manual of Mental Disorders*) ou la CIM (Classification Internationale des Maladies) sont des ouvrages de référence en ce domaine.

4 Épidémiologie des troubles psychiatriques

Le tableau ci-après (Alonso J., Angermeyer M. C., Bernet S. et al., 2004 ; J.-D. Guelfi, F. Rouillon, 2012 ; Baromètre 2017 de santé publique France ; INSERM, 2021) propose un récapitulatif des prévalences psychiatriques.

Prévalence des troubles psychiatries

Episode Dépressif Caractérisé (EDC)	Prévalence en France (%)
Dépression	10 chez les adultes (18-75)
Troubles anxieux (6 entités diagnostiques)	21
Psychose	2,0

5 La sémiologie psychiatrique et les grands syndromes psychiatriques

Présentés sous forme de tableau, voici les grands syndromes cliniques, inspiré de la classification américaine (DSM, 5e édition).

LES TROUBLES ANXIEUX	
PHOBIE SPÉCIFIQUE	**Diagnostic de phobie spécifique repose sur :** • Peur ou anxiété intense à propos d'un objet ou d'une situation redoutée (ex. avion, altitudes, animaux, aiguilles, etc.). • Activation quasi automatique de peur ou anxiété immédiate en lien avec l'objet ou la situation. • Mise en place de comportements d'évitements ou situation vécue avec anxiété importante. • Caractère excessif de la réaction. • La symptomatologie est présente sur une période minimale de six mois. • Souffrance significative ou altération du fonctionnement social, professionnel, etc.
PHOBIES SOCIALES	**Diagnostic de phobie sociale repose sur :** • Peur ou anxiété intenses d'une ou plusieurs situations sociales (converser, rencontrer des personnes, manger en public, être en situation de performance devant d'autres personnes). • Caractère excessif de la réaction anxieuse avec tendance à l'évitement. • Symptômes présents depuis plus de six mois. • Souffrance significative avec retentissement social ou professionnel.
TROUBLE PANIQUE	**Diagnostic de TP repose sur :** • La présence d'attaques de panique récurrentes et inattendues (crainte intense d'apparition brutale) avec au moins 4 symptômes parmi : palpitations, battements de cœur sensibles ou tachycardie ; transpiration ; tremblements ou secousses musculaires ; sensations de vertige, instabilité, tête vide, impression d'évanouissement ; frissons/bouffées de chaleur ; paresthésies ; déréalisation ; peur de perdre le contrôle de soi ; peur de mourir. • Inquiétude d'autres attaques de panique et/ou changement de comportement significatif en relation avec les attaques.

ANXIÉTÉ GÉNÉRALISÉE	**Diagnostic d'anxiété généralisée (TAG) :** • Anxiété et soucis excessifs (préoccupations et inquiétudes quotidiennes liées au travail, à la santé, à la famille…). • Permanence de l'inquiétude (quasi quotidienne). • Durable (depuis au moins six mois). • Incontrôlable (le patient rumine sans avoir le pouvoir de les chasser ou de se raisonner). • Plusieurs thèmes sont sources d'inquiétude (au moins deux).

LES TSPT ET TROUBLES DE L'ADAPTATION	
TROUBLES DE L'ADAPTATION	**Diagnostic de TA :** • Développement de symptômes émotionnels ou comportementaux. • Symptômes variables : – Émotionnels : anxiété, tristesse… – Somatiques : céphalées, douleurs, insomnie (…) – Cognitifs : trouble de l'attention entre autres. – Comportementaux : opposition, fugue (…).
ÉTAT DE STRESS POST-TRAUMATIQUE	**Diagnostic de l'ESPT :** • Fait suite à un événement traumatique avec risque d'intégrité physique provoquant frayeur et impuissance. Des périodes de latence peuvent exister entre l'événement et l'apparition des troubles. • Syndrome de répétition ou de reviviscence soit spontanée, soit réactionnelle (indice dans l'environnement rappelant la situation traumatique). • Conduites d'évitement. • Hypervigilance à l'environnement et troubles du sommeil (difficultés d'endormissement et sommeil interrompu). • Réactivité neurovégétative (réponse corporelle excessive). • Manifestations anxieuses.

TROUBLES OBSESSIONNELS COMPULSIFS ET APPARENTÉS	
TROUBLE OBSESSIONNEL COMPULSIF	**Diagnostic de TOC :** • Présence d'idées incoercibles qui s'imposent au sujet, associées à des compulsions, c'est-à-dire des actes excessifs que le sujet se sent obligé de faire et qui permettent la diminution de la tension interne. Formes classiques (quatre) : • Les « laveurs » (obsessions de la contamination et/ou de propreté avec utilisation de rituel de lavage). • Les « vérificateurs » (obsessions de doute avec vérification importante). • Les « obsessionnels impulsifs » (pensées, images, pulsions interdites avec crainte de commettre un acte contre leur propre volonté avec rituel de comptage/toucher/vérification qui vont permettre de diminuer l'obsession). • Les « lenteurs primaires » : rite particulier pour s'habiller ou d'autres actes de la vie quotidienne.

TROUBLES DÉPRESSIFS	
TROUBLE DÉPRESSIF CARACTÉRISÉ	**Diagnostic** : • Au moins 5 des symptômes doivent être présents et ce depuis au moins deux semaines. • La symptomatologie vient rompre avec le fonctionnement antérieur du sujet. • Au moins un des symptômes est soit une humeur dépressive, soit une perte d'intérêt ou de plaisir. – Humeur dépressive (tristesse avec gêne fonctionnelle) toute la journée presque tous les jours – Diminution marquée de l'intérêt ou du plaisir toute la journée presque tous les jours. – Perte ou gain de poids significatif. – Insomnie ou hypersomnie. – Agitation ou ralentissement psychomoteur presque tous les jours. – Fatigue ou perte d'énergie. – Sentiment de dévalorisation ou de culpabilité excessive. – Diminution de l'aptitude à penser ou se concentrer. – Pensées de mort ou idées suicidaires récurrentes, sans plan précis ou avec tentative de suicide ou plan précis pour se suicider.
DYSTHYMIE	**Plusieurs formes cliniques :** • Dépression mélancolique (forme très sévère). • Dépression catatonique (forme avec rigidité extrême des membres). • Dépression post-partum (après accouchement). **Diagnostic :** • Trouble chronique (durée minimale de deux ans) avec une humeur dépressive quasi présente toute l'année. • Intensité plus faible que dans la dépression, mais la symptomatologie est quasi identique.

SPECTRE DE LA SCHIZOPHRÉNIE ET AUTRES TROUBLES PSYCHOTIQUES	
SCHIZOPHRÉNIE	Trois dimensions caractérisent la symptomatologie (avec signes continus depuis au moins six mois) : • Dimension psychotique : – Idées délirantes avec mécanisme interprétatif, hallucinatoire, intuitif et imaginatif ; les thèmes des idées sont souvent dits de référence, de persécution, de contrôle et d'influence. – Hallucinations davantage psychosensorielles. • Dimension de désorganisation : troubles de la pensée, de l'affectivité et du comportement à type : – de pensées qui apparaissent incohérentes, des idées dont l'enchaînement est perturbé (...) ; – de discordance entre le discours, l'expression émotionnelle ou la situation (Ex. : le patient rit alors que la situation ne s'y prête pas ou encore que le discours ne s'y prête pas) ; les sentiments sont souvent ambivalents et excessifs ; – de comportement peu syntone avec les normes sociales et dont l'objectif est peu compréhensible ou suit une logique singulière. • Dimension négative : signes d'appauvrissement de la vie mentale (réduction des mimiques, impression de froideur).

LES TROUBLES BIPOLAIRES ET APPARENTÉS	
TROUBLE BIPOLAIRE DE TYPE 1	Le diagnostic de trouble bipolaire de type 1 repose sur la présence d'un épisode maniaque. Celui-ci a pu précéder ou succéder à des épisodes d'hypomanie ou dépressifs caractérisés. Épisode maniaque : • Exaltation de l'humeur, expansive ou irritable, anormale et persistante sur une durée limitée, avec sur-activité dirigée vers un but (la plupart du temps, presque tous les jours, pendant au moins une semaine) • Présence d'au mois 3 symptômes parmi : augmentation de l'estime de soi ou idées de grandeur ; réduction du sommeil ; plus grande communicabilité ; fuite des idées ou sensations subjectives que les pensées défilent ; distractibilité ; augmentation de l'activité dirigée vers un but ou agitation psychomotrice ; engagement excessif dans les activités à potentiel élevé de conséquences dommageables.
TROUBLE BIPOLAIRE DE TYPE 2	Diagnostic de trouble bipolaire de type 2 repose sur la présence d'au moins un épisode hypomaniaque et les critères d'un épisode dépressif caractérisé (cf. critère ci-avant). Épisode hypomaniaque : • Exaltation de l'humeur, expansive ou irritable, anormale et persistante sur une durée limitée, avec sur-activité ou augmentation de l'énergie (la plupart du temps, presque tous les jours, pendant au moins 4 jours consécutifs) ; • Présence d'au mois 3 symptômes parmi : augmentation de l'estime de soi ou idées de grandeur ; réduction du sommeil ; plus grande communicabilité ; fuite des idées ou sensations subjectives que les pensées défilent ; distractibilité ; augmentation de l'activité dirigée vers un but ou agitation psychomotrice ; engagement excessif dans les activités à potentiel élevé de conséquences dommageables.

MÉMO 10 La prise en charge de la douleur

L'Association internationale pour l'étude de la douleur (IASP), définit la douleur comme « une expérience sensorielle et émotionnelle désagréable associée à une lésion tissulaire réelle ou potentielle ou décrite dans ces termes ».

1 Les différentes douleurs

- **La douleur aiguë** vient subitement et permet à la personne d'être alertée que son corps vit une souffrance et/ou un dysfonctionnement. La douleur a un rôle protecteur puisque la personne touchée va consulter un médecin pour en trouver la cause.
- La douleur est **chronique** lorsqu'elle dure plus de 3 mois. Cette douleur peut alors invalider la personne en altérant son sommeil, son appétit, ses aptitudes au travail… provoquant un épuisement tant physique que moral (risque dépressif).

2 Les 3 types de douleur

- **Douleur nociceptive** : douleur la plus fréquente, brûlure, rage de dent, suite opératoire, mal de dos…
- **Douleur neurogène** : douleur permanente due à une lésion du système nerveux. Elle s'exprime sous forme de fourmillements et/ou par crise paroxystique.
- **Douleur psychogène** : après examen médical, la douleur ne présente aucune cause somatique ; elle est souvent l'expression d'une souffrance psychique. On parle alors d'hypocondrie, de conversion hystérique, de somatisation… Il est important de préciser que ce type de douleur, bien que psychogène, est une réelle source de souffrance pour l'individu.

3 L'évaluation de la douleur

Pour se rendre compte de l'intensité de la douleur le professionnel peut procéder à une évaluation verbale sous forme d'échelle : « Sur une échelle de 0 à 10, quelle est l'intensité de votre douleur ?

0 signifie que vous n'avez pas mal du tout et 10 représente une douleur extrême. »

Il est important de renouveler cette démarche tous les jours ou tous les deux jours, afin d'**évaluer la progression** de la douleur, de **pouvoir y répondre** et **accompagner** le sujet dans sa souffrance.

Il existe d'autres outils d'évaluation, mais qui sont utilisés dans les **milieux de soins hospitaliers** en fonction de la pathologie et du public, par les infirmiers ou les médecins pour la prescription médicamenteuse.

Notons le cas particulier des **enfants** qui nécessitent :

- une **évaluation verbale** :
  - par **mots simples** : « as-tu mal ? », « tu as plus mal que tout à l'heure ou moins mal ? »,
  - par l'**échelle des visages**, qui est un bon outil avec les enfants car elle leur permet de représenter visuellement comment ils se sentent : souriants, fatigués, en pleurs... ;
- une **observation attentive** des mouvements et attitudes de l'enfant : leur réponse et leur sensibilité à la douleur ne sont pas toujours en adéquation avec son intensité. Pour cela il existe deux échelles comportementales :
  - l'échelle de la douleur de l'enfant de l'Institut Gustave Roussy,
  - et l'échelle Chéops.

Exemple

Il arrive qu'un enfant, suite à une chute, souffre d'une fracture et continue pourtant à jouer, cela se constatera alors par ses gestes qu'il ne fait plus ou difficilement, par son désintérêt pour certaines choses, par un état émotionnel inhabituel, par des grimaces faciales...

4 Le traitement contre la douleur

L'AES sera amené à orienter la personne sujette à des douleurs vers les lieux de soins appropriés et des professionnels spécialisés : médecins, hôpitaux, centre antidouleur...

La prise en charge de la douleur peut s'effectuer, de nos jours, de 3 manières :

- **les traitements médicamenteux** : il existe trois classes d'antalgiques prescrits selon l'intensité de la douleur.

- **les traitements adjuvants** qui ne sont pas initialement prescrits pour lutter contre la douleur mais qui peuvent permettre son soulagement : les antidépresseurs, les benzodiazépines (comme les somnifères et anxiolytiques), les antispasmodiques, les myorelaxants.
- **les techniques dites « douces »** : il existe d'autres méthodes qui apportent réconfort, détente et soulagement à la personne. Un sentiment de mieux-être se répercute sur l'état de tension de l'individu et sur sa prise en compte de la douleur et de son seuil de tolérance. Les stimulations électriques, les massages, la relaxation, l'hypnose, l'acupuncture et la pratique d'autres activités plaisantes et distrayantes permettent à la concentration de se placer ailleurs que sur la douleur. La personne rencontre des temps de répit limitant l'épuisement et l'installation d'un fond dépressif réactionnel.

11 La notion de santé

La santé est une notion complexe à appréhender. Longtemps, elle sera définie par l'absence de maladie. « La santé c'est la vie dans le silence des organes » disait le chirurgien René Leriche.

1 Les caractéristiques de la santé

- La santé est **un état subjectif et variable.** Cet état dépend :
  - de l'**individu** : selon son âge, sa personnalité, le milieu social dans lequel il a grandi puis évolué, l'éducation scolaire suivie, l'éducation à la santé reçue… ;
  - de la **société** : dans un pays en développement où les besoins fondamentaux ne sont pas assurés, la priorité en matière de santé sera la santé physique. Dans les sociétés occidentales, la santé psychologique et sociale est privilégiée, la santé physique étant souvent acquise ou plus facile à entretenir ou à restaurer en cas de maladie.
- La santé est **un état non mesurable.** L'état de santé ne se mesure pas aisément, il est plus facile de mesurer un état de maladie par l'observation et l'analyse des manifestations :
  - **somatiques** : symptômes, température, pouls… ;
  - **physiologiques** : analyse sanguine, biopsie, radiographie, IRM…
- La santé est **un état dynamique.** L'équilibre de la santé est **instable** car **relatif**, c'est-à-dire qu'il est toujours susceptible de changer. La santé est soumise aux facteurs :
  - **endogènes** : le diabète, la sclérose en plaque, le cancer, l'AVC… ;
  - comme **exogènes** : les virus, la fatigue, les conditions climatiques…

2 La définition de la santé

L'OMS définit la santé comme « *un état de complet bien-être physique, mental et social et [qui] ne consiste pas seulement en une absence de maladie ou d'infirmité* ».

La santé désormais prend en compte 3 dimensions :

Deux dimensions individuelles

- **Le bien-être physique** : manifestations du corps et des signes cliniques avec ou sans examen.
- **Le bien-être mental** : les pathologies psychiques et les souffrances psychologiques sont considérées à l'égal des maladies physiques.

La **santé mentale** correspond, selon l'OMS, à « *un état d'équilibre psychologique parfait, par rapport aux contraintes biologiques, informationnelles, symboliques, affectives, passées et présentes et permettant la poursuite de projets optimaux selon les désirs du sujet* ».

Une dimension collective

- **Le bien-être social** : état d'une population qui se sent en sécurité et protégée. Le sentiment de bien-être collectif passe par la prise en compte de l'**environnement** dans lequel évolue un individu. La dimension sociale fait également référence aux capacités d'une société à mettre en place une **politique de santé publique** par l'application de lois et la mise en place de plans, programmes et actions de santé sur le plan national.

3 La santé publique

La santé publique selon Charles-Edward *Winslow*

C'est la science et l'art de :
- **prévenir** les maladies ;
- **améliorer** la santé ;
- **prolonger** la vie, la vitalité physique et mentale des individus.

Par le moyen d'une **action collective** concertée visant à :
- **assainir** le milieu ;
- **lutter** contre les maladies qui présentent une importance sociale ;
- **enseigner** à l'individu les règles d'hygiène personnelle ;
- **organiser** des services médicaux et infirmiers en vue du diagnostic précoce et du traitement préventif de maladies ;
- **mettre en œuvre** les mesures sociales propres à assurer à chaque membre de la collectivité un niveau de vie compatible avec le maintien de la santé ;
- **permettre** à chaque individu de jouir de son droit à la santé et à la longévité.

La santé publique a pour objectif la protection et l'amélioration de la santé de sa population. Elle intervient donc, sur **tous les aspects de la santé** que ce soit par :

- la **prévention** : toute mesure visant à diminuer et à éviter l'apparition et l'amplification des maladies, des accidents et des handicaps ;
- le **curatif** : tout traitement ou acte délivré à un individu en vue de le guérir ;
- la **promotion** : toute mesure visant à une meilleure maîtrise et une amélioration de la santé ;
- l'**éducation** : toute mesure mise en place pour informer la population sur les comportements à risques et à adopter, pour maintenir un état de bonne santé. Ces mesures ont pour objectif de rendre chacun acteur de sa santé.

4 Les indicateurs et déterminants de santé

Les indicateurs

Ce sont les éléments pris en compte pour évaluer la situation sanitaire, sociale et démographique d'une population.

- **Les indicateurs sanitaires** : le taux de mortalité, la mortalité infantile, la morbidité selon l'incidence et la prévalence d'une maladie.
- **Les indicateurs démographiques** : le taux de natalité, le taux de fécondité, l'espérance de vie (en France en 2018, elle est de 79,5 ans pour les hommes et 85,4 ans pour les femmes).
- **Les indicateurs sociaux et économiques** : le PIB, le taux de divorce, l'IDH (indice de développement humain), le nombre de personnes en détention carcérale, les salaires et les minima sociaux (RSA, allocations...).

Les déterminants sanitaires et sociaux

Ce sont les facteurs influençant, d'une manière positive comme négative, l'état de santé d'une population.

- **Les déterminants biologiques** : âge et sexe, hérédité.
- **Les déterminants environnementaux** : ville/campagne, pollution, conditions de travail.
- **Les déterminants sociaux** : éducation, niveau de vie.

- **Les déterminants comportementaux** : hygiène alimentaire, consommation de toxiques, compétences d'adaptation, pratique d'un sport.
- **Les déterminants liés à l'offre de soins** : dispositifs de santé, accès aux services sanitaires (proximité d'un établissement de soin, complémentaire de santé...).

12 Notion de prévention et d'éducation à la santé

1 L'éducation pour la santé

- L'éducation pour la santé a été définie par l'OMS comme « *Tout ensemble d'activités d'information et d'éducation qui incitent les gens à vouloir être en bonne santé, à savoir comment y parvenir, à faire ce qu'ils peuvent individuellement et collectivement pour conserver la santé, à recourir à une aide en cas de besoin* ».
- De façon plus précise, l'éducation pour la santé est la composante des **soins de santé** qui vise à encourager l'adoption de **comportements favorables à la santé**. Elle aide les personnes à élucider leur propre comportement et à voir comment il influence leur état de santé :
  - elle encourage à faire ses propres choix pour une vie plus saine ;
  - elle ne force pas à changer.
- L'éducation pour la santé ne remplit, en effet, pleinement sa fonction que si elle **encourage les personnes à participer et à choisir elles-mêmes**. Ainsi, ce n'est pas faire de l'éducation pour la santé que de dire simplement d'adopter un comportement favorable à la santé.
- L'éducation pour la santé se donne pour objectif que chaque citoyen acquière tout au long de sa vie les compétences et les moyens qui lui permettront de promouvoir sa santé et sa qualité de vie, ainsi que celles de la collectivité. **Elle s'adresse à la population dans toute sa diversité avec le souci d'être accessible à chacun** : elle aide chaque personne, en fonction de ses besoins, de ses attentes et de ses compétences, à comprendre l'information et à se l'approprier pour être en mesure de l'utiliser dans sa vie.
- Ainsi, éduquer des personnes pour la santé, c'est, compte tenu des **compétences acquises et potentielles** de ces personnes, mettre en œuvre des informations et/ou des formations et/ou des apprentissages. Ces éléments sont ciblés et individualisés pour que ces personnes soient aptes à comprendre et mettre en œuvre, pour elles-mêmes et pour ceux dont elles sont responsables, les attitudes et comportements requis en vue de :

- **promouvoir** une bonne santé ;
- **prévenir** les risques de maladies et d'accidents ;
- **réduire** les invalidités fonctionnelles.

2 La prévention

• La prévention associe :
- une implication personnelle ;
- une vigilance des professionnels de santé ;
- une responsabilité collective.

• L'OMS distingue trois types d'actions de prévention, en fonction de leur moment d'intervention et de leur objectif :
- **Prévention primaire** (avant l'apparition de la maladie) : éviter l'apparition de la maladie en agissant sur ses causes (ex. : vaccination).
- **Prévention secondaire** (au tout début de la maladie) : détecter la maladie ou la lésion qui la précède à un stade où la prise en charge des individus malades peut intervenir efficacement (ex. : dépistage du cancer).
- **Prévention tertiaire** (lorsque la maladie est installée) : diminuer la prévalence des récidives et des incapacités conséquentes.

Des études récentes ajoutent la **prévention quaternaire**, non encore reconnue par l'OMS. Elle se caractérise par l'ensemble des activités de santé destinées à atténuer ou à éviter les conséquences de l'intervention inutile ou excessive du système de santé. Par exemple : dans un cas d'infarctus, faire en sorte que la personne adopte un rythme de vie, des comportements sociaux et alimentaires et/ou une médication qui diminuent le risque de nouvel infarctus.

Un exemple de prévention : les infections sexuellement transmissibles

Prévention primaire	Prévention secondaire	Prévention tertiaire
Utilisation de préservatif	Dépistage sérologique précoce	Antibiotiques Trithérapie (HIV)...

MÉMO 13 Principes et règles d'ergonomie concernant la manutention

Un transfert correct nécessite une bonne connaissance de la personne ainsi qu'une bonne préparation.

1 Connaître son patient

- Les capacités de la personne (*ex.* : capacité à se redresser de la position assise à debout), ses faiblesses (*ex.* : mauvais équilibre debout).
- La connaissance des points douloureux du patient permettra de ne pas accentuer ses douleurs ou d'éviter d'en provoquer de nouvelles.

2 Préparer l'espace

L'environnement (point de départ, trajet et point d'arrivée) doit être soigneusement préparé.

- **Distance** : réduire au maximum la distance de transfert pour minimiser les efforts du patient et du soignant et diminuer les risques (déséquilibre, chute).
- **Préparer et sécuriser les points de départs et d'arrivée** : lit suffisamment haut (pour permettre au patient de faire le moins d'effort possible pour se redresser et faciliter l'aide du soignant) ; fauteuil sécurisé (freins mis, cale-pieds escamotés).
- **Environnement** dégagé de tout obstacle ou élément dangereux (sol mouillé…).

3 Préparer le patient

Le patient doit être prêt pour effectuer son transfert.

- Vérifier la position des pieds (droits et bien à plat).
- Expliquer toujours les mouvements qui vont être réalisés et annoncer le départ – 3, 2, 1… – pour être certain de synchroniser le déplacement.

4 Se préparer

- Bien repérer ses prises, ses appuis, prendre le temps de se positionner.
- Éviter les prises contraignantes ou désagréables pour le patient, ne pas pincer, ne jamais tirer sur les membres.

Attention à la prise facile par le pantalon, pas toujours très agréable, demandez-vous toujours si cela serait agréable pour vous.

- Toujours se positionner au plus proche du patient pour minimiser les efforts.
- Penser au verrouillage lombaire, à l'utilisation de la force des cuisses et jambes afin de se préserver, aux fentes latérales, fentes avant…
- Préparer son matériel et le placer à disposition.

Attention ! Toujours s'assurer que le transfert peut être réalisé sans risque pour le matériel de soin lié au patient (sonde urinaire, perfusion…) et que les attelles et contentions nécessaires au patient sont bien en place. De plus, le matériel domotique dont dépendent certains patients est très fragile et doit être manipulé avec précaution, protégé durant le transfert et correctement réinstallé après celui-ci.

5 Sécuriser et conforter la position d'arrivée

- Toujours vérifier que la position finale soit convenable.
- Patient confortablement installé, sans provocation de douleur.
- Prévention des mauvaises positions ou attitudes vicieuses.
- Tous les coussins de positionnement nécessaires au patient repositionnés (*ex.* : botte de décharge talonnière, de déclive du membre supérieur…), sonnette d'urgence, matériel de confort accessible pour garantir le plus d'autonomie possible au patient (télécommande, eau…).

6 Savoir s'adapter en fonction du patient

- **Savoir s'adapter** : il est indispensable de savoir adapter tous ces éléments selon les capacités et la pathologie du patient.
- **Stimuler** : en fonction de ses possibilités, le patient doit participer au maximum, et cela afin de conserver son indépendance dans les gestes qu'il peut réaliser. C'est également beaucoup plus gratifiant pour lui que de se laisser totalement assister dans ses gestes quotidiens.

> Attention aux personnes qui ont tendance à en demander toujours plus au professionnel, prétextant que c'est son métier.

MÉMO 14 Techniques de prévention des accidents dorso-lombaires

1 Principe de base

- **Auto grandissement** : principe d'**autocorrection** visant à redresser la tête le plus possible vers le haut tout en ramenant les épaules en arrière et à se « se tenir droit ». Ce principe est à appliquer au quotidien.
- **Verrouillage lombaire** : « verrouillage » du tronc en position intermédiaire ou position neutre, associant la contraction des abdominaux et des muscles lombaires. Le dos doit être le plus droit possible en y associant une légère bascule du bassin pour diminuer le creux du bas du dos. Ce principe est à automatiser lors des manutentions afin de se préserver.

2 Bases du maintien statique

Bien se tenir debout

Mauvaise position

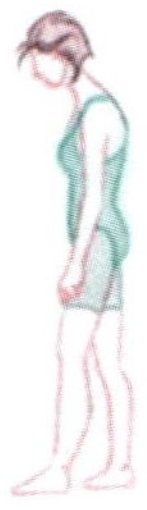

Position correcte, tête droite et épaules en arrière

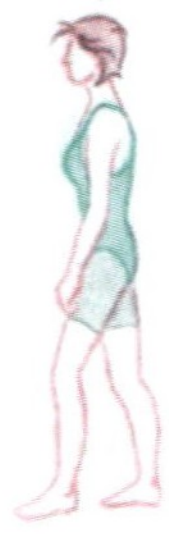

Bien se tenir assis

Mauvaise position

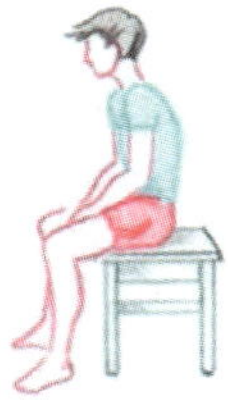

Position correcte

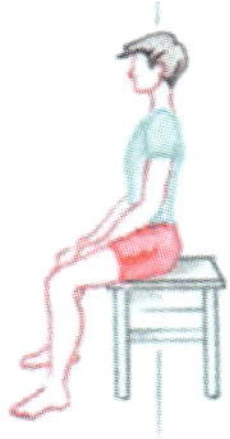

Bien se tenir allongé

Sur le côté : en chien de fusil ou simplement la jambe du dessus fléchie et celle du dessous tendue

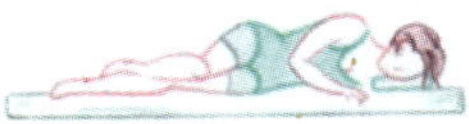

Sur le dos, avec éventuellement un petit coussin sous les genoux

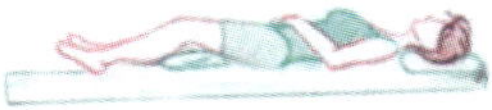

Sur le ventre : peu recommandée. À défaut placer un petit coussin sous le ventre pour éviter l'accentuation de la lordose lombaire

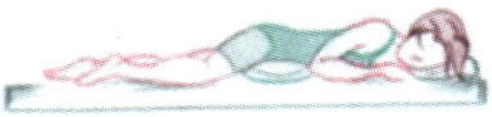

3 Bases du maintien en mouvement

Lors des manutentions, le verrouillage lombaire doit être complété par une bonne position des membres inférieurs et une participation active de ces derniers pour protéger le rachis de manière optimale.

Les fentes

- En statique, lors d'une activité, utiliser la flexion des jambes ou les fentes pour se mettre à hauteur au lieu de se pencher préserve des contraintes au niveau rachis.

Au bord du lit, utiliser le bassin en « troisième appui » contre le bord du lit

Fente	Fente latérale	Fente avant
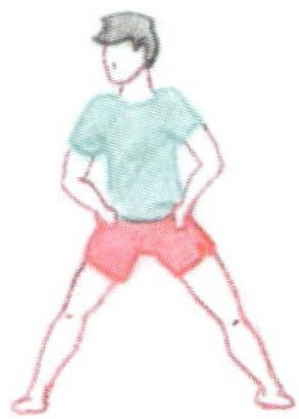	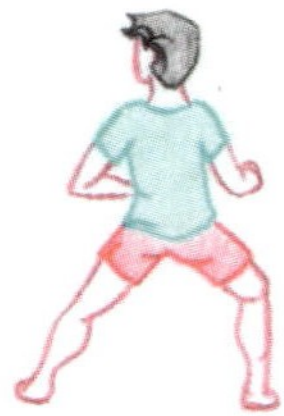	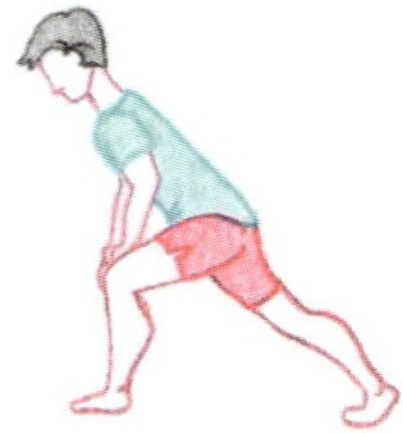

- **En dynamique**, elles permettent d'accompagner le mouvement de transfert en déplaçant bassin jambes tout en conservant le dos bien droit. Passez d'une fente latérale gauche à une fente latérale droite lors, par exemple d'un redressement au lit vers la droite.

Passage d'une fente latérale gauche à une fente latérale droite

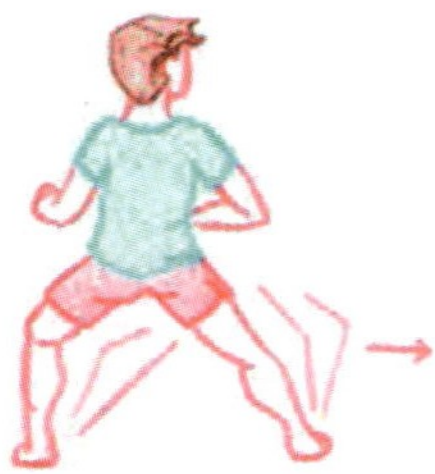

▸ Ramasser un objet au sol

Pour ramasser un objet de faible poids au sol, évitez de vous pencher en courbant le dos de manière brusque, mais utilisez les gestes suivants :

Flexion des jambes	Pendule	Chevalier servant
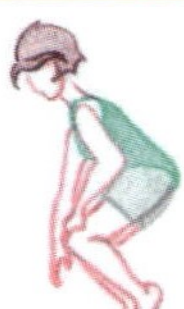	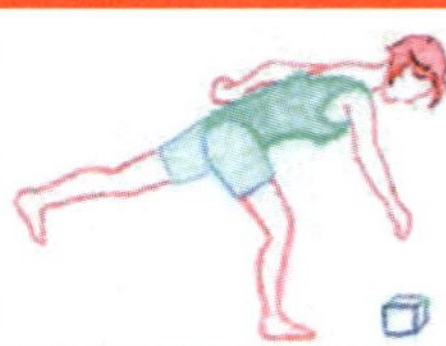	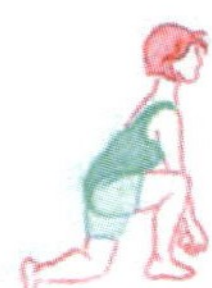

Le port de charge

- Toujours se positionner au plus près de la charge. Votre centre de gravité et celui de la charge à soulever doivent se situer le plus près possible. Plus l'objet sera placé loin, plus le poids supporté par la colonne sera démultiplié.
- Écarter les pieds de la largeur du bassin pour augmenter le polygone de sustentation (espace délimité par les pieds) et améliorer l'équilibre.
- Plier les jambes pour se mettre à hauteur de la charge et la soulever au plus près de soi. Ne jamais se pencher en courbant le dos.
- Si la charge peut être divisée en deux, (*ex.* : sacs) la répartir de manière équilibrée de chaque côté.
- Soulever la charge en la conservant au plus près de soi, le dos bien droit et en utilisant la force des jambes. Plus la charge sera éloignée du corps, plus le poids supporté par la colonne vertébrale sera démultiplié.

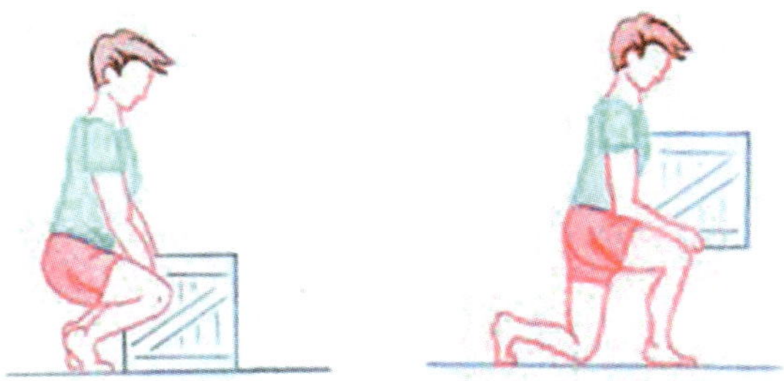

- Enfin pratiquer une activité physique, un sport de façon régulière, afin de conserver une bonne tonicité et musculature globale.

Un soignant efficace est avant tout un soignant en bonne santé !

MÉMO

15 Aide à la mobilité et aux transferts

1 Redressement au lit

À un soignant : pour les patients pouvant participer à la manutention

- **Préparer l'environnement** : adapter la hauteur, lit bien à plat.
- **Positionner le patient** : si possible, plier ses deux jambes, lui demander d'attraper la potence du lit ou de croiser les bras et de regarder son nombril.
- **Se positionner** : proche du lit, au niveau du nombril du patient, en fente latérale vers le pied du lit et en verrouillage lombaire. Glisser une main sous les omoplates et la seconde en cuillère sous les fesses.
- **Préparer le patient** : au départ, lui demander, si possible, de tirer sur la potence et pousser avec ses pieds. Accompagner le glissement en passant en fente latérale du côté de la tête de lit.

À deux soignants : pour les patients ne pouvant pas aider à la manutention

- **Préparer l'environnement** : un soignant de chaque côté du lit, adapter la hauteur, lit bien à plat.
- **Positionner le patient** : croiser les bras du patient sur lui et lui demander de regarder vers son nombril.
- **Se positionner** : au plus proche du lit, en fente latérale vers le pied du lit et verrouillage lombaire. Les deux soignants empoignent fermement le drap, les deux mains paumes vers le ciel, l'une au niveau des omoplates, l'autre sous les fesses.
- **Préparer le patient** : au départ puis le faire glisser vers le haut du lit en tirant le drap de manière synchronisée en passant en fente latérale vers la tête de lit.

2 Redressement au fauteuil

Par l'arrière du fauteuil

- **Préparer l'environnement** : mettre les freins du fauteuil.
- **Positionner le patient** : escamoter les cale-pieds pour mettre les pieds du patient à plat au sol, proches du fauteuil. Lui croiser les bras sur le bas-ventre.
- **Se positionner** : derrière le fauteuil, placer les mains sur celles du patient en se glissant sous ses bras. Penser au verrouillage lombaire et à fléchir les jambes pour se mettre à bonne hauteur.
- **Préparer le patient au départ** : le pencher vers l'avant en lui demandant de regarder son nombril puis tirer le bassin au fond du fauteuil. Si possible le patient peut aider en poussant par terre avec ses pieds.

Par l'avant du fauteuil

- **Préparer l'environnement** : mettre les freins du fauteuil.
- **Positionner le patient** : escamoter les cale-pieds pour mettre les pieds du patient à plat au sol, serrés et légèrement reculés vers le dessous du fauteuil.
- **Se positionner** : face au patient, mettre les pieds de chaque côté de ceux de la personne, et les genoux contre les siens. Penser au verrouillage lombaire et fléchir les jambes pour se mettre à bonne hauteur. Passer les mains dans le dos du patient en se glissant sous ses bras. S'il le peut, lui demander de venir attraper votre cou avec un ou les deux bras. Incliner la personne vers soi.
- **Préparer le patient au départ** : basculer légèrement en arrière pour faire contrepoids afin de limiter l'effort, et décoller légèrement les fesses du patient en tirant le haut du tronc puis pousser les genoux pour propulser le bassin en arrière et le caler au fond du fauteuil.

3 Transfert assis – debout

- **Préparer l'environnement :**
  - **à partir du lit** : se servir du lit en le remontant pour aider le patient, minimiser son effort ainsi que celui de l'aidant. Mettre les freins.
  - **à partir du fauteuil roulant ou d'une chaise** : sécuriser, escamoter les cale-pieds, positionner les freins, ou vérifier que la chaise soit stable et ne puisse pas glisser en arrière.

- **Positionner le patient** : pieds à plats, parallèles, à distance convenable l'un de l'autre pour un équilibre suffisant. Si possible, demander au patient de passer l'un ou ses deux bras autour de vous.
- **Se positionner** : au plus proche du patient, verrouillage lombaire, flexion des jambes adaptée à la hauteur (lit ou fauteuil), passer les bras dans le dos du patient. Placer ses pieds de chaque côté de ceux du patient, et les genoux de chaque côté de ceux du patient également.
- **Préparer le patient au départ et l'aider à se redresser** : le soignant bascule légèrement arrière en gardant les jambes fléchies pour faire balancier avec son propre poids et limiter les contraintes au niveau du dos.
- **Pivoter et se rasseoir** : pour aider le patient à se rasseoir sur un autre support, chaise lit ou fauteuil roulant, conserver les mains dans son dos et l'aider à pivoter. Une fois le patient dos au support sécurisé, lui demander de fléchir les jambes et l'accompagner doucement.

Placer le bassin bien au fond s'il s'agit d'une chaise ou d'un fauteuil.

4 Positionnement au lit sur le côté : décubitus latéral

Exemple du décubitus gauche

- **Préparer l'environnement** : adapter la hauteur du lit à sa propre morphologie, se positionner du côté où le patient va être tourné (*ici à gauche*).
- **Positionner le patient** : si possible, lui demander d'attraper la barre de lit avec son bras opposé (*ici le bras droit*), sinon lui positionner le bras devant lui, main sur l'épaule opposée (*ici l'épaule gauche*).
- Fléchir sa jambe opposée (*ici la jambe droite*).
- **Se positionner** : au plus proche du patient, verrouillage lombaire, flexion des jambes et appui du bassin contre le lit. La première main (*ici la main droite*) se positionne au niveau de l'omoplate opposée (*ici l'omoplate droite*) du patient, la seconde au niveau de la fesse opposée (*ici la fesse droite*). L'avant-bras vient en appui contre la cuisse.
- **Préparer le patient au départ et l'aider à basculer sur le côté** : cette manutention peut être réalisée à deux aidants en fonction des données personnelles du patient (morphologie, douleur...). Le

second aidant se place alors du côté opposé au décubitus pour aider le patient à se tourner.

5 Transfert couché – assis/assis – couché

Aide au lever

- **Préparer l'environnement** : mettre le lit à plat et à la bonne hauteur en fonction de sa propre morphologie.
- **Positionner le patient** : installer le patient sur le côté en chien de fusil (jambes fléchies) du côté du transfert. Laisser tomber les pieds et mollets en dehors du lit pour aider à la bascule.
- **Se positionner** : au plus proche du patient, verrouillage lombaire, flexion des jambes. Passer une main sous les omoplates et l'autre derrière les cuisses au niveau du creux des genoux.
- **Préparer le patient au départ et le faire basculer** : relever le buste en se servant des jambes comme contre bascule.

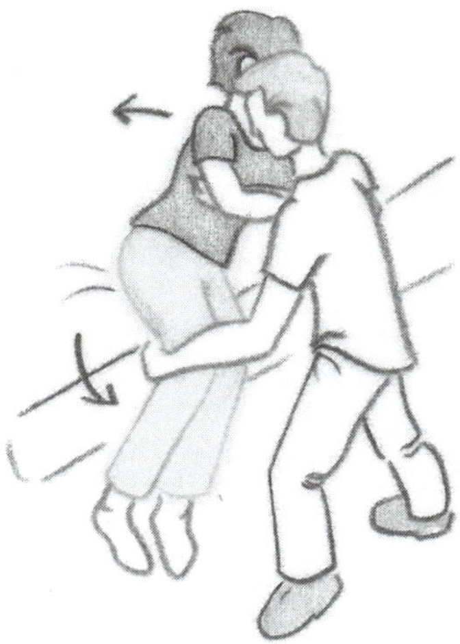

▸ **Aide au coucher**

- **Préparer l'environnement** : mettre le lit à plat et à la bonne hauteur en fonction de sa propre morphologie.
- **Positionner le patient** : croiser la jambe qui est vers vous par-dessus l'autre, croiser les bras.
- **Se positionner** : au plus proche du patient, verrouillage lombaire, flexion des jambes. Passer une main sous les jambes et l'autre derrière les omoplates.
- **Préparer le patient au départ et le faire basculer** : relever les jambes et accompagner la descente du tronc. S'assurer de la bonne installation du patient sur le lit.

6 Transfert fauteuil - lit

Pour une personne ne pouvant pas passer par la position debout.

- **Préparer l'environnement :**
- enclencher les freins du fauteuil et du lit, escamoter les cale-pieds et s'assurer que rien ne gêne le transfert.
- **Positionner le patient :**
- lui croiser les bras devant lui.
- **Se positionner :**
- chaque aide-soignant se positionne en flexion des jambes et verrouillage lombaire. Le premier englobe le buste en passant sous les aisselles. Le second porte les jambes du patient.
- **Préparer le patient au départ** et le transférer en synchronisant le déplacement. S'assurer de la bonne installation du patient sur le lit.

MÉMO

16 Respiration

1 L'appareil respiratoire

Il est composé :

- des **voies aériennes supérieures extrathoraciques**, comprenant les fosses nasales, la cavité buccale, le pharynx, le larynx ;
- des **voies inférieures intrathoraciques**, comprenant la trachée et les bronches souches, qui se ramifient en bronches lobaires puis en bronchioles (premières ramifications dépourvues de cartilage).

L'appareil respiratoire

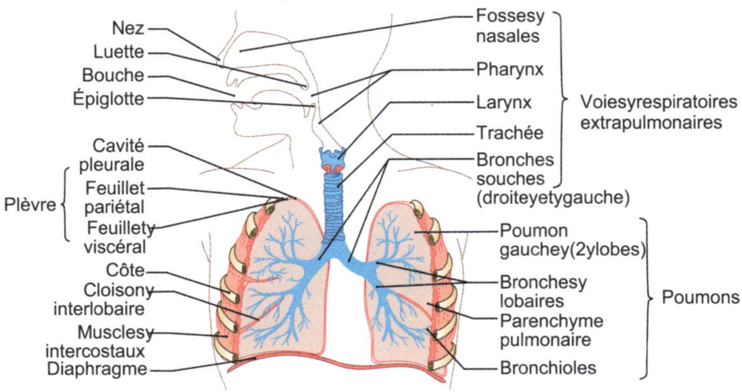

- Les **bronchioles** se subdivisent en bronchioles respiratoires, sur lesquelles apparaissent les premières alvéoles dont le nombre croît pour former dans les parties terminales un canal alvéolaire.
- On divise les régions en :
  - **zone de conduction** : comprenant la trachée, les bronches, les bronchioles, les bronchioles terminales ;
  - **zone respiratoire** : comprenant les bronchioles respiratoires, les conduits alvéolaires et les sacs alvéolaires.

2 Volumes et capacités pulmonaires

Le **spiromètre** permet l'exploration fonctionnelle pulmonaire. Ce dispositif permet de mesurer les volumes d'air mobilisés au cours des cycles respiratoires et d'en déduire les capacités pulmonaires.

Spirométrie

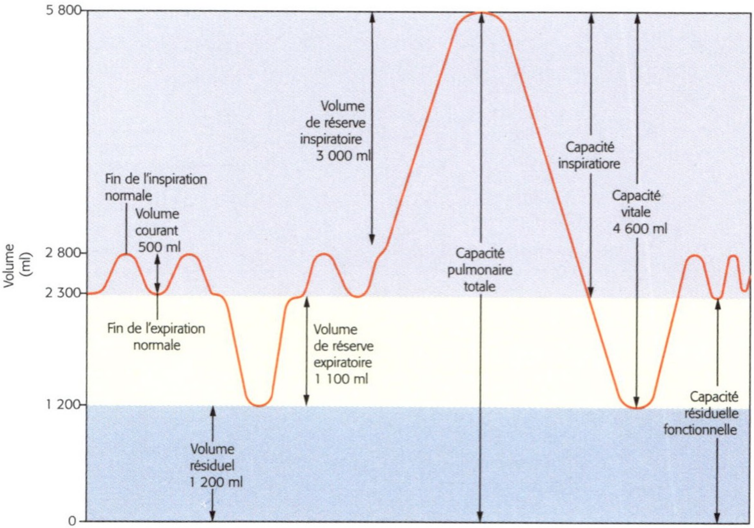

Le **volume courant** correspond au volume mobilisé au cours d'une inspiration ou d'une expiration lors d'une respiration tranquille : il est noté **Vt** et vaut 500 mL. Une partie du volume courant n'atteint pas les zones respiratoires. On estime que 30 % sont retenus dans les zones de conduction, appelées « espace mort anatomique » (env. 150 mL).

- Le **volume de réserve inspiratoire** correspond au volume mobilisable au-delà du volume courant au cours d'une inspiration : il est noté **VRI** et vaut 3 000 mL chez l'homme et environ 2 000 mL chez la femme.
- Le **volume de réserve expiratoire** correspond au volume expiré au-delà du volume courant au cours d'une expiration forcée :

il est noté VRE et vaut 1 200 mL chez l'homme et environ 700 mL chez la femme.

- Le **volume résiduel** correspond au volume restant dans les poumons même après une expiration forcée : il est noté VR et vaut 1 200 mL ; il est lié à la cohésion entre poumon et cage thoracique *via* les plèvres, qui empêche une rétractation absolue.

Les **capacités pulmonaires** correspondent à la somme de deux ou plusieurs volumes pulmonaires, on détermine ainsi :

- La **capacité vitale**, notée CV, correspond à la somme suivante :

$$CV = VRI + VRE + Vt$$

- La **capacité inspiratoire**, notée CI, correspond à la somme suivante :

$$CI = VRI + Vt$$

- La **capacité résiduelle fonctionnelle**, notée CRF, correspond à la somme suivante :

$$CRF = VR + VRE$$

- La **capacité pulmonaire totale**, notée CPT, qui est la somme suivante :

$$CPT = CV + VR$$

- La **ventilation pulmonaire** par minute correspond au produit du volume courant par la fréquence ventilatoire :

$$VE = f \cdot Vt$$

3 Vieillissement de l'appareil respiratoire

Le déclin commence assez tôt, au cours de la troisième décennie de vie.

La structure est affectée. On observe une augmentation de la rigidité de la cage thoracique, ainsi qu'une diminution de l'élasticité pulmonaire, notamment par une diminution de la quantité de fibres élastiques alvéolaires. La diminution de la masse musculaire s'observe aussi au niveau des muscles respiratoires. On constate aussi une diminution de la surface alvéolaire.

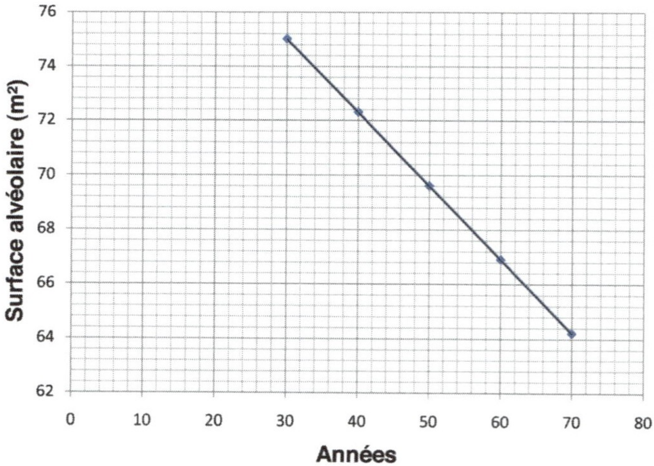

Les modifications structurales conduisent aux modifications fonctionnelles :

- diminution de la capacité vitale fonctionnelle de 75 %de 20 à 70 ans ;
- diminution du volume courant ;
- diminution de la VEMS ;
- augmentation de 20 % du travail respiratoire entre 20 et 60 ans ;
- diminution de la force développée par le diaphragme de 25 % ;
- diminution de la PO2 artérielle qui passe de 95 mmHg à 75 mmHg entre 20 et 70 ans.

On utilise la formule suivant pour la détermination de la PO2 artérielle :

PO2 artérielle = 100,1 – 0,023 ¥ Âge

Au-delà de 70 ans la PO2 devient indépendante de l'âge.

4 Pathologies

Le tableau suivant rappelle les principales pathologies de l'appareil respiratoire chez la personne âgée :

Pathologies	Définitions
Insuffisance respiratoire	Incapacité de l'appareil respiratoire à assurer des échanges gazeux (trouble de l'hématose) entraînant une diminution de la pression partielle en dioxygène dans le sang artériel (hypoxémie). Elle peut être obstructive, restrictive ou mixte : **Insuffisance respiratoire obstructive** : les broncho-pneumopathies chroniques obstructives (BPCO) correspondent à une obstruction bronchique permanente et progressive. Elles regroupent un ensemble les bronchites chroniques et l'emphysème. **Insuffisance respiratoire restrictive** d'origine multiple ; fibrose pulmonaire, lobectomie, pneumonectomie... **Insuffisance respiratoire mixte** (dilatations des bronches, mucoviscidose).
broncho-pneumopathies infectieuses	Processus infectieux atteignant les voies respiratoires basses.
Embolies pulmonaires	L'embolie pulmonaire est une urgence médicale liée à l'obstruction totale ou partielle du tronc de l'artère pulmonaire ou d'une de ses branches par un corps étranger, en général un caillot (thrombus).

MÉMO

17 Aide à l'élimination

1 Les produits de l'élimination

L'urine

Liquide biologique composé de déchets de l'organisme. L'urine est secrétée par les reins par filtration du sang.

L'élimination d'urine par la vidange de la vessie est appelée **miction**.

La diurèse est le volume d'urine émis en 24 heures.

Les urines sont normalement limpides, **stériles** et de couleur jaune clair. Si l'apport en eau est faible, les reins éliminent peu d'eau et la quantité d'urine éliminée baisse.

Les urines sont, par conséquent, concentrées et de couleur foncée.

Les anomalies de coloration peuvent être liées une maladie des reins, des voies urinaires ou de la vessie ou à une infection de ces mêmes organes.

Les matières fécales (fèces, selles, excréments)

Sont le résidu de la digestion ; elles sont constituées de substances non assimilées et de **bactéries** du tube digestif.

L'élimination des matières fécales par l'anus est appelée **défécation**.

Les anomalies (odeur, fréquence, couleur, aspect) peuvent être liées à l'alimentation, à des hémorragies digestives, à une infection ou à la prise de certains médicaments.

2 Le matériel d'aide à l'élimination

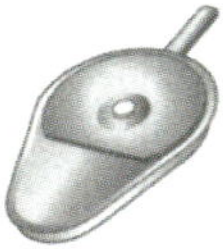

Le bassin de lit

C'est un moyen de recueil de l'urine ou de selles qui se glisse sous le patient lorsque celui-ci est alité.

Certains modèles sont extra-plats ou dotés de poignées permettant de positionner le bassin de lit à la bonne hauteur.

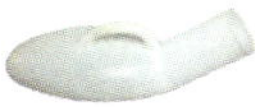

L'urinal

C'est un récipient qui permet de recueillir les urines d'un patient alité ou à mobilité réduite. Il est en général proposé aux hommes mais des adaptateurs pour femmes existent.

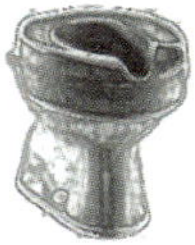

Le rehausseur de toilettes

L'assise et la levée des toilettes nécessitent un effort de flexion du bas du corps (jambes, hanche...) et une contraction des abdominaux pour soutenir ou soulever le poids du corps.

Pour les personnes ayant des problèmes d'équilibre, ou ayant subi une opération (col du fémur, hanche...), ainsi que pour des personnes âgées ou handicapées, un tel effort peut présenter un risque de chute ou de douleur.

On peut facilement limiter ces risques en installant un rehausseur de toilettes, avec ou sans accoudoir, qui se fixe sur la cuvette.

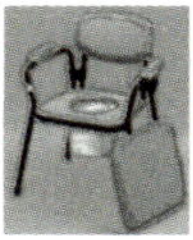

Le fauteuil garde-robe ou chaise percée

Il est très utile aux personnes à mobilité réduite qui ne peuvent pas se rendre aisément aux toilettes. Ils sont généralement réglables, à roulettes, avec accoudoirs. Ils possèdent sous l'assise un seau amovible qui permet de recueillir selles et urines.

3 Pose de bassin

Préparation

Le bassin aide à l'élimination fécale ou urinaire et se trouve, en principe, dans la chambre du patient.

Matériel :

- papier toilette ;
- gants non stériles à usage unique ;
- matériel pour la toilette génito-anale ;
- SHA.

Déroulement du soin

- Effectuer une FHA et mettre des gants à usage unique.
- Disposer une feuille d'essuie-mains au fond du bassin.
- Si la personne peut se soulever : glisser rapidement le bassin.
- Si la personne ne peut pas se soulever : le tourner sur l'autre côté.

- Poser le bassin contre son siège et redresser le patient sur le bassin.
- Donner du papier hygiénique.
- Recouvrir le patient et s'éloigner pendant la miction ou les selles.
- Lui donner la sonnette.

Quand la personne a terminé

- Lui proposer de l'aider à l'essuyage en cas de selles.
- Enlever le bassin avec douceur et le porter (avec son couvercle) à la machine lave-bassins.
- Retirer les gants et se laver les mains ou effectuer une FHA.
- Proposer à la personne une FHA ou un lavage de main à l'aide d'une bassine.
- Faire une toilette génito-anale. Faire une prévention d'escarres si besoin.

Fin du soin

- Réinstaller la personne confortablement, mettre à sa portée ce qui lui est nécessaire : sonnette, lunettes, téléphone, magazines...
- Procéder à l'entretien du matériel, des surfaces et au rangement de la chambre.
- Aérer la pièce rapidement en s'assurant que la personne n'ait pas froid.
- Se laver les mains ou effectuer une friction hydroalcoolique.

Noter ce qui est utile à la prise en charge de la personne :

- douleurs abdominales, ou anales ;
- gaz (en postopératoire, ils signent la reprise du transit) ;
- selles (quantité, aspect, couleur, odeur / douleurs / gaz / hémorroïdes...) ;
- urines (quantité, couleur, odeur)...

4 Pose de l'urinal

Si la personne ne peut pas l'installer elle-même : enfiler les gants non stériles et glisser la verge dans le col de l'urinal.

La conduite à tenir est la même que précédemment.

5 Installation sur le fauteuil garde-robe

- S'assurer que la personne peut se lever.
- L'aider dans sa mobilisation en respectant les principes d'ergonomie.
- L'installer confortablement sur le fauteuil garde-robe en lui laissant, à portée, papier toilette, sonnette...
- *La conduite à tenir est la même que précédemment.*

Rôle et compétences

- Répondre rapidement à la demande et ne pas laisser les dispositifs (bassin / urinal) en place trop longtemps (risque d'escarres, d'infections ascendantes...).
- Agir avec douceur et discrétion.
- Se conformer aux habitudes de la personne.
- Proposer régulièrement ces dispositifs aux personnes à mobilité réduite ou alitées afin d'éviter des incontinences, des rétentions.
- Insister sur la nécessité d'une hydratation correcte surtout chez la personne âgée afin de prévenir l'infection.
- Proposer une alimentation adaptée au bon fonctionnement de l'appareil digestif (ex : fruits, légumes en cas de constipation ou riz en cas de diarrhées).

MÉMO

18 Intimité et sexualité

1 Les différents âges de la vie génitale

Étape de la vie (âge)	Manifestations	Conséquences	Variation hormonale
Puberté Fille : 9-13 ans, Garçon : 10-14 ans	- Développement des signes sexuels secondaires - Premières règles (filles) - Premières éjaculations (garçons)	Possibilité de procréer	Hormones hypothalamiques → hormones hypophysaires → hormones sexuelles
Femmes : Ménopause Entre 48 et 52 ans	- Arrêt de la menstruation - Bouffées de chaleur - Troubles de l'humeur	- Arrêt de la fonction ovarienne - Impossibilité de procréer - Risque augmenté d'ostéoporose et de troubles cardiovasculaires	Baisse puis arrêt des sécrétions hormonales
Hommes : Andropause Vers 50 ans	- Modifications corporelles - Baisse de la libido	Procréation possible jusqu'à la mort	Diminution de la sécrétion de testostérone, variable d'un homme à l'autre

2 Les infections sexuellement transmissibles (IST)

- Les IST sont des infections qui se transmettent lors des relations sexuelles (rapport anal, vaginal ou oro-génital).
- Les principales IST sont :

- le **papillomavirus**, qui se manifeste par de petites verrues sur les organes génitaux ou l'anus, pouvant entraîner un risque de cancer du col de l'utérus dans certains cas,
- **l'hépatite B**, qui se manifeste par de la fatigue, des douleurs musculaires et articulaires, de la fièvre, des maux de tête... et pouvant entraîner des risques de cirrhose. Le nouveau-né est atteint si la mère est infectée et non traitée.

- le VIH/SIDA qui se manifeste par de la fièvre, de la fatigue, des éruptions cutanées, de la diarrhée, un affaiblissement immunitaire… et pouvant évoluer vers le SIDA. Le nouveau-né est atteint si la mère est infectée et non traitée.
- La meilleure méthode pour se protéger des IST est d'utiliser un préservatif. Il est possible de se faire vacciner contre l'hépatite B et le papillomavirus. Le test de dépistage est fortement conseillé. Il permet de limiter la transmission des IST. Il est conseillé avant d'arrêter l'utilisation du préservatif avec son partenaire.

MÉMO

19 Soins d'hygiène, de confort et de bien-être

1 Objectifs

- Assurer le bien-être physique et psychologique de la personne.
- Conserver la peau en parfait état de propreté.
- Prévenir l'apparition de lésions cutanées.
- Établir une relation de confiance.

2 Rôle de l'AES et limites de compétences

L'AES accompagne des personnes en situation de handicap ou de dépendance.

- Il apporte du bien-être, aide les personnes privées d'autonomie (personnes âgées, personnes souffrant de handicap mental ou moteur) dans tous les gestes de la vie quotidienne, tels que le coucher, le lever, la toilette, l'habillage et le déshabillage, les repas, les déplacements etc.
- Il est donc amené, selon les structures, à seconder le personnel soignant et paramédical.
- De par un handicap plus important ou un comportement plus difficile (agressivité, opposition...), le soin d'hygiène peut demander plus de temps et exige calme et patience.

L'AES peut

- Aider à la toilette lorsque celle-ci est assimilée à un acte de vie quotidienne et n'a pas fait l'objet de prescription médicale.
- Aider à la toilette une personne en grande dépendance (par exemple confinée dans un lit ou dans un fauteuil), en complément du personnel soignant, selon une évaluation de la situation et, le plus souvent, à un moment différent de la journée (ex. : petite toilette si, dans la journée, la personne est souillée.)

L'AES doit

- **Communiquer**, faire preuve d'écoute active et d'empathie. Le soin d'hygiène favorise la communication verbale et non verbale par le toucher. Une relation de confiance va progressivement naître et permettre une communication plus facile. Des solutions vont être trouvées pour apaiser des angoisses et des peurs. Certaines personnes peuvent avoir des difficultés à communiquer ou être psychologiquement perturbées, rendant ainsi la relation difficile à établir. L'AES devra alors savoir décoder leurs gestes ou leurs attitudes afin de mettre des mots sur leurs besoins.

- Favoriser une participation active de la personne lui permettant de préserver ou restaurer son **autonomie**.
- Respecter sa culture, sa religion, ses valeurs.
- Respecter ses habitudes et ses désirs.
- Respecter les règles d'hygiène, de confort, de sécurité, d'économie et d'ergonomie.
- Respecter la pudeur et l'intimité de la personne.
- Assurer les **transmissions** afin de permettre la continuité des soins, d'évaluer les progressions ou les régressions des usagers et d'évoquer leur devenir.

3 Principes généraux à respecter lors des soins d'hygiène

- Convenir avec la personne de l'heure du soin.
- Se laver les mains.
- Fermer les fenêtres pour éviter le refroidissement de la personne et vérifier la température de la pièce.
- Évaluer ce que la personne peut effectuer seule.
- Annoncer à la personne les gestes que l'on va effectuer pour ne pas la surprendre.
- Recouvrir par une serviette le corps de la personne et le découvrir progressivement lors de la toilette.
- Laver / rincer / sécher au fur et à mesure les parties du corps.
- Encourager et valoriser la personne.

MÉMO 20 Soins d'hygiène aux enfants

La réalisation des soins d'hygiène avec les enfants varie selon les institutions dans lesquelles seront amenés à travailler les AES.

1 Le lavage des mains

Objectif : éviter la contamination manuportée (transportée par les mains).

Se laver les mains

- Préparer matériel et produits : lavabo propre, dévidoir à savon, dévidoir à papier, poubelle à pédale, savon liquide.
- Mouiller les mains.
- Mettre du savon sur les mains en appuyant sur le dévidoir avec l'avant-bras.
- Frotter la paume, le dessus des mains et les espaces entre les doigts.
- Rincer les mains sous l'eau en tenant les doigts vers le haut.
- Essuyer les mains avec des essuie-mains jetables, du bout des doigts vers les poignets, sans revenir en arrière.
- Fermer le robinet avec l'essuie-main ou l'avant-bras (ne pas toucher le robinet avec les mains). Jeter le papier sans toucher la poubelle.

> **Attention !**
> Le lavage des mains permet d'élimer la flore transitoire et une partie de la flore résidente : ne toucher ni les robinets, ni la poubelle après le lavage pour éviter une nouvelle contamination ; ne pas utiliser de torchons ou de serviettes pour le séchage, les germes proliférant en milieu humide.

- Quand utiliser une **solution hydro-alcoolique** : en complément du lavage des mains ; entre deux soins sur le même enfant ou deux pratiques peu salissantes.

Apprendre à un enfant à se laver les mains

- Préparer matériel et produits : *voir précédemment*. Un marche-pied ou un lavabo adapté à la taille de l'enfant.
- Remonter les manches au-dessus des coudes.
- Mouiller les mains avec de l'eau froide en ne faisant pas couler trop fort.
- Prendre une dose de savon, frotter les mains : l'intérieur et le dessus.
- Rincer les mains sous l'eau puis essuyer les mains avec un papier.
- Jeter le papier sans toucher la poubelle.
- Vérifier que les mains sont propres et sèches.

Important : lors de ces étapes, il est important de pouvoir proposer à l'enfant de faire par lui-même s'il le souhaite. Le professionnel pourra ainsi l'accompagner par sa parole et son regard.

2 Le change d'un bébé

Objectifs : assurer l'hygiène du siège, procurer confort et bien-être. Le change est pratiqué plusieurs fois par jour, il mérite beaucoup d'attention. C'est un temps « d'échanges » où l'intimité et la pudeur de l'enfant doivent être respectées.

Points importants

Afin que le change se passe dans les meilleures conditions possibles :
- penser à l'emplacement du lieu de change ;
- prévoir à l'avance matériel et produits ;
- veiller à être bien installé ;
- se placer en face de l'enfant afin que vous puissiez bien vous voir tous les deux ;
- rechercher l'accord de l'enfant ;
- penser à l'écouter, à le regarder, à lui laisser le temps de manifester ses propres réactions ;
- accompagner l'enfant dans la découverte de son corps ;
- être disponible à l'enfant au moment du soin.

Lorsque l'enfant est en capacité de se tenir debout et d'être à l'aise dans cette position, il peut être changé debout. L'enfant pourra ainsi voir ce qui se passe et participer avec plaisir.

20 Soins d'hygiène aux enfants

Gestes attendus

- **Respecter les règles d'hygiène** :
- se laver les mains avant le change ;
- séparer le secteur propre du secteur sale sur le plan de travail ;
- ôter le surplus des selles avec du papier toilette ou avec la couche ;
- procéder du plus propre vers le plus sale ;
- rincer et savonner le gant autant que nécessaire ;
- désinfecter le plan de travail.
- **Respecter le confort** : toujours mettre une serviette sur le matelas de change, agir de façon rapide mais douce.
- **Respecter la sécurité** : **ne jamais laisser un enfant seul sur le matelas à langer**, poser une main sur son ventre si vous devez vous éloigner.
- **Communiquer** :
- expliquer vos gestes à l'enfant afin de le sécuriser ;
- être rigoureux dans les transmissions : date, heure, présence et caractéristiques des selles, état cutané du siège.

Technique du change

- Préparer matériel et produits : une couche, 2 gants de toilette, 1 ou 2 serviettes, sous-vêtements de rechange si besoin, point d'eau ou 2 cuvettes, bac à linge sale ou cuvette, poubelle, savon doux, papier toilette, crème protectrice si besoin.
- Se laver les mains.
- Préparer le matériel.
- Organiser le poste de travail : séparer le secteur propre du secteur sale ; la serviette sur le matelas à langer.
- Aller chercher l'enfant.
- Déshabiller uniquement le bas du corps, remonter le body sous le dos.
- Essuyer le plus gros des selles avec du papier ou la couche sale, puis la replier sous les fesses de l'enfant.
- Savonner le siège en allant du plus propre vers le plus sale :
- bas du ventre, cuisses puis les organes génitaux, de l'avant vers l'arrière ;
- filles : grandes lèvres puis petites lèvres ;
- garçons : bourses puis pénis ;
- fesses, en soulevant ses jambes d'une main, et en remontant vers l'anus.

- Retirer et jeter la couche sale.
- Rincer dans le même ordre avec le deuxième gant.
- Sécher en tamponnant et en insistant sur les plis.
- Glisser la couche propre sous les fesses.
- Appliquer une crème protectrice si besoin.
- Refermer la couche sans trop serrer et rhabiller l'enfant.
- L'installer en sécurité.
- Nettoyer et ranger le matériel et se laver les mains.

Attention ! Vous ne pouvez appliquer une crème protectrice qu'avec l'accord écrit des parents.

3 La toilette du visage

- Préparer matériel et produits : gant de toilette, serviette, eau. Savon si nécessaire.
- Se laver les mains.
- Installer l'enfant :
  - *0 à 8 mois* : allongé sur le matelas de change ;
  - *8 à 15-24 mois* : assis sur le matelas de change ;
  - *après 24 mois* : debout devant le lavabo sur un marchepied.
- Mouiller le gant et laver le visage de l'enfant dans cet ordre : les yeux, le front, les joues, le dessus du nez, le menton, la bouche.
- Essuyer le visage en tamponnant.
- Installer l'enfant en sécurité.
- Se laver les mains.

4 Le lavage des yeux

- Préparer matériel et produits : compresses stériles, sérum physiologique.
- Se laver les mains.
- Allonger l'enfant.
- Imprégner une compresse de sérum physiologique.
- Procéder du coin interne vers le coin externe, en tenant la tête de l'enfant, paupière supérieure.
- Changer de compresse, nettoyer la paupière inférieure (même sens).
- Nettoyer l'autre œil.
- Se laver les mains.

5 Le bain de bébé

- Préparer matériel et produits : 2 gants de toilette, 1 serviette, 1 drap de bain, thermomètre de bain, 1 change complet, vêtements et sous-vêtements propres, papier toilette, savon adapté aux bébés.
- Se laver les mains.
- Organiser le poste de travail : séparer le secteur propre du secteur sale ; la serviette pour l'habillage sur le matelas à langer.
- Remplir la baignoire avec de l'eau à 37 °C.
- Installer l'enfant sur le matelas à langer et le déshabiller.
- Faire une toilette du siège en cas de selles.
- Mouiller, savonner le gant.
- Savonner l'enfant, du plus propre au plus sale : cheveux, cou, buste, bras, jambes puis organes génitaux.
- Se rincer les mains.
- Prendre l'enfant une main sous la nuque, l'autre tenant les chevilles et le plonger doucement dans l'eau.
- Lâcher les chevilles, et rincer l'enfant avec la main libérée.
- Laisser, en le maintenant, l'enfant barboter dans le bain s'il apprécie.
- Le sortir en tenant ses chevilles.
- L'envelopper dans le drap de bain, l'essuyer en tamponnant : insister dans les plis.
- Mettre la couche.
- Rhabiller le bébé en commençant par le haut.
- Réaliser les soins du visage.
- Installer l'enfant en sécurité.
- Évacuer : déchets et linge sale, ranger matériel et produits.
- Nettoyer et désinfecter le poste de change et se laver les mains.

Points importants

- Vérifier la température de la pièce.
- Toujours maintenir l'enfant d'une main sur le matelas de change.
- À partir de 15-18 mois, le savonnage de l'enfant se fait dans le bain.
- Le bain ne doit pas durer plus de 5 minutes pour un nourrisson car il risquerait d'avoir froid. Plus l'enfant grandit, plus le temps du bain peut s'étendre et être un moment de jeu mais toujours sous surveillance.
- Communiquer avec l'enfant.
- Ne jamais laisser un enfant seul dans le bain.

Matériel possible

On trouve, sur le marché :
- le transat de bain, avant 8 mois, le bébé est en position semi-couché ;
- l'anneau de bain, siège pour un enfant entre 8 et 18 mois maximum ;
- une barrière de bain, après 18 mois, isole l'enfant des robinets, lui permet de s'appuyer.

Pour conclure :
- Lors des soins d'hygiène aux enfants, l'adulte devra accompagner tout ses gestes par la parole et le regard.
- Être très attentif à ne pas être intrusif avec l'enfant, notamment dans la façon d'intervenir par rapport à son corps.
- L'enfant a besoin d'être centré sur lui-même, sans stimulation qui parasite la relation avec l'adulte.
- Avant et pendant les soins, prévenir l'enfant de ce qui va se passer afin qu'il puisse anticiper.

MÉMO

21 Soins de confort et de bien-être aux enfants

1 Habillage et déshabillage d'un enfant

Objectif : habiller confortablement un enfant.

Ces opérations ayant lieu plusieurs fois par jour, dans le cas du nourrisson, les gestes doivent être parfaitement maîtrisés. C'est un moment qui peut se proposer debout. Il est aussi important de faire attention au lieu où il se déroulera.

- Préparer matériel et produits : poste de change, tenue adaptée à l'âge et à la saison, solution hydro-alcoolique.
- Préparer les vêtements à proximité du poste de change.
- Se laver les mains.
- Installer l'enfant sur le matelas à langer.
- Déshabiller d'abord le bas de l'enfant et le changer si nécessaire.
- Déshabillage du haut : enlever les bras, écarter l'encolure avec les deux mains pour l'élargir, faire passer le vêtement de l'avant vers l'arrière.
- Habillage : opérer de même dans l'ordre inverse, en commençant par la tête.
- Plier la manche en accordéon, y glisser deux doigts. Saisir la main de l'enfant, dérouler la manche.
- Pantalon : procéder comme pour les manches.
- Installer l'enfant en sécurité.
- Évacuer le linge sale et se laver les mains ou les frictionner avec une solution hydro-alcoolique.

Points importants

- Communiquer avec l'enfant, en expliquant les gestes effectués, en nommant les parties du corps.
- Ne pas utiliser des vêtements avec des cordons.

2 Installer un enfant dans un lit

Objectif : coucher de façon confortable un enfant ; assurer sa sécurité pendant son sommeil.

Le coucher est un temps angoissant pour l'enfant. Grâce à des paroles et un rituel rassurant, ce moment peut être dédramatisé.

- Préparer le matériel et le lit : gigoteuse ou nid d'ange ouvert(e), drap propre.
- Changer la couche de l'enfant.
- Rassurer verbalement l'enfant et lui donner son doudou.
- Prendre le temps de réaliser les rituels de l'enfant, histoire, verre d'eau, veilleuse, porte ouverte ou fermée…
- Coucher l'enfant sur le dos, dans sa gigoteuse, sans oreiller, sans couverture.

Points importants
- Couchage sur le dos pour dégager les voies respiratoires.
- Matelas ferme et chambre à 18-20°C, aérée quotidiennement.

3 Installer un enfant sur un siège

Le siège doit être adapté à l'âge de l'enfant, à son développement moteur et à son poids. Il doit comporter la mention : « **conforme aux exigences de sécurité** ». Avant l'utilisation, vérifier l'intégrité et la stabilité du matériel.

Le matériel

- **Maxi cosy avec harnais – *0 à 10-12 mois*** : position semi-assise, la musculature du dos n'est pas assez développée pour tenir une position assise avant 6 mois.
- **Transat – *0 à 7-8 mois*** : ceinture ventrale et entre jambe, position du dossier réglable.
- **Tapis d'éveil – *0 à 10 mois*** : position allongée sur le dos ou sur le ventre par petites périodes. Il contribue au développement de l'enfant par ses jeux colorés et mobiles.
- **Chaise haute avec harnais – *à partir de 8 mois*** : position assise, sécurité assurée par le harnais. Importance sociale : l'enfant est à la hauteur des autres.
- **Landau avec ceinture ventrale – *0 à 8 mois*** : position allongée, le bébé peut dormir…
- **Poussette avec harnais de sécurité – *6 mois à 3-4 ans*** : dossier souvent inclinable, permet à l'enfant de dormir.

Attention ! Ne pas abuser de cet outil lorsque l'enfant sait marcher.

MÉMO

22 Toilette au lavabo

1 Objectifs

- Aider une personne semi-autonome à assurer son hygiène corporelle.
- Procurer **un bien-être et un confort psychologique** tout en favorisant la préservation de son **autonomie**.

Ce soin doit être proposé à toute personne pouvant se déplacer jusqu'à la salle de bains.

2 Préparation du soin

Gestes	Justifications
Préparation de l'environnement	
• Vérifier l'état de propreté du lavabo. • Organiser son espace de travail : déplacer tout autre objet limitant les déplacements. • Installer une chaise recouverte d'une serviette. • Fermer la fenêtre et la porte.	*Hygiène* *Ergonomie* *Confort* *Confort / intimité*
Préparation du nécessaire de toilette	
• 2 gants de toilette. • 2 serviettes de toilette. • Vêtements propres. • Savon. • Matériel pour le rasage (électrique ou non). • Dentifrice, brosse à dents et/ou solution nettoyante pour appareil dentaire. • Brosse à cheveux, peigne. • Eau de toilette ou parfum et/ou crème, lotion selon l'habitude de la personne, maquillage. • Gants de soins à usage unique. • Sac à linge.	*Hygiène* *Estime de soi* *Sécurité*

3 Déroulement du soin

Gestes	Justifications
• Se laver les mains.	*Hygiène*
• Proposer d'aller aux toilettes avant le soin. • Installer la personne sur la chaise le plus près possible du lavabo. • Aider au déshabillage.	*Confort*
• Recouvrir le bas du corps avec une serviette.	*Pudeur*
• Encourager la personne à laver seule son visage, ses bras, sa poitrine et son abdomen. → *L'aider le cas échéant. Savonner et rincer le gant en cas de difficultés.* • Laver, rincer et sécher le dos.	*Autonomie*
• Recouvrir les épaules pour éviter que la personne se refroidisse.	*Confort*
• Laisser la personne se laver les jambes et les pieds. → *Si la personne n'en est pas capable, effectuer la toilette dans cet ordre.* • Laisser faire la toilette intime, avec le 2e gant, après avoir mis la personne debout en l'aidant à s'assurer de son équilibre. → *Si la personne n'en est pas capable, effectuer la toilette intime suivant le protocole en enfilant les gants de soins.* • Veiller au séchage minutieux des dessous des seins, des aisselles et des plis des aines.	*Autonomie*
• Aider la personne à l'habillage, en position assise si besoin.	*Sécurité*
• Proposer le matériel pour les soins annexes.	*Hygiène*

Cas particuliers

→ *Si la personne ne peut pas se déplacer au lavabo, l'installer sur le fauteuil.*

- Déposer une bassine d'eau, les gants, le savon, les serviettes sur l'adaptable.
- Procéder comme pour la toilette au lavabo.

→ *Si la personne se déplace en fauteuil roulant, retirer les repose-pieds et les accoudoirs.*

4 Fin du soin

• Accompagner si besoin la personne sur son fauteuil et l'installer confortablement : vérifier l'absence de plis dans le dos, sous les cuisses ; positionner éventuellement un coussin dans son dos et/ou rehausser ses pieds.	*Confort*
• Mettre à sa portée ce qui lui est nécessaire : sonnette, lunettes ; téléphone ; magazines...	*Confort/sécurité*
• Laver et désinfecter le lavabo, le matériel utilisé puis le ranger. • Évacuer le linge selon le protocole. • Aérer la pièce.	*Hygiène*
• Se laver les mains.	*Éviter les infections*
• Noter dans les transmissions, toute anomalie constatée lors de la toilette ; la participation de la personne et son état psychologique.	*Suivi*

MÉMO 23 Toilette à la douche

1 Aide à la toilette à la douche – avec shampoing

A. Objectif

Maintenir une hygiène corporelle correcte et y associer un shampoing.

> **Attention !** L'AES devra évaluer les éventuels risques, dus au soin lui-même et à l'état de fatigue de la personne.

B. Préparation du soin

Gestes	Justifications
Préparation de l'environnement	
• Vérifier l'état de propreté de la douche.	*Hygiène*
• Organiser son espace de travail : déplacer tout autre objet limitant vos déplacements *ou pouvant entraîner un danger (shampoing/savon posés sur le sol)*.	*Ergonomie*
• Installer, dans le bac à douche, un tabouret de douche ou le cas échéant, une chaise en plastique *(vérifier la propreté)*.	*Confort/sécurité* *Sécurité*
• Positionner un tapis de bain devant le bac à douche *ou, à défaut, un drap posé sur une alèse en caoutchouc (ou un sac-poubelle déplié)*.	*Confort/sécurité* *Confort/éviter les refroidissements*
• Placer une chaise recouverte d'une serviette devant le lavabo.	
• Vérifier la température de la pièce et fermer la fenêtre.	
Préparation du nécessaire de toilette	
• 2 Gants de toilette et 2 serviettes de toilette propres, personnelles si possible. • Vêtements propres. • Savon doux, shampoing, crème capillaire. • Sèche-cheveux. • Matériel pour les soins annexes. • Gants de soins à usage unique.	

C. Déroulement du soins

Gestes	Justifications
• Se laver les mains. • Proposer d'aller aux toilettes avant le soin. • Déshabiller la personne. • Installer la personne sur le tabouret, dans la douche. • Régler la température de l'eau en commençant par ouvrir le robinet d'eau froide. *Faire tester l'eau.* • Proposer un gant à appliquer sur le visage le temps du shampoing *(demander l'accord de la personne pour effectuer le shampoing).* • Appliquer éventuellement un soin nourrissant ou démêlant et effectuer un léger massage du cuir chevelu. • Essuyer le visage. • Encourager la personne à laver seule ses bras, sa poitrine et son abdomen, ses jambes et ses pieds. L'aider le cas échéant en savonnant et rinçant le gant, en cas de difficultés. • Laver le dos. • Rincer la partie supérieure ; recouvrir avec une serviette. • Mettre la personne en position debout pour sa toilette intime *(mettre les gants de soins en cas d'aide)* ; rincer. • Sécher les cheveux et le corps en veillant au séchage minutieux des dessous des seins, des aisselles et des plis des aines. • Aider la personne à l'habillage sur la chaise devant le lavabo. • Proposer le matériel pour les soins annexes.	*Hygiène* *Confort* *Sécurité* *Relaxation/ Bien-être* *Autonomie* *Refroidissement*

D. Fin du soin

Gestes	Justifications
• Procéder comme pour la toilette au lavabo. • Ne pas oublier de laver et désinfecter la douche • Signaler toute anomalie, comportement agressif, refus, etc.	 *Hygiène* *Suivi*

2 Douche à l'aide du chariot de douche

A. Objectif

Procéder à la douche, ou au bain des personnes à faible mobilité ou très vite fatiguées.

Remarque. La toilette peut se faire dans la salle de bains du malade (en fonction de l'architecture des locaux) ou dans la salle de bains du service.

B. Préparation du soin

La préparation est la même que précédemment.

C. Déroulement du soin

Il est recommandé que ce soin soit réalisé par deux agents (sécurité et ergonomie).

Gestes	Justifications
• S'assurer que l'état de la personne permet de lui faire sa toilette *(consulter l'infirmier(e))*. • Respecter le principe du haut en bas mais qui peut être modifié en fonction des besoins. • Mettre en place le chariot douche près du lit. • Assurer le transfert de la personne du lit au chariot de façon confortable et sûre *(en utilisant un lève-malade si nécessaire)*.	
• Couvrir la personne s'il y a transport en dehors de la chambre.	*Pudeur*
• Installer le chariot douche dans la salle de bains, au-dessus d'une bonde d'évacuation au sol ou au-dessus du WC dans la salle de bains.	*Vidange lors de la douche*
• Déshabiller la personne. Si la personne est souillée au retrait de la protection, enlever le plus gros à l'aide de la protection et de papier toilette. • Procéder à la douche et / ou au shampoing.	
• Couvrir la personne avant de la ramener dans sa chambre ou de l'habiller.	*Pudeur*
• Effectuer la réfection du lit avant d'y réinstaller la personne.	*Confort*
• Installer la personne afin qu'elle effectue les soins annexes.	

D. Fin du soin

Gestes	Justifications
Même procédure que pour la toilette à la douche. • Désinfecter le chariot de douche.	*Hygiène*

La prévention des risques

La salle de bains constitue un lieu « à risque » pour les accidents domestiques.

→ **Risque de chute**

- Vérifier que le revêtement de la douche ne soit pas glissant, sinon adapter un tapis de douche spécial, antidérapant ou une serviette de toilette au fond du bac.
- Positionner à la sortie de la douche un tapis ou un drap.
- Vérifier qu'il n'y a plus d'eau sur le sol après la douche.

→ **Risque de brûlures**

- Vérifier la température de l'eau, en ouvrant en premier le robinet d'eau froide, pour éviter des brûlures.
- Adapter la température du sèche-cheveux.

→ **Risque d'électrisation**

- Vérifier le bon fonctionnement du sèche-cheveux et son bon usage.

24 Pédiluve

1 Objectifs

- Assurer l'hygiène des pieds en ramollissant les squames et en décollant les salissures.
- Apporter confort, bien-être, détente et relaxation.

Remarque. Le pédiluve est conseillé avant la coupe des ongles pour les ramollir et souvent proposé avant la venue du pédicure.

2 Préparation du soin

Gestes		Justifications
Préparation de l'environnement		
• Organiser son espace de travail : déplacer ce qui pourrait gêner vos déplacements. • Préparer une chaise basse ou un petit marchepied. • 1 drap + 1 alèse en plastique (*ou à défaut un sac-poubelle déplié*). • 1 chariot de soin.		*Ergonomie*
Préparation du nécessaire de toilette		
1 chariot de soin à 2 plateaux ***Plateau supérieur***	• 1 Gant de toilette. • 2 serviettes de toilette propres. • Savon personnel ou savon doux. • Crème hydratante pour les pieds. • Éventuellement vernis. • 2 compresses non stériles.	
Plateau inférieur	• 1 haricot. • Grande bassine. • Broc ou pichet.	

3 Déroulement du soin

En cas de difficultés, aider la personne à se déplacer jusqu'au fauteuil

Gestes	Justifications
• Se laver les mains.	*Hygiène*
• Proposer d'aller aux toilettes avant le soin.	*Confort*
• Installer confortablement la personne au fauteuil *(coussin dans le dos)*. Les pieds doivent toucher le sol.	*Ergonomie*
• Glisser une extrémité du drap entre ses cuisses *et étaler l'autre extrémité sur le sol par-dessus l'alèse en plastique.*	*Pudeur*
• Remplir la bassine et le broc ; faire tester l'eau *et la déposer sur le drap au sol.*	*Sécurité/ confort*
• Faire tremper les pieds 5 à 10 min *(pour décoller les salissures)*	
• S'asseoir si possible face à la personne sur le marchepied, dos droit.	*Ergonomie*
• Laver des genoux aux orteils en insistant sur les plis interdigitaux. • Rincer avec le broc en maintenant le talon avec la paume de la main. • Déposer le pied rincé sur le drap. Procéder de même avec l'autre pied. • Enlever la bassine et la poser sur le plateau inférieur du chariot. • Sécher les pieds et *passer une compresse en accordéon entre les orteils, pour éviter les infections. Jeter les compresses dans le haricot.* • Appliquer éventuellement une crème en effectuant un léger massage des pieds vers les genoux et, selon le désir de la personne, appliquer le vernis. • Aider à remettre les bas/chaussettes/chaussures...	

Cas particuliers : la personne alitée

- Installer la personne en position demi-assise.
- Protéger le lit avec l'alèse en plastique recouverte d'une grande serviette de toilette ou d'un drap plié en 4.
- Procéder comme précédemment.

4 Fin du soin

Gestes	Justifications
• Vider l'eau dans la cuvette des toilettes, laver et décontaminer la bassine et le broc selon le protocole du service.	*Hygiène*
• Ranger et désinfecter le matériel utilisé ainsi que le chariot de soin.	
• Essuyer les projections d'eau sur le sol.	*Sécurité*
• Se laver les mains.	*Éviter les infections*
• Noter lors des transmissions, toute rougeur, douleur, plaie ou signe d'infection.	*Suivi*

Limite de compétences de l'AES

- S'informer auprès de l'IDE des éventuelles contre-indications au pédiluve.
- Cas où le pédiluve ne sera pas effectué par l'AES :
  - plaies non cicatrisées et/ou escarres ;
  - problèmes dermatologiques (*ex.* : mycose) ;
  - phlébite.

Chez les personnes âgées et/ou diabétiques, le coupage des ongles des pieds est un soin habituellement réservé au pédicure.

MÉMO

25 Toilette au lit

1 Objectif

- Assurer le besoin d'être propre chez une personne étant dans l'impossibilité, temporaire ou définitive, de se lever.

Attention ! Il convient au préalable d'évaluer ses capacités à se mobiliser dans le lit.

2 Préparation du soin

Gestes		Justifications
Préparation de l'environnement		
• Organiser son espace de travail : déplacer ce qui pourrait gêner vos déplacements. • Approcher près du lit l'adaptable pour déposer la bassine, gants et serviettes de toilette et le savon et l'installer au-dessus du lit. • Préparer une ou deux chaises en bout de lit pour déposer la literie.		*Ergonomie* *Ergonomie*
Préparation du nécessaire de toilette		
Sur le chariot, plateau du haut	• 2 serviettes et 2 gants de toilette. • Savon doux. • Huile pour effleurage (*prévention d'escarre*). • Draps propres éventuellement pour la réfection de lit.	*Utiliser les affaires personnelles du patient*
Sur le chariot, plateau du bas	• Sac à linge sale. • Sachet poubelle. • 1 bassine.	

3 Déroulement du soin

Gestes	Justifications
• Se laver les mains. • Proposer d'aller sur le bassin ou l'urinal avant le soin. • Enlever couverture et couvre-lit et les déposer sur la chaise.	*Hygiène*
• Mettre en position demi-assise la personne pour la toilette du haut du corps. • Installer bassine, gant, savon, serviette sur l'adaptable, à hauteur de la personne. • Déshabiller le haut du corps.	*Confort*

Gestes	Justifications
• Encourager la personne à se laver, rincer et sécher seule son visage, ses bras, sa poitrine et son abdomen. L'aider le cas échéant en glissant une serviette sous la partie qui va être lavée.	*Autonomie*
• **Recouvrir le haut du corps avec une serviette.**	*Pudeur*
• Laver, rincer et sécher dans l'ordre : les cuisses, jambes et pieds, en plaçant au préalable une serviette sous le membre lavé.	
• Changer l'eau **autant de fois que nécessaire**.	
• Enlever la protection, pour les personnes incontinentes, et la jeter dans le sac-poubelle.	*Hygiène*
• Procéder à la toilette intime.	
• Aider la personne à se tourner sur le côté (ridelle) et placer une serviette le long de son corps.	
• Laver, rincer, sécher le dos.	
• Procéder à la toilette du siège **en remontant**.	*Éviter les infections*
• *Effectuer, à l'aide de l'huile, un effleurage des points d'appui* (omoplates ; sacrum ; talons).	*Prévenir les rougeurs*
• *Positionner éventuellement la protection pour les personnes incontinentes.*	
• Changer les draps si nécessaire ou refaire le lit en tirant sur les draps pour éviter la formation de plis.	
• Rhabiller la personne et la réinstaller confortablement dans le lit.	
• Procéder aux soins annexes.	*Risque d'escarre*

Cas particulier. Lorsque la personne est souillée, commencer par la toilette intime.

4 Fin du soin

Gestes	Justifications
• Vider l'eau dans la cuvette des toilettes, laver et décontaminer la bassine et le broc selon le protocole du service.	*Hygiène*
• Ranger et désinfecter le matériel utilisé.	*Éviter les contaminations*
• Désinfecter le chariot de soin.	
• Se laver les mains.	
• Effectuer les transmissions, noter toute anomalie à type de rougeurs, douleurs lors de la mobilisation, diarrhées, etc.	*Éviter les infections* *Suivi*

Limite compétences de l'AES

L'AES peut aider une personne dépendante (par exemple confinée dans un lit ou dans un fauteuil) à la toilette, en complément de l'infirmier ou de l'aide-soignant, selon l'évaluation de la situation par un infirmier, le plus souvent à un moment différent de la journée.

MÉMO 26 Toilette intime

La toilette génito-anale permet d'assurer l'hygiène, le confort et le bienêtre du patient tout en prévenant les risques d'escarres chez les personnes incontinentes.
Elle se fait auprès des patients ne pouvant réaliser seuls ce soin d'hygiène.
Elle est pratiquée lors de la toilette complète, au lit ou au lavabo, de la douche ou après chaque change de protection anatomique.

1 Préparation du soin

Matériel :

- serviette + gant de toilette ;
- savon doux ;
- solution pour effleurage (si besoin) ;
- gants de soins non stériles ;
- essuie-mains à usage unique ;
- SHA.

Pour la toilette au lit :

- 1 cuvette d'eau tiède pour la toilette au lit ;
- 1 broc d'eau tiède suivant le choix de la toilette génitale.

2 Procédure pour la toilette génito-anale

Le gant de toilette sera au préalable savonné sur toutes ses faces et tourné d'1/4 de tour à chaque changement de site (les 4 côtés du gant seront utilisés).
La face endroit du gant sera utilisée pour la région génitale et la face envers pour le siège.

Région génitale avec le gant à l'endroit	
Chez la femme	Laver dans l'ordre, toujours **d'avant en arrière et de haut en bas** et en évitant les « allers-retours » : - le pubis et les plis de l'aine puis faire pivoter le gant d'1/4 de tour ; - les grandes lèvres puis faire pivoter le gant d'1/4 de tour ; - les petites lèvres puis faire pivoter le gant d'1/4 de tour ; - le méat.
Chez l'homme	Laver dans l'ordre : - le pubis et les plis de l'aine puis faire pivoter le gant d'1/4 de tour ; - le pénis, puis faire pivoter le gant d'1/4 de tour ; - décalotter et laver le gland puis faire pivoter le gant d'1/4 de tour ; - les bourses. Ne pas oublier de recalotter la verge (risque d'œdème).

Région anale avec le gant à l'envers
• Laver dans l'ordre, toujours **en remontant** et en évitant les « allers-retours » : - les fesses et le pli sous fessier puis faire pivoter le gant d'1/4 de tour ; - le sillon inter-fessier puis faire pivoter le gant d'1/4 de tour ; - l'anus. • Rincer de la même façon ; • Sécher soigneusement ; • Effleurer la région sacrée avec la solution.

3 Réalisation du soin

Au lavabo

- Installer la personne en position debout devant le lavabo.
- Effectuer une FHA.
- Enfiler les gants de soins.
- Procéder à la toilette génito-anale.
- Enlever les gants de soins et effectuer une FHA.
- Si nécessaire, effleurer la région sacrée à l'aide de la solution.

Au lit

- Installer un paravent en cas de chambre à 2 lits.
- Positionner la personne en décubitus dorsal, jambes repliées et écartées.
- Installer au-dessus des genoux un drap de pudeur.
- Enfiler les gants de soins.

Deux procédures suivant le choix de la personne et ses possibilités :

• 1. Toilette génitale à plat dos :
Suivre la procédure décrite ci-dessus.

- 2. Toilette génitale sur le bassin :
- Remplir la bassine et le broc d'eau et faire tester la température de l'eau à la personne.
- Installer la personne sur le bassin.
- Procéder à la toilette génitale suivant la procédure décrite.
- Rincer la partie génitale avec le broc.
- Sécher.
- Retirer le bassin et demander à la personne de pivoter sur le côté, mettre la serviette sous les fesses.
- Procéder à la toilette de la région anale suivant la procédure décrite.
- Enlever les gants de soins et effectuer une FHA.
- Si nécessaire, effleurer la région sacrée à l'aide de la solution.

4 Fin du soin

- Changer les draps si besoin et le réinstaller la personne confortablement au lit ou dans son fauteuil.
- Sinon, habiller la personne et l'installer confortablement.
- Effectuer une FHA.

Attention !

- Veiller à la sécurité de la personne lors des mobilisations afin de prévenir tout risque de chutes (barrières de sécurité au lit / chaise au lavabo…).
- Observer les zones d'appui et les plis afin de repérer toute rougeur ou irritation.
- Faire participer au maximum la personne durant le soin et la stimuler à utiliser ses capacités.

27 Hygiène des mains

L'hygiène des mains est un élément clef de la lutte contre les infections associées aux soins et la transmission d'agents pathogènes. Un bon respect de l'hygiène quotidienne des mains à l'eau et au savon permet de réduire la transmission des infections. La **friction hydroalcoolique (FHA)** est la technique d'hygiène des mains priorisée en situation de soins. Attention ! Recommandation universelle : on lave des mains sales, on les désinfecte par friction pour les soins.

Règles de base

- **Des ongles courts,** nécessairement coupés à ras, et **sans vernis ni résine** : parce que les bactéries sous les ongles longs prolifèrent, ce sont des réservoirs qui peuvent contribuer à la transmission des germes pathogènes.
- **Les bijoux sont interdits** (montre, bracelet, bijoux sur les poignets et bagues sur les doigts des deux mains, même une alliance) parce que les bijoux augmentent significativement les risques d'une mauvaise efficacité de l'hygiène des mains et les bagues restent colonisées par les agents pathogènes malgré un lavage rigoureux.
- **Des manches courtes** pour faciliter le lavage des mains.

1 LAVAGE SIMPLE DES MAINS

Le lavage simple est réservé aux situations où les mains sont souillées. Il doit être remplacé par une friction chaque fois que possible. Le but est, grâce à son action mécanique, d'éliminer les salissures et squames cutanées et réduire les micro-organismes de la **flore transitoire** des mains.

Le lavage simple peut être utilisé dans le cas où le risque infectieux est limité, par exemple :
- à l'arrivée et au départ de son service ;
- après être allé aux toilettes, après s'être mouché ou peigné ;
- avant de manger ;
- après tout acte sale (manipulation de produits souillés, emballages…) mais non septique.

Les produits
- savon doux liquide ;
- eau du robinet ;
- essuie-mains jetables non stériles.

Remarque : Proscrire le savon en pain et les essuie-mains en tissu ; réservoirs de germes.

Déroulement du soin
- Ouvrir le robinet, se mouiller les mains en les gardant au-dessus des coudes.
- Prendre la dose de savon préconisée par le fabricant (un ou deux coups de pompe), en appuyant avec le coude.
- Savonner mains et poignets avec le savon doux en insistant plus particulièrement sur les pouces, le dos des doigts, le dos des mains, le pourtour des ongles, les espaces interdigitaux (voir schéma du protocole, ci-après).
- Rincer abondamment en allant des mains vers les coudes, les mains se situant toujours au-dessus des coudes : en commençant par les doigts et en finissant par les poignets afin de ne pas ramener les germes au bout des mains.
- Sécher en tamponnant, des doigts vers les poignets, avec les essuie-mains à usage unique non stérile. Utiliser une feuille par main.
- Fermer le robinet avec l'essuie-mains.
- Jeter les essuie-mains dans la poubelle à commande non manuelle.

Aucun temps de savonnage n'est fixé pour le lavage simple, car celui-ci a uniquement un but de nettoyage et la durée du savonnage dépend donc de la résistance des souillures.

2 LA FRICTION HYDRO-ALCOOLIQUE : FHA

La FHA est la méthode la plus efficace pour l'élimination de la flore manuportée. La réduction de la contamination des mains, quel que soit le produit utilisé, est toujours supérieure à celle d'un lavage des mains, fait avec un savon antiseptique ou un savon doux.
La solution hydroalcoolique (SHA) se place dans les chambres, sur les chariots...

Consignes d'utilisation
La SHA ne peut pas être utilisée sur :
- des mains visiblement sales ;
- des mains souillées par des substances biologiques ;
- des mains présentant des traces de poudre ou de talc (gants de soin poudrés) ;
- des mains mouillées ;
- une peau lésée.

Les produits
- Solution hydroalcoolique **(SHA)**.

Déroulement du soin
- Remplir le creux de la main du volume préconisé par le fabricant (voir verso du Flacon).
- Frictionner les mains et les poignets pendant le temps nécessaire à l'action du produit.
- Frotter rigoureusement mains et poignets jusqu'à évaporation complète du produit, en insistant sur les paumes, le dos de la main, les espaces interdigitaux et le pourtour des ongles.

Attention : Se conformer au protocole.

27 Hygiène des mains

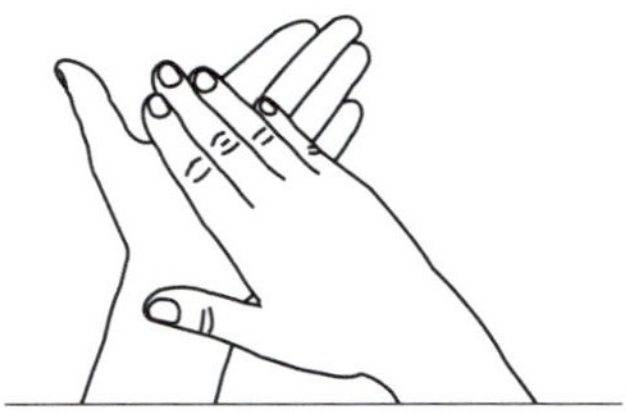

1 Paume sur paume
Désinfection des paumes

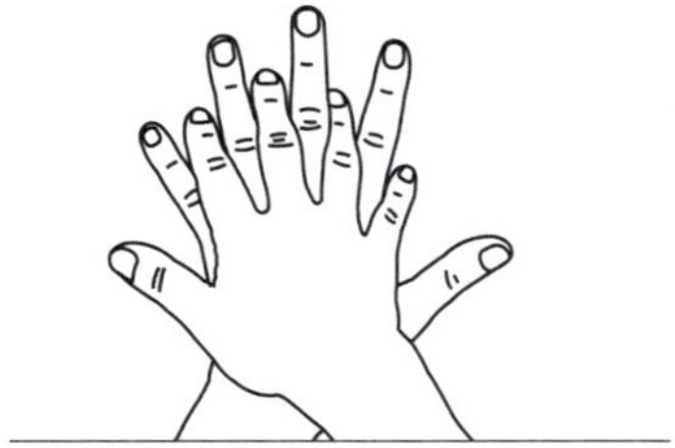

2 Paume sur dos
Désinfection des doigts
et des espaces interdigitaux

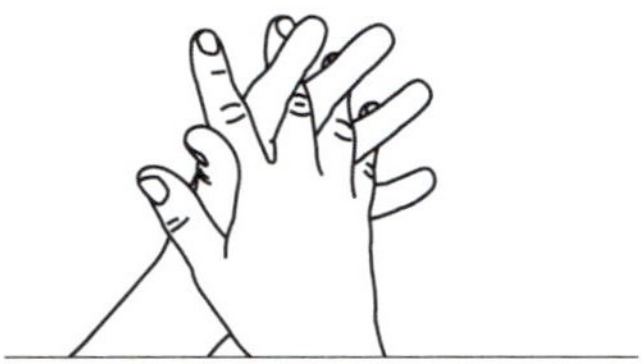

3 Doigts entrelacés
Désinfection des espaces
interdigitaux et des doigts

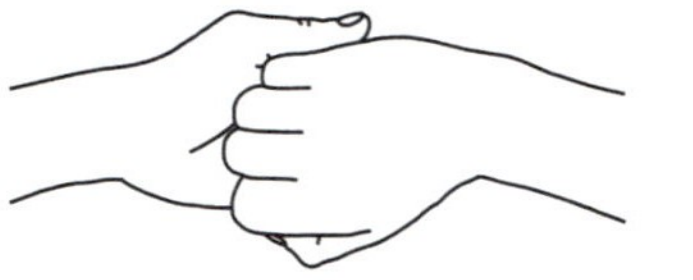

4 Paume/doigts
Désinfection des doigts

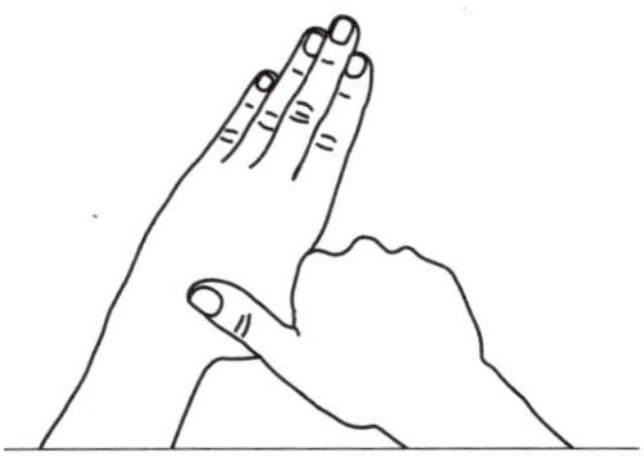

5 Pouces
Désinfection des pouces

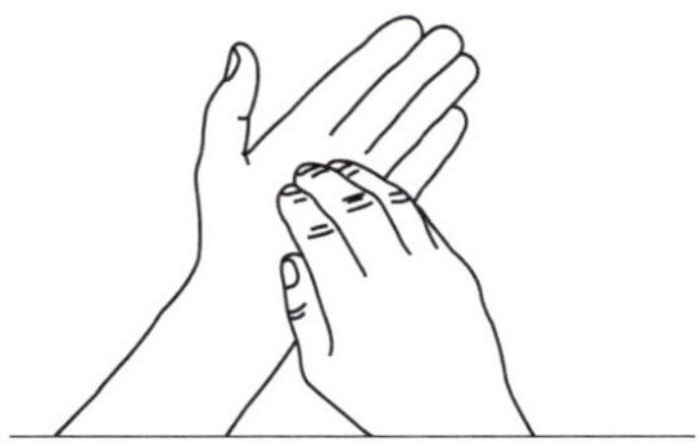

6 Ongles
Désinfection des ongles

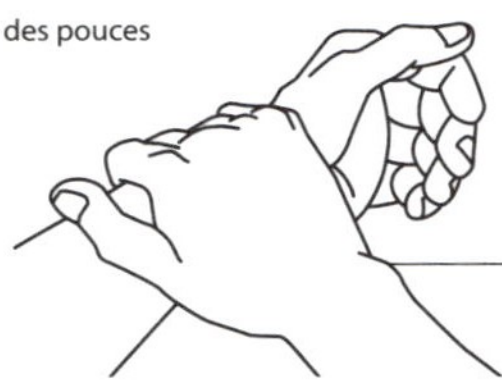

7 Poignets

MÉMO 28 Soins annexes

1 Objectifs

- Assurer une bonne hygiène.
- Éviter des problèmes d'infections.
- Contribuer à une bonne estime de soi en améliorant ainsi les relations sociales.

Les soins annexes sont proposés en complément de la toilette.

2 Le rasage

A. Préparation du soin

Gestes	Justifications
Préparation de l'environnement	
Identique à la toilette au lavabo ou au lit.	
Préparation du nécessaire de toilette	
• 1 gant de toilette et 1 serviette de toilette propre. • Matériel pour le rasage : rasoir électrique ou mousse à raser et rasoir mécanique. • Bassine d'eau si le rasage est effectué au fauteuil ou au lit. • Lotion après rasage ou crème selon les habitudes de la personne. • Gants de soins à usage unique pour le rasage mécanique.	*Utiliser les affaires personnelles du patient*

B. Déroulement du soin

Gestes	Justifications
• Se laver les mains. • Placer la serviette autour du cou. • Appliquer la mousse à raser sur les joues / menton / moustache. • Enfiler les gants de soins. • Raser avec délicatesse en allant à « rebrousse-poil ». • Rincer le rasoir autant de fois que nécessaire. • Rincer, sécher le visage et appliquer la lotion après rasage.	*Hygiène* *Sécurité*

3 Soins des ongles

A. Préparation du soin

Gestes	Justifications
Préparation de l'environnement	
Installer une chaise près de la personne.	*Ergonomie*
Préparation du nécessaire de toilette	
• 1 serviette de toilette propre. • Brosse à ongles, savon. • Ciseaux ou coupe-ongles. • Lime, vernis. • Mouchoir en papier. • Crème pour les mains.	

B. Déroulement du soin

Gestes	Justifications
• Brosser les ongles à l'eau savonneuse. • Couper les ongles au carré, au dessus du mouchoir en papier. • Limer les ongles, et appliquer du vernis en fonction des désirs de la personne. • Effectuer un léger massage des doigts et des mains.	*Propreté* *Bien-être*

Cas particuliers.
Ongles trop durs : faire tremper les ongles pendant 10 minutes.
Traitements anticoagulants ou diabète : ne pas couper les ongles des pieds.

4 Entretien des appareils dentaires

A. Préparation du soin

Gestes	Justifications
Préparation de l'environnement	
Identique à la toilette au lavabo ou au lit.	
Préparation du nécessaire de toilette	
• 1 serviette de toilette propre. • Matériel pour le brossage : brosse à dents, dentifrice. • Matériel pour l'entretien de la prothèse : lotion de trempage, bol. • Mouchoir en papier, colle dentaire, gants de soins à usage unique.	*Utiliser le matériel de la personne*

B. Déroulement du soin

Gestes	Justifications
• Placer la serviette autour du cou. • Se laver les mains et enfiler des gants à usage unique. • Proposer à la personne d'ôter elle-même sa prothèse ou l'aider à le faire en saisissant la prothèse avec les mouchoirs en papier. • Rincer la prothèse, la faire tremper dans le bol contenant la solution, puis effectuer un brossage complet de la prothèse avec une brosse à dents et du dentifrice. Rincer abondamment à l'eau courante. • Demander à la personne de se brosser les gencives et de se rincer la bouche. Mettre la colle sur l'intérieur de la prothèse. Aider la personne à remettre sa prothèse.	*Autonomie*

5 Fin des soins

Gestes	Justifications
• Nettoyer et ranger le matériel. • Se laver les mains. • Effectuer les transmissions.	*Éviter les infections* *Suivi*

Précaution. Les prothèses dentaires sont coûteuses et fragiles. Les personnes désorientées peuvent quelques fois les retirer. L'AES devra vérifier régulièrement qu'elles ne sont pas égarées.

MÉMO **29** # Change et pose de protection

1 Objectifs

- Assurer l'hygiène.
- Améliorer le confort de la personne : la protection sera à adapter en fonction du **degré d'incontinence** (urinaire et/ou fécale), du degré de mobilité de la personne, et de la taille de la personne.
- Éviter les infections et l'apparition d'escarres : la protection devra être changée aussi souvent que nécessaire, entre 2 passages de l'infirmier par exemple.

Remarque. Ce soin peut être effectué à une personne, dans la salle de bains, devant le lavabo, ou au lit. En cas de selles, la toilette débutera par le change de protection, pour se poursuivre par le reste du corps.

2 Préparation du soin

Gestes	Justifications
Préparation de l'environnement	
• Préparer l'environnement en fonction de l'installation au lavabo ou au lit.	
Préparation du nécessaire de toilette	
• 1 gant de toilette et 1 serviette de toilette propre. • Vêtements propres, si besoin. • Savon doux. • Solution pour effleurage. • Sac poubelle. • Gants de soins à usage unique.	*Choisir de préférence les affaires personnelles*

3 Déroulement du soin

Gestes	Justifications
Toilette génitale	
• Enfiler les gants de soins. • Savonner le pubis, les plis de l'aine, l'appareil génital en allant toujours du haut vers le bas avec le gant à l'endroit. • Faire pivoter d'un quart de tour le gant. • Rincer, essuyer soigneusement en tamponnant.	*Éviter les contaminations*

Gestes	Justifications
Toilette du siège	
• Savonner les fesses et le sillon inter fessier en allant de l'anus vers le dos, bien rincer et essuyer avec le gant à l'envers. • Procéder à un effleurage. ***Lors du change au lit*** • Retourner la personne en décubitus latéral et dégager éventuellement la protection. • Protéger le lit avec l'alèse repliée en 2 (côté sale à l'intérieur) ou avec la serviette de toilette si l'alèse est propre.	*Éviter les contaminations*
Pose de la protection	
• Ôter les gants, poser le change convenablement sur le lit ou le mettre à plat contre le siège de la personne. • Remettre la personne sur le dos. • Ajuster le change sur la personne, fixer les adhésifs ; vérifier que le change ne serre pas trop.	*Confort*

Cas particuliers. Si la personne peut se lever, effectuer la toilette intime et le change en position debout.

4 Fin du soin

Gestes	Justifications
• Rhabiller la personne, refaire son lit et l'installer confortablement. • Évacuer la protection souillée dans un sac-poubelle. • Se laver les mains. • Effectuer les transmissions. Il est important de noter toute anomalie, aspect (diarrhée, coloration), odeur spécifique (méléna, pomme), et d'évaluer la quantité.	*Éviter les infections* *Suivi*

Le change complet

Change en position debout

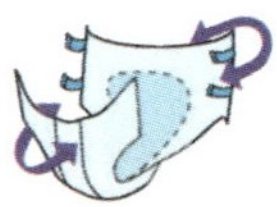

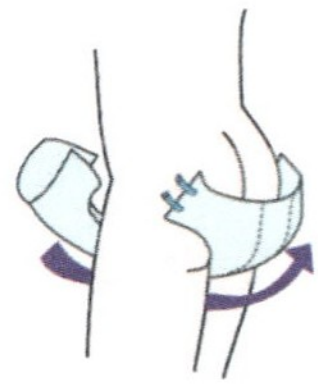

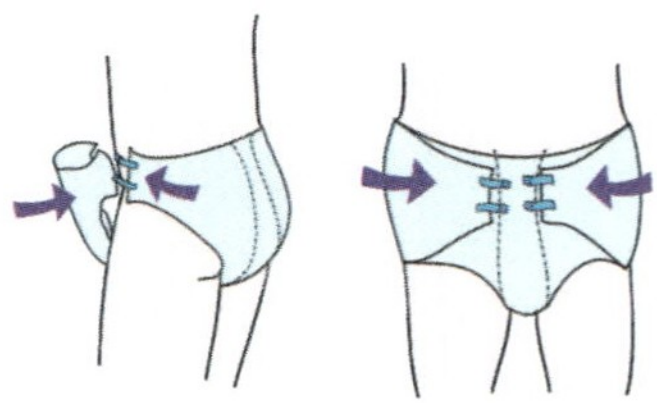

Change en position allongée

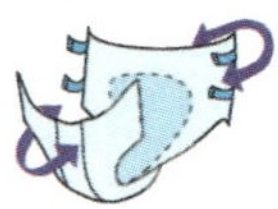

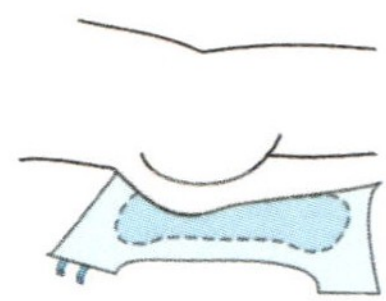

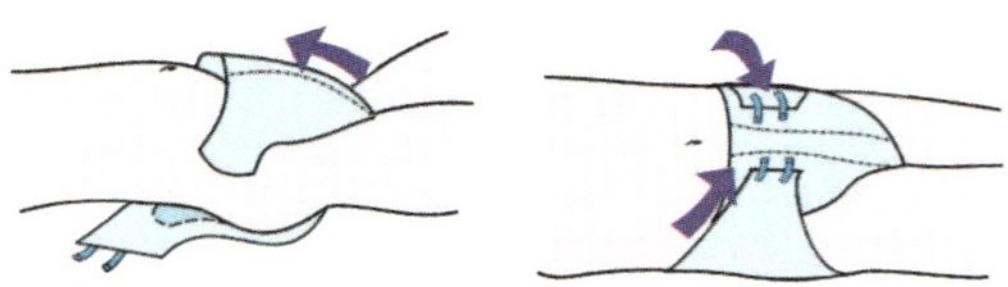

MÉMO 30 Aide à l'habillage et au déshabillage

1 Objectifs

- Maintenir la fonction de thermorégulation.
- Contribuer au bien-être psychologique de la personne en véhiculant une bonne image de soi.

Attention ! En fonction de sa fatigue, de son handicap, de son manque d'équilibre ou de dextérité, la personne peut avoir des difficultés à se vêtir et à se dévêtir.
De même, le choix ou le renouvellement des vêtements dépendront de ses capacités mentales ou psychologiques.

2 Rôle de l'AES

Dans la mesure du possible, l'AES incitera la personne à s'habiller seule, en l'encourageant et en la stimulant.

- Il/Elle peut proposer différentes aides techniques afin de préserver l'**autonomie** de la personne :
  - remplacer les boutons par des velcros ;
  - proposer des vêtements avec des glissières sur le devant ;
  - choisir des chaussures à lacets élastiques ou à bandes velcro ;
  - proposer du matériel d'aide adapté (enfile-boutons, enfile-bas, chausse-pieds à long manche, pince de préhension...).
- Si les capacités de la personne ne lui permettent pas de réaliser seule ce geste, l'AES **guidera** la personne dans ses choix.

3 Les vêtements

- Propres et changés en cas de salissures.
- Adaptés aux activités de la journée : cuisine ; bricolage ; promenade...
- Adaptés à la température ambiante :
  - découvrir la personne en cas de chaleur pour éviter une déshydratation ;

- la couvrir en cas de baisse de température pour éviter un refroidissement.

• Adaptés à l'état de santé de la personne : certaines pathologies, comme l'arthrose, provoquent des douleurs et déformation des mains, empêchant certains gestes.

• Amples et confortables pour la nuit.

Les chaussures seront adaptées aux pieds : les maintenant correctement pour éviter les chutes.

Cas particuliers

La personne désorientée ou déficiente intellectuelle :
- nommer les parties du corps à habiller afin de stimuler sa mémoire des savoir-faire gestuels ;
- faire les soins à heure régulière pour un meilleur repérage dans le temps ;
- respecter ses habitudes et ses « manies » afin d'éviter toute angoisse.

La personne incontinente : choisir des vêtements, de jour comme de nuit, facilitant le change *(hygiène)*.

La personne hémiplégique : habiller le membre handicapé (immobilisé ou douloureux) en premier ; le déshabiller en dernier *(confort et ergonomie)*.

La personne en hyperthermie : découvrir la personne afin d'abaisser sa température corporelle, sans oublier de lui donner à boire et de rafraîchir la température ambiante *(sécurité)*.

31 Réfection du lit

1 Objectifs

Assurer confort et hygiène.
Prévenir les risques de décubitus.

2 Préparation du soin

Gestes	Justifications
Préparation de l'environnement	
• Organiser son espace de travail : déplacer ce qui pourrait gêner vos déplacements. • Préparer une chaise en bout de lit pour déposer la literie.	*Ergonomie*
Préparation du matériel	
• Draps ou pièces de la literie à changer. • Sac à linge.	

3 Déroulement du soin

Gestes	Justifications
La personne se lève	
• Effectuer la réfection de lit après la toilette au lavabo. • Mettre à plat et à bonne hauteur le lit. • Ouvrir la fenêtre (si la personne reste dans la chambre, la couvrir). • Enlever les oreillers et les poser sur la chaise. • Plier en 3 chaque élément de la literie et les déposer sur la chaise. Les pièces de linges sales devront être mises dans le sac à linge. • Refaire le lit en équilibrant chaque pièce. • Border le drap de dessous en effectuant les coins au carré et en prenant soin qu'il n'y ait pas de plis. • Positionner l'alèse afin qu'elle soit au niveau du siège de la personne. • Positionner et border le drap de dessous *(coins au carré)*. • Faire un pli d'aisance en décollant le drap au niveau des orteils. • Réinstaller les oreillers.	 *Ergonomie* *Confort* *Risque d'escarre* *Confort*

Gestes	Justifications
La personne ne se lève pas	
• La réfection de lit se fera en même temps que la toilette. • Mettre à plat et à bonne hauteur le lit. • Déborder et déposer couverture et drap de dessus pliés en 3 sur la chaise. • Retirer l'oreiller (si cela est possible). • Demander à la personne de se tourner sur le côté (ridelle). • Enlever les miettes et tendre le drap de dessous. • Repositionner drap de dessus et couverture avec le pli d'aisance. • Réinstaller les oreillers. • Réinstaller la personne confortablement dans le lit. **Changement de draps de dessous ou alèse personne alitée** • Positionner la personne et enlever les pièces de la literie comme précédemment. • Rouler, contre le dos de la personne le drap et/ou l'alèse sale. • Positionner le drap/alèse propre, enroulé, sur le lit, contre le dos de la personne. • Bien tirer drap et alèse pour éviter les plis. • Tourner la personne sur l'autre côté, retirer le drap sale et dérouler le propre. • Remettre la personne à plat.	*Ergonomie* *Sécurité* *Risque d'escarre* *Confort*

Coins du lit « au carré »

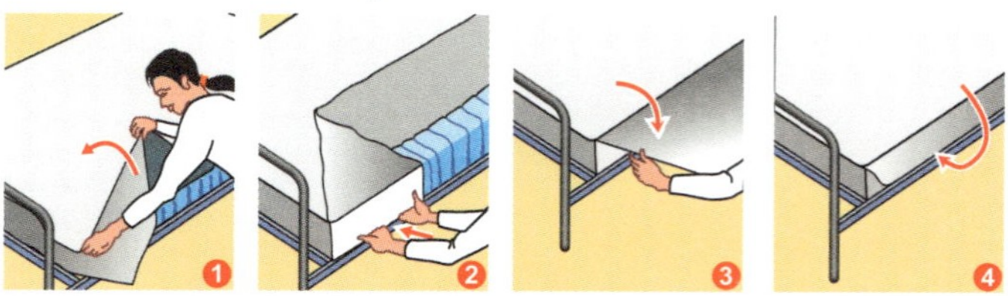

4 Fin du soin

Gestes	Justifications
• Ranger le matériel utilisé. • Mettre le linge sale dans le bac à linge. • Se laver les mains. • Signaler à l'IDE, toute anomalie *(tâches, urine…)*.	*Éviter les contaminations* *Suivi*

32 Communication verbale et non-verbale

La communication est le processus de transmission d'informations.
La communication s'effectue toujours sous deux formes :
- la forme verbale, émise par la parole, constituée de mots d'un langage donné ;
- la forme non-verbale, constituée de gestes, d'attitudes, de symboles, d'expressions faciales et de mouvements corporels.
Chaque personne doit posséder au moins deux compétences spécifiques :
- savoir produire du langage ;
- savoir décoder le langage.

1 La communication verbale

La communication verbale se développe par le **langage**. C'est une façon structurée et codifiée d'exprimer une idée, un besoin, un désir, *etc.* C'est une manière directe et spontanée de s'adresser à l'autre. Pour s'assurer de l'efficacité de la communication verbale, il faut que l'**émetteur** (personne qui émet le message) s'adapte au **récepteur** (personne à qui l'on s'adresse) et au **contexte** de la situation.

Comment communiquer avec une personne atteinte de démence ?

- Transmettre une chose à la fois dans le discours.
- Faire des phrases courtes.
- Capter l'attention (regarder dans les yeux, toucher le bras avant de parler…).
- Garder le plus possible des repères stables.
- Éviter de questionner ou utiliser des questions simples fermées (nécessitant une réponse par « oui » ou « non ») pour ne pas mettre la personne en situation d'échec.
- Multiplier les canaux d'information : auditif, visuel, tactile… et répéter.
- Utiliser un débit adéquat (ne pas parler trop vite).

Ne pas faire répéter afin de ne pas mettre en échec (car c'est impossible pour beaucoup de personnes atteintes de démence).

Les techniques de communication verbale

Il existe différentes techniques de communication verbale pour aider les personnes à vous faire part de leurs besoins, notamment :

- le **reflet** ;
- les **questions** ;
- la **validation** ;
- la **synthèse**...

- **Le reflet (ou la reformulation)** : le reflet est une reformulation du message de l'émetteur. Vous pouvez utiliser le reflet simple et le reflet du sentiment. En utilisant cette technique, vous servez de miroir à l'interlocuteur de façon à l'aider à reconnaître son propre vécu à travers ce qu'il communique.
- **Les questions** : l'emploi de questions est nécessaire pour maintenir une conversation et obtenir des renseignements. Vous pouvez utiliser des questions ouvertes ou des questions fermées. Les questions ouvertes favorisent les échanges. Par contre, elles peuvent insécuriser les personnes qui présentent des déficits cognitifs. Les questions fermées n'engagent pas la conversation mais elles sont efficaces pour obtenir une réponse spécifique.
- **La validation (ou la clarification)** consiste à **vérifier vos perceptions en sollicitant le récepteur**. Pour ce faire, vous pouvez utiliser le reflet, les questions et la rétroaction. En vérifiant ce que vous pensez avoir entendu, vous pouvez corriger les fausses perceptions avant que la communication ne devienne confuse et que des malentendus ne surviennent.
- La **synthèse** résume l'idée émise par l'émetteur ou ses sentiments. En faisant la synthèse de l'ensemble de la discussion, vous pouvez terminer une conversation, clore le sujet abordé ou faire le point avant d'aller plus loin.

2 La communication non-verbale

La communication non-verbale accompagne et complète le message verbal, elle aide à comprendre ce qui est dit. Elle exprime les émotions, les sentiments, les valeurs. La communication non-verbale désigne des éléments **paralangagiers** tels que les silences, les gestes, les postures, les expressions faciales, le ton de la voix, le rythme de l'élocution, les coupures d'une phrase... Il est impossible de ne pas avoir de communication non-verbale. Cette communication, lorsqu'elle est adaptée, renforce et donne de la crédibilité au message verbal. La manière de dire les choses peut être aussi importante que ce que l'on dit. Pour que la **communication soit réussie**, il faut qu'il y ait **concordance entre le message verbal et le non-verbal**.

Les gestes et attitudes

Les gestes et les attitudes constituent un véritable **paralangage**. La gestuelle se manifeste par des postures qui peuvent concerner : la tête, le buste, le bassin, les jambes et les bras. Par les gestes, nous nous exprimons.

Exemples de gestes :

- *le hochement de la tête d'avant en arrière qui signifie l'approbation ;*
- *la main levée et allant de gauche à droite pour dire « au revoir » ;*
- *la main tendue pour faire l'aumône ;*
- *le poing levé en signe de révolte…*

La communication est toujours incluse et dépendante d'un contexte culturel. La signification d'un geste dépend d'un contexte, d'une culture, d'une religion…

La prosodie

La prosodie est la modulation de la voix, le ton, la tonalité, l'intonation, l'accent que nous donnons au langage oral en fonction de nos émotions et de l'impact que nous désirons avoir sur nos interlocuteurs.

Attention ! Le débit verbal ne doit pas être trop rapide. La hauteur de voix doit être adaptée (par exemple en cas de difficultés auditives) sans être agressive. Veillez à bien articuler sans infantiliser la personne qui vous écoute.

La distance interpersonnelle (proxémie)

Edward T. Hall (anthropologue américain) est le premier à avoir précisé que les individus se tiennent à certaines distances les uns des autres. Il a décrit plusieurs types de proxémies :

- **distance intime** (15 à 45 cm) : ton de la confidence, pour chuchoter ;

- distance personnelle (entre 45 et 1,20 m) : pour les relations amicales (dialogue fluide et confiant) ;
- distance sociale (1,20 à 3,50 m) : pour les connaissances et les situations professionnelles (dialogue détaché) ;
- distance publique (> 3,50 m) : pour parler face à un public ou interpeller quelqu'un.

Toute personne qui pénètre dans une zone qui ne lui est pas réservée commet une erreur et la personne qui en est victime se sent mal à l'aise, déstabilisée, agressée. Nous possédons tous un territoire personnel que nous protégeons des atteintes extérieures.

Le silence

Les silences font intégralement partie de la communication car ils expriment quelque chose et sont indispensables à l'écoute de l'autre. Certains silences sont lourds de sens.

Il existe de multiples silences :

- le silence de la personne furieuse, vexée ou irritée qui se contient, qui n'est pas en paix et cherche à s'isoler ;
- le silence de la personne attentive qui écoute l'autre jusqu'au bout pour comprendre ce qu'il veut dire et recevoir son message ;
- le silence de la personne qui s'ennuie, exprime le retrait et l'isolement des autres ;
- le silence de la personne qui n'a rien à dire à un inconnu, ce silence d'indifférence se produit lorsqu'il n'y a pas de volonté de communiquer avec l'autre ;
- le silence de la personne qui exprime son incompréhension de ce qui est dit. Ce silence renvoie à l'interrogation ;
- *etc.*

Attention ! Chaque silence doit être interprété en fonction du contexte.

MÉMO 33 La communication améliorée et alternative (CAA)

1 Définition

- La communication améliorée et alternative (CAA) est l'un des éléments de communication définis par l'article 2 de la Convention relative aux droits des personnes handicapées, aux mêmes titres que les langues, l'affichage du texte, le braille, l'utilisation des gros caractères, la communication tactile, les technologies de l'information et de la communication accessibles.
- Elisabeth Cataix-Nègre (ergothérapeute et spécialiste de l'aide à la communication des personnes en difficultés de parole et/ou de langage) propose la définition suivante : « la communication alternative et améliorée recouvre tous les moyens humains et matériels permettant de communiquer autrement ou mieux qu'avec les modes habituels et naturels, si ces derniers sont altérés ou absents. Elle vient compenser ou remplacer un manque ou une grande déficience de parole, un défaut de langage impactant la communication, pour la faciliter sous ces deux versants expressifs et réceptifs ».

Un exemple de CAA sans assistance : la langue des signes

Moyen de communication utilisé par les personnes malentendantes, c'est une communication visuelle basée sur la position des doigts et des mains, leur mouvement et l'expression du visage.

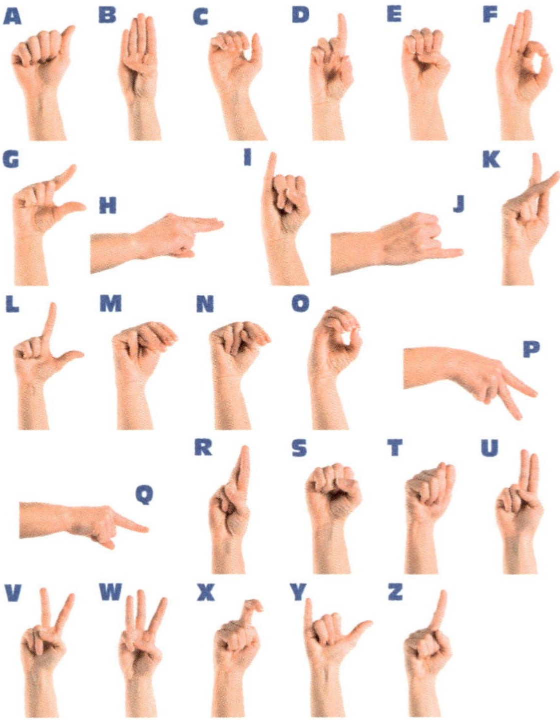

2 La CAA techniquement assistée

- Il existe des aides à la communication non verbale, que l'on nomme la **communication basse technologie,** qui ne nécessitent ni piles, ni électricité, ni électronique. Il s'agit de cartes de communication, ou de livres permettant à l'émetteur de communiquer un message simple par le biais d'images ou de symboles. On trouve également des aides high-tech qui permettent le stockage de messages électroniques et de communiquer par synthèse vocale.
- Les avantages de ces systèmes sont qu'ils permettent une personnalisation et une adaptation aux besoins de l'usager. L'inconvénient majeur c'est leur coût qui peut être élevé.

34 Notions d'apprentissage et de pédagogie

Avec l'enfant comme avec l'adulte, l'AES doit mettre en œuvre des outils et des stratégies adaptés aux capacités et aux intérêts du public accueilli.

1 Apprentissages et développement

Dans les premiers temps de la vie, l'enfant est très actif dans ses apprentissages. Ses découvertes mobilisent différentes **sensorialités** (le regard, le toucher, l'ouïe...). Ce besoin d'être actif et de prendre du plaisir à découvrir dans un espace sécurisant en étant le seul acteur, lui permettra de partager ses expériences avec l'autre dans un deuxième temps.

Par la suite, il poursuit ses apprentissages, développe une curiosité vis-à-vis du monde extérieur et trouve de nouveaux apports auprès de ses pairs.

Des difficultés peuvent toutefois apparaître au cours du développement, elles auront des répercussions au niveau des acquisitions. L'AES sera donc amené à utiliser une pédagogie adaptée au retard de développement et au handicap.

2 Quelques pistes pour adapter les apprentissages

Lors des activités, l'AES doit être en mesure de proposer des apprentissages au plus près des besoins et niveau d'acquisitions des personnes accompagnées. L'observation permettra d'apporter des réponses adaptées à chacun.

Les techniques d'apprentissage

Dans les activités pédagogiques, il s'agit de mettre en œuvre et de combiner différentes techniques d'apprentissage.

- **L'apprentissage par imitation** : apprentissage qui demande un temps assez long à l'enfant d'observation de l'adulte et de ses pairs. C'est une imitation créatrice car ensuite il la détourne.

Exemple

Après une longue observation de son voisin et du plaisir qu'il a eu à mettre les cubes les uns sur les autres pour faire une tour, Jules se lance dans la même entreprise.

- **L'apprentissage par répétition** : grâce à l'accompagnement de l'adulte, par la parole et le regard, l'enfant se sent suffisamment en sécurité pour entreprendre pleinement et faire seul. L'enfant va imiter et répéter longtemps pour s'approprier et maîtriser un geste et ainsi construire sa pensée.
- **L'apprentissage par explication** : le professionnel donne des explications à l'enfant autour de ce qu'il doit découvrir :
  - en explorant les causes ou les conséquences possibles ;
  - en décrivant un fonctionnement.
- **L'apprentissage par association** : à force de voir deux éléments se succéder, l'enfant les associe ensemble. Pour cela, il doit déjà être familiarisé avec l'un des deux.
- **L'apprentissage par essais et erreurs** : l'enfant doit tâtonner, essayer différentes réponses pour trouver la bonne solution à un problème. Pour qu'il ne se décourage pas, la solution doit être assez facile à trouver, compte tenu de ce que l'enfant sait déjà. Face aux difficultés (de communication par exemple) que peuvent rencontrer les enfants, l'AES devra adapter son accompagnement.
- De même, les **supports utilisés** (jeux, comptines, pictogrammes...) devront être adaptés en fonction de ce que manifeste l'enfant.

Exemple

Pierre refuse de ranger un puzzle. Connaissant sa passion pour les engins de chantier, l'AES accompagne le rangement par un bruit de grue et en mimant la pince avec la main. Pierre l'imite, accompagné par l'AES qui refait le bruit au moment où il transporte l'objet en main.

3 L'importance du cadre et de l'environnement

Dans certains types de pédagogies institutionnelles, l'accent est mis sur la participation des enfants à la vie de la classe. Les enfants se sentant **acteurs** dans le maintien du cadre, ils ont tendance à mieux respecter les règles et à les intégrer plus facilement. Les adultes, quant à eux, veillent à maintenir une **atmosphère porteuse et sécurisante** pour les enfants, propice aux apprentissages.

Pour conclure :
c'est en agissant que les enfants progressent et en progressant, ils recherchent la difficulté qui va à nouveau les faire avancer dans la connaissance de leurs possibilités.

MÉMO 35 Évaluation des risques, facteurs de risques, prévention des chutes

1 Identifier les objectifs

Identifier toutes les situations et les patients à risque et prévenir le risque de chute.

2 Repérer les risques

Repérer les patients à risque

- Personnes ayant des troubles de l'équilibre.
- Personne présentant une faiblesse musculaire des membres inférieurs.
- Personnes fatigables.
- Personne ayant déjà chuté.
- Personne oubliant de manière récurrente les consignes de sécurité des transferts : mise en place des freins, escamotage des cale-pieds...

Repérer les situations à risque

- Obstacles sur les lieux de passage
- Sols mouillés...

3 Mener la prévention

- **Écarter les situations à risque** : désencombrer les passages des obstacles : fils, chaises...
- **Surveiller** de manière accrue les personnes à risque, les accompagner dans leurs déplacements si nécessaire.
- **Transmettre** en équipe la moindre chute d'un patient, même si celle-ci a semblé bénigne et n'a pas eu de conséquences graves (pour cette fois-ci) afin qu'il soit surveillé de manière accrue.

4 Analyser les situations

Si le risque de chute est trop important chez une personne n'en étant pas consciente et se mettant en danger, la mise en place d'une contention (ceinture de maintien au fauteuil roulant ; barrières de lit) peut être réfléchie en équipe et appliquée uniquement **sur prescription médicale.**

36 Prévention et gestion de la violence

1 Comprendre l'agressivité

- L'agressivité est souvent le résultat d'un état de vulnérabilité face à une situation inconnue.
- Afin de prévenir tout conflit, il peut être alors utile de se poser les questions suivantes :

- pourquoi le patient fait-il preuve d'agressivité ? Quelle en est l'origine ? (pathologie ? événement ?) ;
- quelles sont ses inquiétudes, ses difficultés, ses besoins réels ?
- comment puis-je me comporter ?

2 Manifestations possibles

- Un comportement inhabituel : des gestes vifs et amples.
- Un non verbal fermé, dédaigneux : le visage est figé, attitude en retrait.
- Un vocabulaire inapproprié, grossier, visant à blesser.
- Un sentiment d'auto-dépréciation, de culpabilité : « *Je ne suis bon à rien* ».

3 Les attitudes gagnantes

- **Concevoir le patient positivement :** les failles individuelles ne mettent pas en cause les qualités.
- **Garder son calme :** un ton posé et un discours clair démontrent le souci de mieux comprendre la situation et préviennent tout risque *d'escalade symétrique*.
- **Pratiquer l'humour :** c'est un outil atypique et décalé qui désamorce certaines situations tendues.
- **Reformuler :** c'est une technique d'écoute de base qui permet d'amorcer le dialogue tout en mettant à distance l'émotion. « *Je remarque bien que vous êtes énervé. Pourriez-vous m'expliquer pourquoi ?* ».
- **Offrir son aide :** complète la reformulation.

Faire preuve d'assertivité : c'est être capable d'exprimer son ressenti, son positionnement (s'affirmer), sans se justifier mais en respectant le patient, c'est-à-dire en le considérant.

4 Les mesures de protection pour le soignant

Elles visent à préserver l'intégrité physique autant que psychologique du personnel.

- **Déterminer la « juste distance »** : elle confère au soignant son rôle d'aidant et s'accompagne d'une distanciation physique (dans un premier temps) afin que soit évalué un danger potentiel.
- **Éviter le face-à-face** : qui potentialise le risque de passage à l'acte violent et renvoie à l'idée de duel. Privilégiez une conduite d'aide en vous plaçant à côté de la personne.
- **Se mettre au même niveau** : vous marquez ainsi votre désir d'écoute en ajustant votre position vis-à-vis du patient.
  - La relation se situe en miroir de l'autre, sur un mode symétrique.
  - Le rapport soignant-soigné exclut alors celui de « dominant » (celui qui est debout, qui sait) et de « dominé » (celui qui est assis ou allongé, qui subit).
- **Contrôler son ressenti :** une bonne connaissance de soi permet d'éviter de répondre en écho à l'agressivité (les contre-attitudes) reçue et de juguler l'expression de sa propre agressivité.
- **Rappeler le cadre de fonctionnement** : le soin est libre et consenti.
- Le principe de respect de la personne vaut aussi pour le personnel.

Toute injure est inacceptable. Ce principe acquis, la bonne continuité des soins peut être assurée.

37 Accompagnement en soins palliatifs et fin de vie

1 Les soins palliatifs

- Les soins palliatifs sont des soins actifs, continus, évolutifs, coordonnés et pratiqués par une équipe pluriprofessionnelle.

Dans une approche globale et individualisée, ils ont pour objectifs de :

- prévenir et soulager les symptômes physiques (dont la douleur) ;
- anticiper les risques de complications ;
- prendre en compte les besoins psychologiques, sociaux et spirituels, dans le respect de la dignité de la personne soignée.

- La démarche de soins palliatifs vise à **éviter les investigations et les traitements déraisonnables tout en refusant de provoquer intentionnellement la mort**. Selon cette approche, le patient est considéré comme un être vivant et la mort comme un processus naturel. Les soins palliatifs s'adressent aux personnes atteintes de maladies graves évolutives ou mettant en jeu le pronostic vital ou en phase avancée et terminale, en accompagnant leur famille et leurs proches.
- L'accompagnement d'une personne en fin de vie et de son entourage consiste à apporter attention, écoute, réconfort, en prenant en compte les composantes de la souffrance globale (physique, psychologique, sociale et spirituelle). Il peut être mené en lien avec les associations de bénévoles. L'accompagnement de l'entourage peut se poursuivre après le décès, afin d'aider le travail de deuil.

2 Les droits des personnes en fin de vie

Les objectifs de la **loi du 2 février 2016, dite loi « Fin de vie »** sont :

- améliorer l'accès et l'utilisation des directives anticipées (document écrit, daté et signé par lequel une personne rédige ses volontés quant aux soins médicaux qu'elle veut ou ne veut pas recevoir dans le cas où elle serait devenue inconsciente ou elle se trouverait dans l'incapacité d'exprimer sa volonté),

- répondre à la demande d'une fin de vie digne, accompagnée et apaisée, par une meilleure prise en charge de la souffrance,
- clarifier le refus de l'obstination déraisonnable,
- instaurer un droit à la sédation profonde et continue jusqu'au décès.

3 Les structures de soins palliatifs

Structures/services	Objectifs
Unités de soins palliatifs (USP)	Situées à l'hôpital : - elles prennent en charge les situations les plus compliquées - assurent la recherche et la formation des soignants.
Équipes mobiles de soins palliatifs (EMSP)	Équipes pluridisciplinaires se déplaçant auprès des malades et/ou des soignants pour conseiller et soutenir les équipes soignantes des services qui lui font appel.
Lits identifiés en soins palliatifs (LISP)	Installés dans les services hospitaliers confrontés à des fins de vie fréquentes, ils permettent d'assurer la continuité des soins par la même équipe soignante qui mettra en place les soins palliatifs.
Services d'hospitalisation à domicile (HAD)	Mise en place sur prescription médicale à la demande du patient souhaitant rester à son domicile.
Réseaux de soins palliatifs	Ils favorisent le maintien à domicile en apportant conseils, soutien, appui et formation aux équipes soignantes du domicile ; travaillent avec les structures médico-sociales ; organisent le retour à domicile ; prévoient un lit de repli en cas de nécessité d'hospitalisation du malade.

38 Notions de soins aux défunts

1 La notion de mort

- D'après le Larousse médical, la **mort cérébrale** (ou coma dépassé) « correspond à l'arrêt définitif de toute activité cérébrale, tronc cérébral compris, avec suspension de toute activité respiratoire spontanée et électroencéphalogramme plat. Dans un pays comme la France, la mort cérébrale définit la mort légale. »
- La **mort biologique** est l'arrêt complet et définitif de toutes les fonctions vitales (respiration, activité cardiaque et cérébrale).
- La définition retenue par la France pour définir la mort légale est celle de la mort cérébrale. Les trois critères cliniques nécessaires pour que le décès soit déclaré par un médecin en France sont :
- absence totale de conscience et d'activité motrice spontanée,
- abolition de tous les réflexes du tronc cérébral,
- absence totale de ventilation spontanée.

Les différentes étapes du deuil selon Elisabeth Kübler-Ross
- le déni,
- la colère, révolte,
- la dépression, la résignation,
- le marchandage,
- l'acceptation et intégration.

2 Les aspects culturels de la mort

Religion	Croyances mortuaires	Rites mortuaires
Chrétienne	La mort est le passage vers la vie éternelle.	La toilette est réalisée par des professionnels. La famille choisit les vêtements qui habilleront le corps et les mains sont jointes sur la poitrine. C'est un prêtre qui effectue la cérémonie religieuse.
Juive	L'âme rejoint Dieu pour y attendre la résurrection.	La toilette est réalisée par un membre de la communauté religieuse. Le corps est complètement enveloppé dans un linceul. Le mort est veillé et la cérémonie religieuse a lieu au cimetière par le Rabbin.
Musulmane	La mort est le passage pour être admis auprès d'Allah.	La toilette et la préparation du corps sont réalisées par la famille. Le corps est enveloppé dans un linceul et seul le visage est apparent. Celui-ci est orienté vers La Mecque. La cérémonie est célébrée par un Iman au cimetière et seuls les hommes y assistent.

3 Soins aux défunts

Les personnels réalisant les premiers soins au défunt sont les infirmières, les aides-soignants et les AES.

Les **étapes du déroulement** du soin sont les suivantes :

- installer le défunt dans une chambre seule,
- fermer les yeux du patient,
- retirer les bijoux, montre,
- retirer le matériel invasif comme les voies centrales, sonde d'intubation,
- replacer les prothèses dentaires,
- maintenir la bouche fermée avec l'aide d'une bande,
- changer les pansements,
- mettre une protection au défunt,
- réaliser une réfection du lit,
- placer les bras du défunt le long du corps,
- ne pas habiller le défunt et le couvrir avec un drap jusqu'au cou.

En fonction de la religion du défunt, la toilette doit être réalisée par un officiel religieux ou un membre de la famille (juive et musulmane). Il est donc préférable de ne pas réaliser de toilette et de laisser faire des professionnels ou le corps religieux afin de respecter les croyances du défunt et de sa famille.

MÉMO 39 Notions d'hygiène et de sécurité des lieux d'intervention

L'hygiène et la propreté des locaux ont une importance considérable dans la qualité des soins et du service.

1 Le concept de propreté et d'hygiène

- La propreté est l'absence de salissures visibles (adhérentes, non adhérentes) et de mauvaise odeur. Elle utilise des techniques de nettoyage.
- La propreté hygiénique permet à la fois de rendre propre un environnement mais aussi de maintenir la santé des individus, notamment en utilisant des techniques de désinfection capables de tuer les micro-organismes.

2 Les dégradations et les salissures

- Une dégradation est une détérioration du matériel.
- Une salissure est un élément indésirable qui altère la propreté visuelle. Il existe 2 types de salissures : adhérentes (qui sont fixées sur la surface) et non adhérentes (qui ne sont pas fixées à la surface). Elles sont classées en fonction de leur nature : organiques (taches de graisses, sang, urine...) ou minérales (terre, tartre, calcaire...).
- Un déchet est un résidu de grosse taille (exemple : canette...).

3 Les facteurs et méthodes intervenant dans les opérations de nettoyage

- Le protocole est un document qui décrit par étapes la façon dont une activité doit être réalisée.
- Le mode opératoire est un document qui nomme avec précision la façon d'accomplir une tâche.
- Ces documents ont été mis en place pour standardiser les techniques d'un opérateur à l'autre. Ils ordonnent les étapes pour qu'elles soient respectées et que l'efficacité optimale de la technique soit ainsi réalisée.

- Afin d'obtenir un résultat de qualité pour les opérations de nettoyage, il est nécessaire de respecter les 4 paramètres interdépendants du cercle de Sinner (température, action chimique, temps et action mécanique). Si l'un de ces paramètres est diminué, il sera compensé par l'augmentation de l'un des 3 autres.
- Par exemple, lors d'un bionettoyage, le facteur temps (temps d'action du produit désinfectant pour tuer les micro-organismes) sera augmenté par rapport au paramètre mécanique ou à la température.

Cercle de Sinner

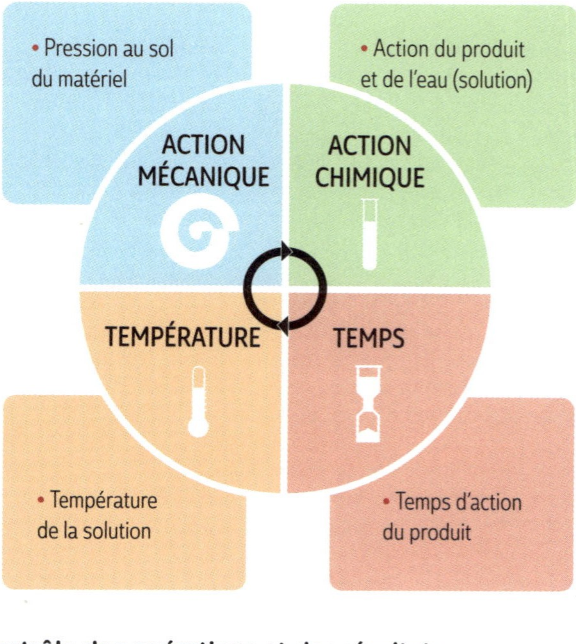

4 Le contrôle des opérations et des résultats

- Pour vérifier les opérations de nettoyage, des contrôles visuels peuvent être réalisés. Ils permettent de vérifier l'absence de traces de produit, de coulures, de détériorations et de salissures adhérentes et non adhérentes.

- Différents outils peuvent être utilisés comme :
  - le bassoumètre qui permet de quantifier le niveau d'empoussièrement ;
  - l'échelle de gris : un frottis est réalisé à l'aide d'un tissu blanc sur la surface nettoyée puis comparé à un étalon de spectre témoin.
- Pour contrôler le niveau microbiologique, on effectuera des prélèvements à l'aide d'écouvillons (que l'on déposera ensuite sur des géloses) ou de boîtes contact. Après un passage en étuve à 37 °C pendant 24 à 48 heures, les micro-organismes se développeront en colonies faciles à dénombrer. On comparera ainsi avec les normes en vigueur pour définir si la surface est contaminée ou non.

MÉMO 40 Entretien du cadre de vie de la personne : techniques et produits

1 L'entretien des locaux

La connaissance de la technologie des matériels et appareils d'entretien des locaux permet une mise en œuvre efficace des techniques et une meilleure qualité du résultat.

A. Le balai trapèze

La fonction globale et le principe de fonctionnement

Le balai trapèze permet de réaliser le balayage humide : étape préalable au lavage du sol.

Ce balayage consiste à utiliser une gaze imbibée d'agglutinant pour capter les salissures non adhérentes.

Les conseils d'utilisation, de nettoyage et de maintien en état

UTILISATION	• Commencer par le détourage de la pièce • Effectuer le balayage par la méthode de la « godille » • Éviter de soulever le balai du sol
NETTOYAGE	• Dépoussiérer le balai • Laver le balai avec un détergent
MAINTIEN EN ÉTAT	• Vérifier l'état des points d'ancrage • Vérifier l'état de la semelle • Revisser l'axe de fixation si nécessaire

Les règles de sécurité lors de l'utilisation et de l'entretien

- Utiliser des gants lors de l'entretien de l'appareil pour éviter le contact avec le produit et ainsi les risques d'irritation et les réactions allergiques.
- Procéder à la technique du balayage humide en respectant les règles d'ergonomie. Bien fléchir les genoux lors du retrait et de l'élimination de la gaze usagée pour éviter les troubles musculo-squelettiques associés à l'activité.

▸ Les organes

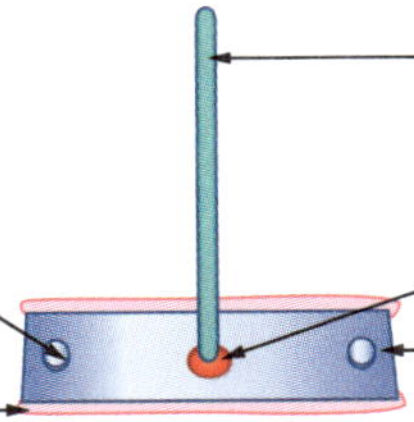

B. La monobrosse

▸ La fonction globale et le principe de fonctionnement

- La monobrosse est une brosse rotative électrique destinée à laver, décrasser, cirer ou lustrer.
- Elle est constituée d'un disque horizontal de grand diamètre qui agit sur la surface comme un balai rotatif, une brosse de lavage ou des disques de décrassage, cirage et lustrage.
- La rotation du plateau porte-disque est assurée par un moteur électrique alimenté sur secteur. Son déplacement s'effectue manuellement.

▸ Les conseils d'utilisation, de nettoyage et de maintien en état

UTILISATION	• Régler le timon à la hauteur de l'opérateur • Bien dégager la zone à laver • Baliser sa zone
NETTOYAGE	• Nettoyer régulièrement la monobrosse et ses équipements
MAINTIEN EN ÉTAT	• Vérifier l'état d'usure du disque ou de la brosse • Vérifier l'état du câble de l'alimentation • Nettoyer les filtres

Les règles de sécurité lors de l'utilisation et de l'entretien

- Positionner le fil électrique de la monobrosse sur l'épaule pour éviter les risques électriques.
- Débrancher avant de procéder au nettoyage de l'appareil.
- Porter un équipement de protection individuelle, notamment des chaussures de sécurité.

Les organes

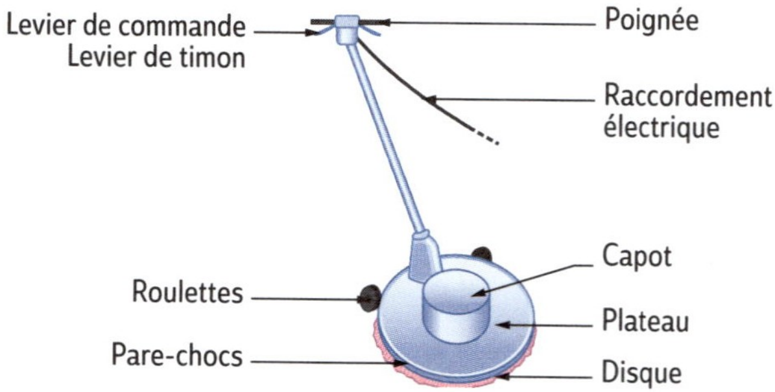

C. Le balai et le chariot de lavage

La fonction globale et le principe de fonctionnement

Ce matériel permet de laver le sol pour éliminer les salissures adhérentes dans de bonnes conditions d'hygiène et en regroupant le matériel et les produits nécessaires pour faciliter les déplacements.

Les organes

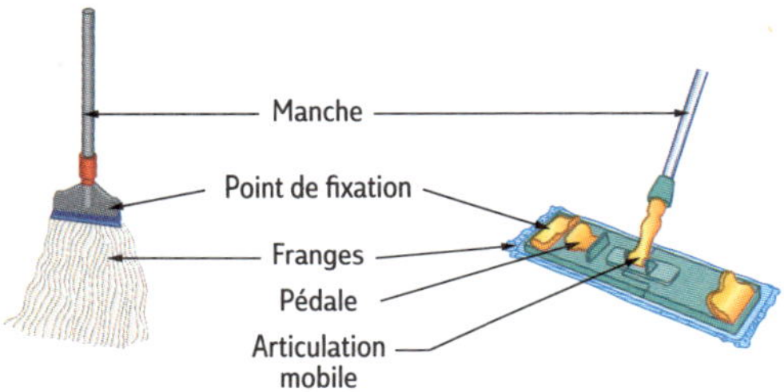

Balai faubert

Balai de lavage à plat

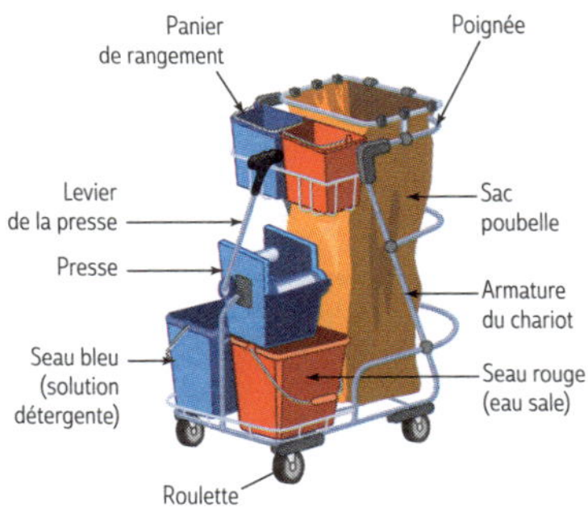

Chariot de lavage

Les conseils d'utilisation, de nettoyage et de maintien en état

UTILISATION	• Commencer le lavage par le détourage, puis la technique de la « godille » • Toujours placer le chariot de lavage derrière soi • Doser le produit comme indiqué et essorer les franges
NETTOYAGE	• Laver et désinfecter les franges en machine à 90 °C • Nettoyer et désinfecter le matériel avant de le ranger pour éliminer les salissures et micro-organismes
MAINTIEN EN ÉTAT	• Vérifier régulièrement l'état et les points de fixation des franges • Lubrifier régulièrement les roues et resserrer les écrous

Les règles de sécurité lors de l'utilisation et de l'entretien

- Baliser la zone de lavage par un panneau de sécurité « Attention sol glissant ».
- Dans les lieux de passage, travailler par moitiés pour ne pas gêner le passage et éviter les chutes.
- Utiliser des gants lors de l'utilisation et l'entretien du matériel pour éviter le contact avec le produit et ainsi les réactions allergiques.

2 Le nettoyage et la désinfection

Les produits de nettoyage et de désinfection sont choisis en fonction de leur efficacité, leur mode d'action, la technique à effectuer, la compatibilité avec les matériaux. Par ailleurs, pour éviter la création de résistances dans la flore microbienne, il est conseillé d'alterner régulièrement les désinfectants.

A. Les caractéristiques des produits

PRODUITS	CARACTÉRISTIQUES PHYSICO-CHIMIQUES	PROPRIÉTÉS	MODES D'ACTION
Détergent	Contient des tensioactifs qui sont des molécules amphiphiles : - une tête hydrophile - une queue hydrophobe	Il agit grâce aux : - pouvoir mouillant : permet l'étalement du produit sur le support - pouvoir moussant : par brassage, formation de mousse grâce à l'air, qui augmente l'efficacité du produit - pouvoir émulsionnant : la partie hydrophobe se fixe à la salissure, et la partie hydrophile reste en contact avec l'eau. Décrochage de la salissure du support - pouvoir antiredéposant et dispersant : le tensioactif maintient les salissures dans l'eau et empêche celles-ci de se redéposer sur le support	Éliminer les salissures adhérentes

Détartrant	pH acide (pH compris entre 0 et 3)	Il agit par dissolution des salissures d'origine minérale tel que le calcaire (tartre)	Éliminer le tartre (calcaire)
Abrasif	Contient un tensioactif (action détergente) et des minéraux (silice = action abrasive)	Il agit grâce à la dureté du minéral	Éliminer les salissures très adhérentes
Agglutinant	• Origine minérale : huile minérale • Origine chimique : gaze	Il agit en collant les particules légères entre elles et évite ainsi leur dispersion	Éliminer les salissures non adhérentes (poussières, cheveux...)
Désinfectant	Contient au moins un principe actif doué de propriétés antimicrobiennes (bactéricide, virucide, fongicide, sporicide...)	Il agit sur les protéines des micro-organismes, inhibe la synthèse des acides nucléiques, altère la paroi cellulaire	Éliminer les micro-organismes : – bactéricide : tue les bactéries – virucide : tue les virus – fongicide : tue les champignons microscopiques – sporicide : tue les spores
Détergent/ Désinfectant	• Tensioactif • Principe actif	Il agit grâce aux différents pouvoirs du détergent et aux principes actifs du désinfectant	Éliminer les salissures adhérentes et les micro-organismes spécifiques en fonction du spectre d'action du désinfectant

B. Le choix des produits

Selon le résultat souhaité, il existe un grand choix de produits de nettoyage et de désinfection.

Les critères de choix des produits

PRODUIT	TYPES DE SALISSURES	TYPES DE SUPPORTS	MATÉRIELS À DISPOSITION	DIMENSION DÉVELOPPEMENT DURABLE
Détergent	Salissures adhérentes	Sols, surfaces inertes, mobiliers inertes et objets inertes	Lavette nécessaire pour effectuer un lavage du sol (balai Faubert…)	• Bien respecter le dosage du produit afin d'éviter un excès qui polluerait l'environnement • Ne pas mélanger les produits afin d'éviter la libération de gaz dans l'air ambiant
Désinfectant	Micro-organismes			
Détergent/ Désinfectant	Salissures adhérentes et micro-organismes			
Abrasif	Salissures très adhérentes	Supports et surfaces inertes plus durs que l'abrasif	Lavette ou tampon abrasif	
Détartrant (détergent très acide)	Salissures minérales	Surfaces sanitaires	Brosse à toilettes, lavette…	
Agglutinant	Salissures non adhérentes	Sols, surfaces hautes inertes	Balai trapèze, gaze	Éliminer la gaze comme une ordure ménagère

C. Les règles et les précautions d'utilisation

- Les produits d'entretien sont composés de substances chimiques qui peuvent causer des nuisances aux usagers des locaux, aux agents d'entretien et à l'environnement.
- Leur manipulation implique de respecter des règles :

– lire l'étiquette ou la notice du produit, qui contient les informations nécessaires pour l'utilisation optimale du produit (concentration du produit, température de l'eau, temps d'action à respecter, type de matériel à utiliser…), les pictogrammes qui signalent à l'opérateur les dangers liés au produit ;

– suivre le protocole et le mode opératoire des techniques afin de s'assurer que la technique est normée et reproductible ;

– se protéger en tant qu'utilisateur du produit en portant des équipements de protection (gants…).

D. Les conditions de conservation, de stockage et de sécurité

CONSERVATION	• Respecter la date limite de conservation, notamment pour les désinfectants • Conserver à l'abri de la lumière et dans un endroit ventilé
STOCKAGE	• Stocker dans un local fermé à clef • Placer en hauteur, hors de la portée des enfants
SÉCURITÉ	• Conserver l'emballage d'origine • Ne pas mélanger avec un autre produit

E. Les pictogrammes de sécurité

PICTOGRAMMES	SIGNIFICATION	PICTOGRAMMES	SIGNIFICATION
	Danger d'empoisonnement		Danger d'inflammation en présence d'un produit inflammable
	Danger d'inflammation	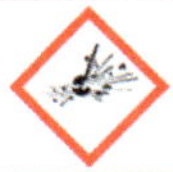	Danger d'explosion
	Danger d'irritation, allergie, empoisonnement à haute dose…		Danger pour l'environnement
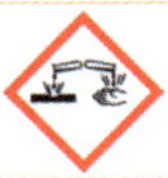	Danger de corrosion		Danger de cancer et de mutation du génome
	Danger d'explosion car le produit est sous pression		

F. Les risques toxicologiques ou chimiques

- Les produits d'entretien peuvent présenter des risques pour la santé (irritations, brûlures, allergies…) d'origine toxicologique ou chimique. Leur utilisation prolongée peut provoquer des cancers et autres maladies professionnelles.
- Il ne faut pas oublier les risques d'incendie ou d'explosion liés à l'utilisation des produits inflammables sous pression et les risques pour l'environnement (effets néfastes pour la faune et la flore, mais aussi pour la couche d'ozone).

MÉMO 41 Adaptation du logement et prévention des accidents

1 L'adaptation du logement

- Pour pouvoir maintenir le plus longtemps possible les personnes âgées dans leur domicile (afin qu'elles gardent leurs repères et habitudes, et pour éviter un placement en structure), certains aménagements peuvent s'avérer utiles.

Pièce	Nouveaux aménagements
Cuisine	- retirer les rangements en hauteur et privilégier les rangements bas, - installer un plan de travail accessible en fauteuil ou assis, - prévoir des rangements suffisants pour ne pas empiler les objets, - installer un évier peu profond pour faciliter son entretien, etc.
Salon	- retirer les tapis, - installer des va-et-vient électriques pour limiter les fils au sol, - augmenter les points lumineux et favoriser les plafonniers, - installer des volets roulants, etc.
Chambre	- installer un va-et-vient à côté du lit pour éviter d'avoir à se relever, - supprimer la lampe posée sur le chevet et installer une applique murale, - faciliter l'accès au lit des deux côtés, - installer des volets roulants, etc.

- Les organismes donnant des aides financières existantes pour réaliser ce type d'aménagement :
- l'ANAH (Agence Nationale de l'Habitat), qui accorde des aides financières aux propriétaires occupants ayant des revenus modestes,
- les caisses de retraite complémentaire, elles accordent parfois des aides,
- l'APA (Allocation Personnalisée d'Autonomie),
- la PCH (Prestation de Compensation du Handicap).

2 Notion d'accidents domestiques

- L'ANAH (Agence Nationale pour l'Amélioration de l'Habitat) dénombre 4,5 millions de personnes victimes d'un accident de la vie courante chaque année en France. L'accident domestique est la première cause de mortalité chez l'enfant de 1 à 4 ans, et la troisième cause de mortalité chez l'adulte.

Types d'accidents	Les causes possibles
Les chutes	Obstacles sur le sol, escaliers, revêtements du sol, éclairage, etc.
Les brûlures	Appareils de cuisson, eau ou liquide chaud, installation électrique, etc.
Les incendies	Cheminée, installation électrique ou de gaz, produits inflammables, etc.
Les chocs	Meubles, portes ou fenêtres, escaliers, etc.
Les intoxications	Médicaments, inhalation de gaz, produits chimiques et ménagers, etc.

Exemple

Exemples d'aménagement du logement pour prévenir les accidents domestiques chez la personne âgée :

- retirer les tapis au sol,
- vérifier l'éclairage, ôter les obstacles au sol,
- mettre des barres d'appui dans la salle de bains et les toilettes si besoin,
- coller des bandes antidérapantes sur les marches des escaliers, etc.

MÉMO 42 Hygiène alimentaire

1 Généralités et définitions

L'hygiène alimentaire correspond à une alimentation saine répondant aux besoins de l'organisme et n'engendrant pas de problèmes de santé.

- Les besoins nutritionnels : besoins « moyens » journaliers de 2 400 kCal/j.
- La digestion des aliments libère de l'énergie mesurée en calories (kilocalories) ou joules (kilojoules).
- Les dépenses énergétiques : les postes de dépenses selon leur importance sont le métabolisme de base, l'activité physique et la thermogénèse.

2 Apports nutritionnels conseillés (ANC)

À titre de conseil, de repère nutritionnel, des propositions sont établies par des experts en nutrition. Ces ANC prennent en compte la taille, le poids, l'âge, le sexe, l'état physiologique (grossesse, allaitement) d'un individu.

- Les glucides : 50-55 % des apports énergétiques totaux (AET).
- Les lipides : 30-35 % des AET.
- Les protéines : 10-15 % des AET.
- Les minéraux et les vitamines :
  - les éléments minéraux : les macroéléments (le sodium, le potassium, le chlore, le calcium, le phosphore et le magnésium) et les oligoéléments (le fer, le zinc, le cuivre, le manganèse, l'iode...) ;
  - les vitamines : les vitamines liposolubles (vitamines A, D, E et K), et les vitamines hydrosolubles, (vitamines C et B).
- Eau : les besoins de base sont estimés à 2 600 mL/j et sont couverts par des apports exogènes (1 300 mL pour l'eau des boissons, 1 000 mL pour l'eau contenue dans les aliments) et la production endogène d'eau par le métabolisme.

3 L'équilibre alimentaire

Une alimentation équilibrée doit permettre d'assurer la couverture des besoins en macro- et micronutriments selon les situations physiologiques, le sexe et l'âge. Les aliments sont composés de macronutriments et micronutriments dont les quantités varient d'un produit à l'autre. Pour éviter les carences, l'alimentation de l'homme (omnivore) doit être variée. Un repas est dit « **équilibré** » quand il comporte des aliments appartenant aux sept catégories d'aliments :

4 Comment choisir ses aliments

- **Diversifier l'alimentation.**
- **Adapter la consommation de certains aliments** : limiter l'apport en graisses et/ou en sucres simples (restauration rapide...) et sel.
- **Décrypter l'étiquetage des aliments** : l'étiquetage identifie :

- la teneur en énergie ;
- la teneur en glucides, lipides, protéines ;
- les valeurs nutritionnelles moyennes ;
- les repères nutritionnels journaliers pour un adulte avec un apport calorique déterminé.

Catégorie 1 Viandes, poissons, œufs	• Protéines à haute valeur nutritionnelle. • Lipides. • Minéraux (fer). ***ANC*** *: 100 à 150 g par jour.*
Catégorie 2 Produits laitiers	• Protéines. • Calcium, vitamine D et vitamine A. • Lipides.
Catégorie 3 Légumes et fruits	• Glucides. • Sels minéraux, vitamine C (crudités), vitamine B9. • Eau. • Fibres. ***ANC*** *: au minimum 5 portions de légumes et/ou de fruits par jour dont 2 crus au moins (PNNS).*
Catégorie 4 Céréales et féculents	• Glucides complexes. • Protéines à faible valeur nutritionnelle. • Vitamines du groupe B et sels minéraux.
Catégorie 5 Matières grasses (lipides)	• Acides gras saturés. • Acides gras mono-insaturés. • Acides gras polyinsaturés (acide gras indispensables : acide linoléique et acide linolénique). • Vitamines liposolubles : A, E. ***ANC*** *: acide gras saturés : 25 % – acide gras mono-insaturés : 50 % – acide gras polyinsaturés : 25 % de la ration journalière.*
Catégorie 6 Produits sucrés	• Pas indispensables. • Glucides « rapides ».
Catégorie 7 Boissons	• Seule boisson indispensable : l'eau (sels minéraux : Ca, mg...). ***ANC*** *: 1 à 1,5 L par jour.*

5 Chronologie des prises alimentaires

- Répartition des apports alimentaires : au cours d'une journée, on distingue trois repas principaux : le petit-déjeuner représente 20 % des apports nutritionnels journaliers (ANJ) ; le déjeuner 30 à 40 % ; le dîner 30 %.
- Structure des repas : culturellement un repas est organisé par une entrée, un plat dit « de résistance » ou « principal », un fromage et/ou un dessert.
- Forme des repas : les influences socioculturelles conditionnent largement les formes d'un repas.

6 Les maladies à déterminisme nutritionnel et prévention

L'alimentation joue un grand rôle dans la prévention et le traitement de certaines maladies fréquentes, comme le souligne le Programme national Nutrition-Santé (PNNS).

- Prévention des maladies cardiovasculaires.
- Prévention des cancers.
- Prévention de l'obésité.
- Prévention du diabète de type 2.
- Prévention de l'ostéoporose.

Rappel des recommandations du PNNS

- Au moins 5 fruits et légumes par jour : une portion de fruit = 80 à 100 g.
- Un seul verre de jus de fruits par jour.
- Une poignée de fruits à coques sans sel ajouté.
- Au moins 3 fois par semaine des légumineuses : lentilles, pois chiches, haricots.
- Produits céréaliers complets ou peu raffinés tous les jours.
- 2 produits laitiers par jour : une portion = 150 ml de lait, 125 de yaourt, 30 g de fromage.
- 2 fois par semaine du poisson et des fruits de mer.
- Limiter la consommation de viande rouge, privilégier la volaille.
- Eau à volonté.

MÉMO 43 Le sommeil et l'endormissement

1 Le sommeil

Le sommeil représente plus d'un tiers de notre vie. Il est déterminant pour la croissance, la maturation cérébrale, le développement et la préservation de nos capacités cognitives.

Il est essentiel :

- pour l'ajustement de nombreuses sécrétions hormonales, et en particulier, l'hormone de croissance ;
- pour le maintien de la température corporelle tout au long des 24 heures ;
- pour la régulation de fonctions telles que la glycémie (la perturbation favorisant surpoids et diabète) ;
- pour l'élimination des toxines ;
- pour la stimulation des défenses immunitaires ;
- pour la régulation de l'humeur et de l'activation du stress.

C'est pourquoi, les troubles du sommeil peuvent avoir des conséquences plus ou moins importantes sur l'état de santé général.

2 Les troubles du sommeil

Les rythmes du sommeil, ainsi que la durée et la qualité du sommeil, se modifient naturellement avec l'âge.

- Suivant une enquête de NSV-MGEN en 2012, 4 Français sur 10 souffriraient de troubles du sommeil, avec, comme symptômes :
  - des difficultés d'endormissement ;
  - des réveils nocturnes ou précoces ;
  - des apnées du sommeil ;
  - des syndromes des jambes sans repos…
- Ces insomnies peuvent être la résultante de divers troubles :
  - troubles psychologiques : anxiété, stress, dépression.
  - troubles cliniques : reflux gastro-œsophagien, asthme, douleurs, troubles prostatiques.
  - troubles environnementaux : bruit, lumière, température ambiante trop élevée, rythme de vie défavorable, prise d'alcool et de nicotine le soir, médicaments…

3 Les conditions favorables à l'endormissement

A. Chez l'enfant

L'AES vient en aide en particulier aux enfants ou aux adolescents déficients mentaux, moteurs ou sensoriels.

- L'enfant peut se montrer très **anxieux** au moment du coucher, voire paniqué. Cela se traduit souvent par des demandes répétées : boire, laisser la porte ouverte, allumer la lumière, *etc.*
- L'apparition d'angoisses, à la tombée de la nuit, peut entraîner un **refus d'aller se coucher**.
- L'enfant peut également être sujet à des **terreurs nocturnes**.

Favoriser l'endormissement de l'enfant

- Laisser un **temps de digestion** entre le repas et le coucher.
- Instaurer des **horaires réguliers** de coucher.
- **Éviter toute excitation** : jeux actifs, télévision.
- Instituer un **rituel du coucher** : objet transitionnel (doudou), veilleuse, comptine, histoire...
- Mettre une **couche** si l'enfant est énurétique.
- Maintenir une **température fraîche** de la chambre, autour de 19 °C.
- Préparer un **lit confortable**.

B. Chez la personne âgée

La nuit peut générer angoisse et insécurité chez la personne âgée. Le vécu de la nuit est fortement influencé par l'histoire personnelle et la pathologie dont souffre la personne, mais le sommeil peut être aussi vécu comme le symbole du passage de la vie à la mort.

Favoriser l'endormissement de la personne âgée

- Déceler toute angoisse et être à l'écoute.
- Rassurer et instaurer un climat de confiance.
- Connaître les habitudes de la personne (heure du coucher, rites...).
- Installer confortablement la personne dans le lit.

4 La préparation et l'installation de la personne dans le lit

L'absence de mobilité, la faiblesse musculaire ou une paralysie peut empêcher la personne de se mobiliser seule durant la nuit et de varier ses points d'appui. De même, un appareillage ou des postures imposées sont source d'inconfort, voire de douleur. Afin de favoriser un bon endormissement et un sommeil de qualité, l'AES devra veiller à une **installation confortable** de la personne dans son lit et préparer un **environnement rassurant**.

A. Préparation du soin

Gestes	Justifications
Préparation de l'environnement	
• Se laver les mains. • Vérifier le nombre de couvertures et ouvrir le lit. • Tirer les draps afin d'éviter les faux plis. • Vérifier la température de la chambre *(autour de 19 °C).* • Préparer, selon les habitudes de la personne, verre d'eau sur la table de nuit, veilleuse, mouchoir, *etc.* • Installer, si besoin, le fauteuil garde-robe près du lit et dégager le passage entre le lit et les toilettes. • Sécuriser les locaux si nécessaire (placards fermés à clé, fermeture de l'eau chaude...).	 *Confort* *Bien-être* *Hygiène* *Sécurité*

B. Déroulement du soin

Gestes	Justifications
• Accompagner la personne aux toilettes. • Proposer à la personne de se rafraîchir, de se laver les mains et les dents. *Si elle possède des prothèses dentaires, l'inviter à les retirer et à les mettre dans un gobelet d'eau (en fonction des habitudes, sinon les nettoyer, les rincer et faire rincer la bouche avant de les remettre).* • Aider la personne à se dévêtir et à mettre son vêtement de nuit. • Si la personne est incontinente, mettre une protection pour la nuit ou la changer en effectuant, au préalable, une toilette intime. • Retirer les élastiques, les nattes, les peignes, les barrettes, etc. • S'assurer que le traitement éventuel *(somnifère ; relaxant)* a bien été pris. • Installer la personne dans son lit, dans la position souhaitée par elle-même ; avec, si nécessaire, des coussins afin de caler les membres handicapés ou douloureux. • Mettre les ridelles suivant la prescription médiale pour assurer sa sécurité. • Si la personne est très anxieuse : proposer une petite tisane, lui faire exprimer ses craintes et la rassurer avec les paroles apaisantes.	*Hygiène* *Autonomie* *Confort* *Sécurité* *Bien-être*

5 Fin du soin

Gestes	Justifications
• Effectuer les transmissions à l'IDE : craintes exprimées, angoisses, agitation, demandes particulières, *etc.*	*Suivi*

6 Actions dans le cadre du service

L'AES devra veiller au respect des règles de vie au niveau du service.

- Favoriser le silence :
  - adopter des chaussures silencieuses ;
  - ne pas parler à voix haute dans le service à un collègue ;
  - faire baisser le son des télévisions ou radios voisines ;
  - faire taire ou baisser les voix des voisins de chambre un peu bruyants ;
  - répondre très vite au téléphone ;
  - *etc.*
- Éteindre la lumière dans les chambres et dans les couloirs du service (laisser les veilleuses).
- Maintenir une demi-obscurité lors d'un soin dans une chambre.
- Ne pas réprimander un patient s'il sonne trop, ou est agité : lui parler et l'écouter car il a besoin certainement d'une aide psychologique.
- Répondre assez rapidement aux appels : envie d'aller aux toilettes, besoin de boire, *etc.*
- Le matin, respecter le sommeil du patient et décaler éventuellement l'aide à la toilette.

MÉMO 44 Notion de budget quotidien et les documents administratifs

1 La gestion d'un budget

Gérer le budget est primordial dans la vie d'un ménage, d'une famille, d'un foyer. Pour préserver l'équilibre d'un budget, des règles simples doivent être observées.

A. La définition du budget

Le budget est la prévision des dépenses (sorties d'argent) en fonction des recettes (rentrées d'argent) sur une période donnée (budget mensuel, trimestriel, annuel...) dans le but de ne pas dépenser plus que ce que l'on a.

B. Les recettes

Les recettes, ou sources de revenus, se classent en 4 catégories :
- revenus du travail : salaire, primes... ;
- prestations sociales : aide au logement, prestations familiales, retraite, allocation personnalisée d'autonomie (APA)... ;
- revenus de l'épargne : revenus immobiliers, intérêts de placements, intérêts bancaires... ;
- revenus exceptionnels : gain aux jeux, héritage...

C. Les dépenses

• Les dépenses sont réparties en postes budgétaires qui se classent en 2 catégories :
- les charges fixes (ou dépenses incompressibles) : dépenses obligatoires dont le montant ne peut être réduit : impôts, loyer, remboursement de prêt, assurances, abonnements eau, gaz, électricité... ;
- les dépenses compressibles : dépenses dont le montant peut être réduit. On distinguera :

les dépenses courantes nécessaires au fonctionnement quotidien : alimentation, consommation d'eau, de gaz, d'électricité, santé, carburant, transport, télécommunications, articles de ménage et d'hygiène, loisirs, culture, tabac..., les dépenses d'équipement ou de renouvellement : dépenses exceptionnelles ou peu fréquentes : vêtements, électroménager, lunettes, téléphonie, équipement et réparation du logement, véhicule...

L'équilibre d'un budget

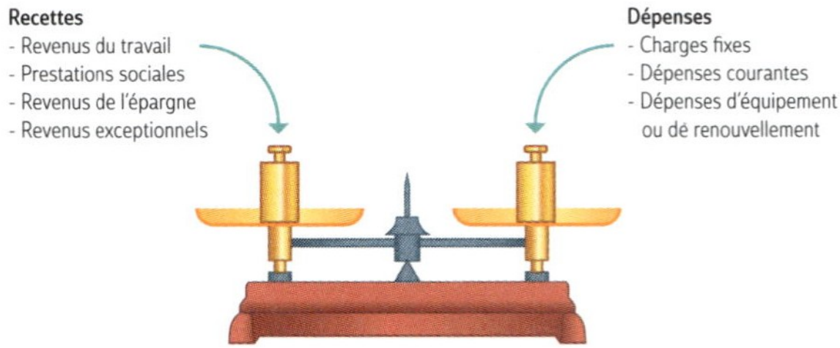

• Pour équilibrer un budget, on compare le total des sommes des dépenses avec celui des recettes. Trois cas sont possibles :

Budget déficitaire, équilibré et excédentaire

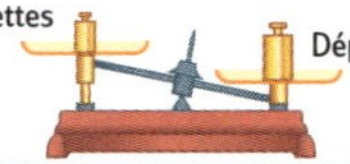	**Budget déficitaire** Les dépenses sont supérieures aux recettes	**Le solde est négatif** Toutes les dépenses ne peuvent être payées. Il faut réduire les dépenses courantes ou augmenter les revenus
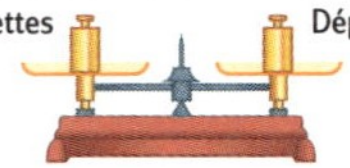	**Budget équilibré** Les dépenses sont égales aux recettes	**Le solde est nul** Les recettes couvrent parfaitement les dépenses qui peuvent être payées
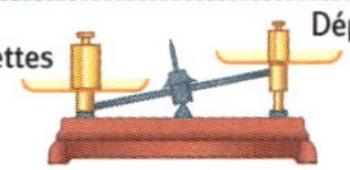	**Budget excédentaire** Les recettes sont supérieures aux dépenses	**Le solde est positif** Il reste de l'argent pour faire des économies ou assurer des dépenses d'équipement

D. Les différents postes du budget et le livre de comptes

Les différents postes du budget

• Analyser la part relative des différents postes du budget est utile pour gérer un budget familial. Cet élément est variable en fonction :
- de la composition du foyer (nombre de personnes, âges...) ;
- du lieu d'habitation ;

- de la catégorie socioprofessionnelle ;
- du mode de vie, de la confiance en l'avenir…

• De nos jours, les principaux postes sont ceux liés au logement (1/4 du budget), à l'alimentation et aux transports. La part de l'habillement a tendance à diminuer au profit de l'augmentation des postes d'équipement (liés à la téléphonie, Internet…).

Le livre de comptes

• Le livre de comptes est un document (cahier, pochette, tableau Excel…) dans lequel on écrit toutes les opérations de recettes et de dépenses (entrées et sorties d'argent) dès qu'elles sont effectuées.

Solde = Recettes – Dépenses

DATE	INTITULÉ	ENTRÉE +	SORTIE -	SOLDE =

Attention, effectuer 1 seule opération par ligne.

• Tenir un livre de comptes permet :
- de connaître son solde en permanence ;
- d'éviter les déficits ;
- de ne pas se laisser surprendre par une dépense imprévue ;
- de connaître sa capacité d'épargne.

2 Les documents administratifs

La gestion des documents administratifs courants doit s'effectuer dans la limite de la liberté de la personne et le respect des règles de discrétion professionnelle. Ces documents étant nécessaires pour réaliser des démarches administratives, il est important de les avoir à disposition après les avoir classés selon des règles logiques.

A. Utiliser un classement existant, proposer un classement

Il faut prendre en compte le classement existant et pouvoir proposer une autre organisation qui respecte les points suivants :
- faire participer la personne aidée et lui expliquer les opérations effectuées pour maintenir son autonomie ;
- présenter la nouvelle organisation et les modalités de classement à respecter ;
- mettre en place un classement clair et accessible.

B. La méthode de classement

- Une procédure d'archivage doit être établie en commençant par le tri de ce qu'il faut garder et de ce que l'on peut jeter (enveloppes vides, fascicules publicitaires et documents inutiles ou redondants).
- Après avoir établi un plan de classement, il est possible de privilégier la forme numérique. Pour classer selon des règles et une méthode :

- archiver les documents en un seul endroit (carton, caisse...) ;
- regrouper les documents par catégorie : assurance, banque, logement, impôts, santé... ;
- respecter la chronologie en classant les documents (des plus anciens aux plus récents) ;
- nommer et indexer les catégories et leurs supports ;
- utiliser une étiquette imprimée type à décliner selon les catégories et appliquer un code couleur par catégorie ;
- choisir un sens d'écriture des étiquettes (horizontalement ou verticalement) pour tous les dossiers ;
- agrafer les tickets de carte bleue aux factures correspondantes.

C. Le planning des échéances administratives

Gérer un agenda contenant les dates des démarches administratives de la personne :

- dates des factures à payer ;
- planification des documents administratifs courants à remplir (exemple : impôts) ;
- dates des mises à jour et des classements des documents de la vie courante.

3 Le délai de conservation des documents

La règle de droit commun est de 5 ans pour le délai de conservation des documents, un délai d'action en justice est possible.

DOMAINE	DÉLAIS
Assurance	• Quittances et primes : 2 ans • Contrats d'assurance habitation et automobile : durée du contrat + 2 ans • Assurance sur la vie et assurance décès : durée du contrat + 10 ans
Voiture	• Contraventions : 3 ans • Factures : durée de conservation du véhicule
Banque	• Prêts à la consommation : 2 ans • Relevés de compte, virements, prélèvements, remises de chèques ou d'espèces, talons de chèque : 5 ans
Logement	• Factures d'électricité, de gaz, d'eau : 2 ans • Factures de téléphone (fixe et mobile) : 1 an • Attestations d'entretien annuel des chaudières : 2 ans • Charges de copropriété et correspondances avec le syndic : 10 ans • Contrats de location : durée de la location + 5 ans
Famille	• Remboursement des cotisations d'allocations familiales : 3 ans • Impôts et taxes : 3 ans • Déclarations de revenus et avis d'imposition sur le revenu : 3 ans • Avis de taxe foncière, taxe d'habitation : 1 an
Travail	• Bulletins de salaire, contrats et certificats de travail, attestations Pôle emploi : à durée indéfinie • Allocations-chômage : 3 ans • Titres de pension de retraite : à durée indéfinie
Santé	• Remboursements d'assurance maladie et maternité : 2 ans • Ordonnances : 1 à 3 ans • Accidents du travail : à durée indéfinie • Capital décès : 2 ans à compter du jour du décès • Carnet de santé, examens médicaux : à durée indéfinie

1 La conservation et préparation des produits alimentaires

Schéma d'un réfrigérateur

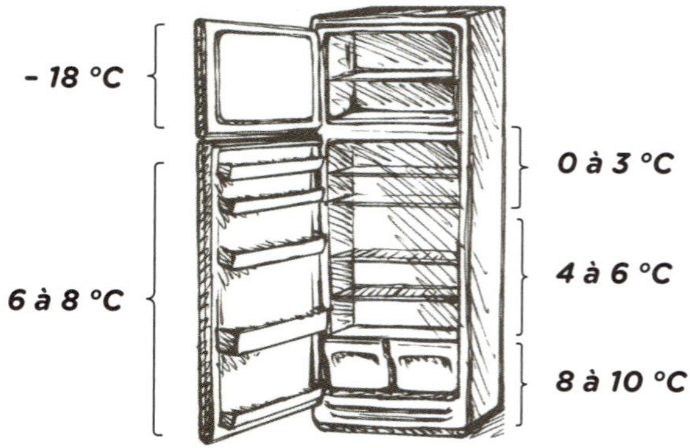

A. Les différentes gammes de produits alimentaires

Les produits alimentaires sont regroupés en six gammes en fonction de leur procédé de conservation :

- la première gamme concerne les produits frais, conservés à température ambiante ou réfrigérés de quelques jours à quelques semaines,
- la deuxième gamme regroupe les produits pasteurisés, stérilisés ou appertisés, conservés à température ambiante de 1 à 5 ans,
- la troisième gamme concerne les produits surgelés, conservés au congélateur plusieurs mois,
- la quatrième gamme comprend les produits végétaux crus, épluchés, emballés sous atmosphère contrôlée, conservés au réfrigérateur jusqu'à 8 jours,
- la cinquième gamme regroupe les plats cuisinés ou fruits et légumes frais conditionnés sous vide. Il existe les produits pasteurisés à

conserver au réfrigérateur jusqu'à 21 jours, et les produits stérilisés qui se conservent à température ambiante pendant 6 mois,
- la sixième gamme concerne les produits lyophilisés, conservés à température ambiante jusqu'à 5 ans, et les produits déshydratés qui se conservent jusqu'à 1 an après leur fabrication.

B. Les appareils de cuisson

L'utilisation du four

- Le four traditionnel a pour fonction de cuire ou remettre à température les aliments. Avant l'allumage du four, l'AES doit vérifier que l'intérieur est vide, puis elle choisit le programme souhaité en fonction des aliments à cuire. Utiliser si possible la minuterie. Utiliser des gants pour retirer les plats du four.
- Le four à micro-ondes permet la remise en température des aliments, leur décongélation et pour certains la cuisson des aliments. Pour faire chauffer, au micro-ondes, un plat placé au réfrigérateur, il faut sortir le plat du réfrigérateur, vérifier son aspect, le vider dans une assiette et couvrir d'une cloche, choisir le programme et la durée de cuisson, puis mélanger le plat avant de servir.

Quelques précautions sont à prendre lors de l'utilisation du micro-ondes par l'AES :
- ne pas utiliser de plat en aluminium ou avec des dorures,
- percer les plats sous vide,
- ne pas mettre en marche à vide,
- protéger les aliments avec une cloche.

L'utilisation des plaques de cuisson

Certaines règles de sécurité sont à respecter lors de l'utilisation des plaques de cuisson :
- sélectionner un brûleur adapté à la taille du récipient de cuisson,
- ne pas faire dépasser le manche du récipient de cuisson,
- ne pas laisser allumé un brûleur sans récipient dessus,
- vérifier que le brûleur soit bien éteint après utilisation.

2 Gestion du linge

A. Le rôle du vêtement

Le vêtement a pour rôle premier de nous protéger des agressions climatiques (froid, soleil, vent...). Chaque région du globe a

développé des matières textiles répondant aux besoins des habitants en s'adaptant au climat.
Puis au fil des siècles les vêtements ont connu de nombreux changements ; dans la longueur des jupes, les décolletés, le pantalon... mais également dans les matières ; le lin, la soie, le coton, la viscose..., ainsi que dans leur utilité ; vêtements simples et pratiques pour les tâches manuelles alors qu'ils sont resplendissants pour les événements exceptionnels (mariage, bal des débutants...).
Enfin, les vêtements se choisissent en fonction d'un code social, du besoin d'appartenance à un groupe, d'une reconnaissance sociale.

B. Le code d'entretien des vêtements

Les pictogrammes donnent les consignes d'entretien de base pour l'entretien des vêtements et du linge de maison.

	Formes	Symboles				
Lavage	Cuvier	Lavage à la main	30° Lavage à 30 °C	40° Lavage à 40 °C, action mécanique faible	60° Lavage à 60 °C, action mécanique très faible	Pas de lavage
Eau de javel	Triangle	Autorisé			Interdit	
Repassage	Fer à repasser	Repassage fer froid (110 °C)	Repassage fer chaud (150 °C)		Repassage fer très chaud (200 °C)	Pas de repassage
Nettoyage à sec	Cercle	Nettoyage par des professionnels	P Solvants pétrolier ou type perchloréthylène		F Essences minérales uniquement	Pas de nettoyage à sec
Sèche-linge	Cercle dans un carré	Séchage à température modérée (60 °C)		Séchage à température normale (80 °C)		Pas de séchage

MÉMO 46 Socialisation, vie citoyenne et accessibilité

1 Le processus de socialisation et les agents de socialisation

- La **socialisation** :
  - est un **processus continu** (il s'effectue tout au long de la vie d'un individu, dès sa naissance) ;
  - permet **d'acquérir et d'intérioriser les normes** (règles explicites ou implicites, distinguer ce qui est permis de ce qui n'est pas autorisé) **et les valeurs** (idéaux collectifs qui orientent les conduites et comportements des individus : liberté, fraternité, travail, tolérance, solidarité, politesse...) de sa culture ;
  - favorise l'**adaptation de l'individu à la société** dans laquelle il vit ;
  - et participe au **maintien d'une cohésion sociale** entre les membres d'une même société.
- Le processus de socialisation s'effectue grâce aux agents de socialisation (personne ou instance ayant une influence concernant les normes, valeurs, conduites, langage commun et comportements que l'individu va apprendre et intégrer au cours de son existence), en deux temps :
  - la **socialisation primaire** se déroule durant l'enfance au sein de la famille. Néanmoins, l'école, les pairs (famille élargie, voisins...) et actuellement les médias sont également des agents de socialisation primaire participant à l'apprentissage et à l'appropriation des règles de conduites, de savoir-être... ;
  - la **socialisation secondaire** s'opère à l'âge adulte, dès l'adolescence et fait intervenir de nouveaux agents de socialisation comme les collègues, les partis politiques, les clubs sportifs, les pairs, les associations caritatives... permettant l'appropriation de nouvelles valeurs et normes qui participent à la construction identitaire.

2 Le citoyen français

Un citoyen en France est une personne :
- possédant la **nationalité française** ;
- **majeure** et **non déchue de ses droits** (cela s'effectue par décision de justice) ;

- disposant de **droits civiques, politiques et de libertés fondamentales** ;
- respectant les **valeurs citoyennes** ;
- tout en s'acquittant de **devoirs** envers la société.

(Voir www.vie-publique.fr)

3 Rappel du cadre législatif

- **La loi du 11 février 2005** « pour l'égalité des droits et des chances, la participation et la citoyenneté des personnes handicapées » repositionne le droit des personnes vivant avec un handicap à exprimer leurs opinions politiques, ainsi que l'accessibilité des personnes handicapées à la vie de la cité. Cela signifie l'obligation pour les villes de rendre accessibles à toute personne les bâtiments, les transports, l'éducation, les loisirs...

  Exemple

  Accès adapté au bureau de vote (bulletin en braille pour les personnes malvoyantes, rampe d'accès aux mairies pour les fauteuils roulants...).

- **La réforme du 5 mars 2007** précise que pour les personnes sous tutelle, le juge stipule désormais lors de sa décision si la personne conserve ou non son droit de vote. La décision de placement sous un **régime de protection** (curatelle comme tutelle) est toujours prise par le juge des tutelles après une expertise médicale de la personne concernée. Lorsque **l'autonomie psychique** est altérée, la personne peut alors être mise sous divers régimes de protection juridique à savoir :
  - la sauvegarde de justice ;
  - la curatelle ;
  - la tutelle simple ou renforcée.

4 La dimension d'accessibilité

- En 2006, une définition commune est énoncée par les ministères engagés dans la **réflexion sur l'accessibilité** imposée par la loi du 11 février 2005 : « L'accessibilité permet l'autonomie et la participation des personnes ayant un handicap, en réduisant, voire supprimant, les discordances entre les capacités, les besoins et les souhaits d'une part, et les différentes composantes physiques, organisationnelles et culturelles de leur environnement d'autre part.

L'accessibilité requiert la mise en œuvre des éléments complémentaires, nécessaires à toute personne en incapacité permanente ou temporaire pour se déplacer et accéder librement et en sécurité au cadre de vie ainsi qu'à tous les lieux, services, produits et activités. »

- La démarche demandant « **l'accès à tout pour tous** », veille à intégrer les personnes en situation de handicap dans la société. Cela signifie notamment :
  - recevoir la personne quel que soit son handicap, en proposant un **accueil adapté et de qualité** ;
  - **adapter l'environnement** pour que la personne en situation de handicap puisse accéder à tous lieux et services en **se repérant, s'orientant et circulant aisément** et en toute **sécurité** ;
  - **faciliter** l'accès à tous lieux bâtis et **rendre accessibles** toutes les informations ;
  - éviter la stigmatisation, le rejet et l'exclusion en favorisant **l'information** et la **sensibilisation** des personnes valides sur le handicap (formation, spot, campagne, plans nationaux…) ;
  - **permettre l'utilisation** des équipements et services disponibles sur les lieux publics (toilettes, restauration, automates…) ;
  - **former** les professionnels susceptibles de travailler avec ou d'intervenir auprès d'une personne porteuse d'un handicap ;
  - **compenser** le handicap et la perte d'autonomie par des aménagements et/ou des aides financières…
- Tous les aspects de la vie d'un citoyen handicapé sont concernés, cela engage la recherche de **solutions afin d'adapter et d'aménager les divers domaines de la vie quotidienne** : les transports en commun et lieux publics, les habitations et les équipements, la scolarité et l'éducation, l'emploi, la vie culturelle, le tourisme, le sport et les loisirs, le système de santé et les soins. Chaque lieu et service dispose désormais d'une documentation et/ou de personnes qualifiées pour aider les personnes handicapées et/ou leurs accompagnateurs à s'orienter et à utiliser le lieu.

MÉMO

47 Les différentes dimensions de l'accessibilité

1 Définition

La loi du 11 février 2005 sur l'égalité des droits et des chances, la participation et la citoyenneté des personnes handicapées, a permis la création d'une DIPH (Délégation interministérielle aux personnes handicapées) proposant un travail de réflexion autour de la notion d'accessibilité et l'élaboration d'une définition partagée :
« L'accessibilité permet l'autonomie et la participation des personnes ayant un handicap, en réduisant, voire en supprimant, les discordances entre les capacités, les besoins et les souhaits d'une part, et les différentes composantes physiques, organisationnelles et culturelles de leur environnement d'autre part.
L'accessibilité requiert la mise en œuvre des éléments complémentaires, nécessaires à toute personne en incapacité permanente ou temporaire pour se déplacer et accéder librement et en sécurité au cadre de vie ainsi qu'à tous les lieux, services, produits et activités. La société, en s'inscrivant dans cette démarche d'accessibilité, fait progresser également la qualité de vie de tous ses membres. »
Autrement dit, cette démarche « permettant l'accès à tout pour tous » veille à intégrer les personnes en situation de handicap dans la société.

2 Implications de la démarche d'accessibilité

- Recevoir la personne quel que soit son handicap, en proposant un **accueil adapté et de qualité**.
- **Adapter** l'environnement pour que la personne en situation de handicap puisse **accéder** à tous lieux et services en **se repérant, s'orientant et circulant aisément** et en toute **sécurité**.
- **Faciliter** l'accès à tous lieux bâtis et **rendre accessibles** toutes les informations.
- Éviter la stigmatisation, le rejet et l'exclusion en favorisant **l'information** et la **sensibilisation** des personnes valides sur le handicap (formation, spot, campagne, plans nationaux…), sa prise en considération.

- **Permettre l'utilisation** des équipements et services disponibles sur les lieux publics (toilettes, restauration, automates...).
- **Former** les professionnels susceptibles de travailler avec une personne porteuse d'un handicap.
- **Compenser** le handicap et la perte d'autonomie par des aménagements et/ou des aides financières, etc.

Tous les aspects de la vie d'un citoyen handicapé sont concernés, cela engage la recherche de solutions afin d'adapter et d'aménager ces divers domaines.

3 Exemples d'aménagements

A. Transports en commun et lieux publics

Échéance de 10 années (revue et rehaussée jusqu'à 5 années) pour mettre aux normes les espaces publics, la voirie et rendre accessible tous les transports en communs aux personnes en situation de handicap :
- pouvoir traverser sans danger par une signalétique adaptée ;
- valider son titre de transport ;
- accéder au bus ;
- bénéficier d'un système d'affichage sur écran et des annonces vocales pour aider à la localisation et au repérage...

B. Habitation et équipements

Nouvelles normes de construction accessible aux personnes en situation de handicap : des espaces suffisamment grands dans les salles de bains pour permettre l'accès au fauteuil roulant et fixation de poignées d'aide au niveau de la baignoire et des toilettes.

C. Scolarité et éducation

L'accès au savoir et à l'école doit être possible à tout enfant handicapé au plus près de sa domiciliation :
- obligation d'aménager l'espace : classes en rez-de-chaussée, ascenseurs, signalétique adaptée... ;
- formation des enseignants au handicap ;
- mise en place d'un **projet personnalisé de scolarisation** (PPS).

D. Emploi

- Favoriser l'embauche de travailleurs handicapés dans le secteur privé comme public par un aménagement des postes et des conditions de travail adaptées.
- Création d'organismes spécialisés de formation, de recherche et d'insertion professionnelle.

E. Vie culturelle

Permettre l'accès aux lieux culturels (musées, théâtre...) en termes d'architecture et adapter l'offre culturelle par des dispositifs techniques ajustés (passages suffisamment larges pour la circulation de fauteuils roulants, rampes d'accès, ascenseurs, audio guides, guide parlant la langue des signes, intitulés des œuvres en braille...).

F. Tourisme, sports et loisirs

- Mettre à disposition une documentation recensant les activités, lieux de résidences et visites adaptées à chaque public dans les offices de tourisme et sur les sites touristiques.
- Proposer du choix dans la pratique d'un sport adapté avec du personnel formé, des lieux aménagés...
- Places réservées dans une salle de cinéma à côté de la rampe et du couloir d'accès pour fauteuils roulants.

G. Système de santé et de soins

- Personnel formé aux outils et méthodes adaptés pour accompagner la personne handicapée dans son parcours de soins.
- Accès aux établissements de santé et à des soins de qualité.

4 Enjeux de l'accessibilité pour l'AES

L'AES est ainsi confronté quotidiennement à la question de l'accessibilité dans toutes les sphères de la vie quotidienne. Une recherche constante de solutions adaptées pour faciliter et aménager l'accès des résidents aux différents espaces, activités et services de l'institution est primordiale et demande un véritable travail de réflexion individuelle, de concertation en équipe et de créativité.

Il est important de toujours s'adapter à la personne en prenant en considération ses aptitudes et compétences, ainsi que ses difficultés et incapacités, afin de travailler à l'autonomie, de l'encourager et de la sécuriser sans pour autant l'infantiliser.

MÉMO

48 L'évolution sociologique de la famille

1 Sociologie de la famille

- Émile Durkheim (sociologue) dans *Introduction à la sociologie de la famille*, nous dit que *« la famille constitue une unité élémentaire fondamentale de la vie en société dans le sens où elle permet une large part de la reproduction sociale. Il s'agit souvent du premier groupe dans lequel les individus se socialisent et apprennent à vivre en société. »*
- La famille se structure à partir de deux mécanismes :
- **l'alliance** : elle désigne le lien de parenté qui existe entre deux familles par l'union de deux personnes ;
- la **filiation** : elle désigne les liens biologiques ou adoptifs et entretenus entre parents et enfants. Elle donne à l'individu un nom, un statut et lui confère des droits et des obligations.
- La famille est en **constante évolution** et les particularités familiales sont multiples. Les transformations de la famille donnent lieu à une évolution juridique et de nouveaux droits.

Les transformations de la famille

Selon **François de Singly**, dans *Sociologie de la famille contemporaine*, les transformations de la famille en France depuis les années 1960 sont connues et peuvent être résumées en six points :

- la diminution du nombre de mariages et des remariages et l'augmentation des unions libres (ou de la cohabitation) ;
- l'augmentation des divorces, des séparations ;
- l'augmentation des familles monoparentales (ménage d'un parent et d'un ou plusieurs enfants), des familles composées ou recomposées (un ménage constitué par un couple dont l'un des conjoints au moins a un passé matrimonial et la garde d'un des enfants) ;
- la diminution du nombre des naissances ;
- l'augmentation du nombre des naissances hors mariage ;
- l'augmentation du travail salarié des femmes, notamment des mères, et, par voie de conséquence, des couples où les deux conjoints ont une activité professionnelle.

2 Les modèles familiaux

Il existe plusieurs types de modèles familiaux. Des nouveaux modèles familiaux naissent à mesure que de nouvelles structures familiales apparaissent.

- La **famille nucléaire** dite « traditionnelle » : famille restreinte, composée de personnes vivant dans le même foyer, généralement les deux parents et les enfants.
- La **famille monoparentale** : famille formée d'un parent avec un ou plusieurs enfants vivant sous le même foyer. L'augmentation des divorces engendre un accroissement du nombre de familles monoparentales.
- Le **concubinage** : union libre désignant la vie maritale hors mariage. Le concubinage est de plus en plus répandu et soulève beaucoup moins de désapprobation sociale qu'autrefois.
- La **famille recomposée** : famille regroupant l'un des parents, son nouveau conjoint/sa nouvelle conjointe et les enfants nés d'une précédente union, qui vivent alors avec le beau-parent. L'augmentation du nombre de séparations et de divorces est à l'origine de ce type de modèle familial.
- Les **couples unis par le Pacs** (pacte civil de solidarité) : contrat permettant à deux personnes majeures, de créer un lien juridique d'aide mutuelle et matérielle.
- La **famille homoparentale** : l'homoparentalité désigne le lien de droit ou de fait qui lie un ou des enfants à un couple homosexuel.

Mariage des couples de même sexe

Le **mariage civil** est un acte juridique qui unit civilement deux personnes ayant décidé de vivre ensemble et de se porter secours et assistance.

- Cette loi, publiée officiellement le 18 mai 2013, permet aux couples homosexuels de se marier et reconnaît également les mariages entre deux personnes du même sexe célébrés à l'étranger avant l'entrée en vigueur de la loi. Il rend aussi possible la célébration du mariage en France lorsque les futurs époux, dont l'un au moins à la nationalité française, vivent dans un pays qui n'autorise pas le mariage entre deux personnes de même sexe.
- Enfin, cette loi contient des mesures concernant tous les couples comme notamment la possibilité :

- de célébrer le mariage dans la commune où l'un des parents du couple a son domicile ou sa résidence ;
- pour chacun des époux, de porter à titre d'usage le nom de l'autre époux, par substitution ou adjonction à son propre nom dans l'ordre choisi.

3 La parentalité

La **parentalité** se définit par la parenté, la fonction d'être parent dans ses aspects juridiques, politiques, socio-économiques, culturels et institutionnels.

- Dans le champ de l'action politique et sociale, la parentalité est un équivalent du mot « **famille** ».
- Dans le domaine juridique, la parentalité détermine les **droits et les devoirs des parents** (autorité parentale) et la **filiation**.
- En sociologie, la parentalité informe sur les **transformations du couple et de la famille dans la société** (famille monoparentale, homoparentale, recomposée…). Le terme de parentalité peut aussi définir le **type de filiation** (filiation adoptive ou filiation biologique).
- Dans le domaine de l'éducation, la parentalité établit des **bonnes pratiques éducatives** des parents envers leurs enfants.

Attention ! L'arrivée d'un enfant dans un couple provoque le passage d'une relation à deux (le couple) à une relation à trois (la triade) : les repères sont alors modifiés. Les parents doivent s'adapter à ce nouveau rôle pour continuer à exister à la fois comme couple et comme parents.

4 Fonctions familiales

La famille participe à :

- **la reproduction** : elle permet une descendance ;
- **la socialisation** : elle est un lieu privilégié au développement des compétences sociales de l'individu. Elle est également un lieu de diffusion du langage et de la culture ;
- **la protection** : elle procure une aide matérielle et psychologique ;
- **la consommation et la transmission du patrimoine** : les biens acquis par la famille vont constituer son patrimoine.

MÉMO 49 Parentalité

1 Passage de la conjugalité à la parentalité

- Depuis la loi n° 99-944 du 15 novembre relative au PACS, il existe trois formes d'organisation du couple : le **mariage**, le **PACS** et le **concubinage**.
- La **conjugalité** concerne le couple, la vie de deux êtres dans la même tranche d'âge, qui ont ensemble le projet fondateur de partager la vie, de la transmettre. La **parentalité** concerne, elle, le rôle et la fonction de parent à l'égard d'un individu, que l'on soit parent biologique, adoptif, tuteur ou éducateur.
- Il y a donc la **naissance d'un être** pour passer de la conjugalité à la parentalité. Selon le CNSP (Comité national de soutien à la parentalité), la parentalité qualifie le lien entre un adulte et un enfant, quelle que soit la structure familiale dans laquelle il s'inscrit, dans le but d'assurer le soin, le développement et l'éducation de l'enfant.

Les rôles respectifs des membres du couple sont alors changés. Il s'agit du rôle parental qui n'est pas inné mais qui s'apprend.

- L'**autorité parentale** est exercée par les deux parents.

2 Naissance du sentiment paternel, du sentiment maternel

▸ Le sentiment paternel

Il peut naître pendant la grossesse et se développe au contact de l'enfant.

- Pour favoriser l'émergence de ce sentiment, on conseille aux futurs pères de participer au **suivi de la grossesse** : ils sont d'ailleurs les bienvenus pendant les cours de préparation à l'accouchement qui ont lieu pendant toute la durée de la grossesse, aux échographies et consultations médicales.
- Le père peut par ailleurs, s'il le souhaite, **participer à l'accouchement** et couper le cordon ombilical, porter son bébé après la naissance, participer aux premiers soins et à la consultation du

pédiatre. Tout cela a pour but de se sentir investi dans la vie de son enfant.

- Le père peut aujourd'hui prendre un **congé parental** (de plus en plus courant), ce qui va le rapprocher de son bébé, lui permettre de développer des interactions avec lui, de créer des liens et de prendre conscience de son rôle parental.

Le sentiment maternel

Il naît en général pendant la grossesse et s'amplifie avec les interactions entre la mère et l'enfant après la naissance. Pendant la grossesse, la mère se fait une image de son enfant : à la naissance, il faut alors qu'elle fasse le deuil de « l'enfant imaginaire ». La mère répond généralement de façon instinctive aux besoins de son bébé, elle le prend dans ses bras, sait répondre aux pleurs.

- Après l'accouchement, la mère peut se sentir différente, avoir du mal à maîtriser ses émotions, c'est la **dépression du post-partum** ou le « *baby blues* ». Cet état peut être occasionné par :

- la perte de l'enfant imaginaire rêvé pendant la grossesse ;
- la perte de confiance en elle pour s'occuper de son bébé ;
- le sentiment de perte d'une partie d'elle (son enfant faisait partie de son corps, après l'accouchement c'est un être à part entière).

Avec de l'aide (celle du père, de son bébé, de l'équipe soignante), la mère peut retrouver son sentiment maternel et restaurer une relation de confiance avec son enfant.

3 Attachement, la séparation, l'individualisation

L'attachement

D'après J. Bowlby, **l'attachement** est un « *comportement instinctif qui n'est pas un acte stéréotypé mais un acte qui se conforme à un schème reconnaissable et dont la fonction est d'aboutir à un bénéfice de l'individu : la survie* ».

- Dès son plus jeune âge, l'enfant a des besoins psychiques et affectifs, il recherche la proximité, la sécurité et un refuge lorsque la relation d'attachement est efficace. Il y a différents types d'attachement :

- **sécure** : l'enfant est en sécurité, en présence de la mère, il peut s'éloigner et explorer l'environnement ;

- **insécure** ou **angoissé ambivalent** : l'enfant pleure souvent, n'est pas sécurisé dans les bras de la mère, est sensible à l'angoisse de séparation ;
- **angoissé évitant** : l'enfant n'a pas confiance en son entourage, il essaie de se suffire à lui-même.

▸ La séparation

Elle doit toujours être **expliquée aux enfants**. La séparation peut bien se passer ou être un peu plus difficile. Lors d'une séparation courte, l'enfant peut craindre de reperdre sa mère ou son père et développe la peur d'une nouvelle séparation. Cette peur fait partie du développement normal et sain de tout individu.

▸ L'individualisation

Elle dépend de l'environnement créé par la mère. L'enfant apprend à exister en dehors de sa mère, à être un **être à part entière**. Il se sépare d'elle petit à petit. Il construit son « moi ». Il acquiert de l'autonomie, développe sa personnalité, apprend à s'affirmer et dire ce qu'il veut.

4 Les droits et devoirs des parents

Les parents ont le droit et le devoir de « **garde** » sur leur enfant, celui-ci ne peut quitter le domicile familial sans l'autorisation de ses parents (article 371-3 du Code civil). Les parents doivent veiller sur leur enfant (santé, sécurité, moralité et éducation).

5 Le rôle du père et de la mère dans le développement de l'enfant

L'intégration des **limites**, des interdits permet à l'enfant de développer des relations sociales ainsi que son autonomie. Au travers de l'éducation, les parents inculquent des **valeurs** qui participeront au développement de sa personnalité. Les parents jouent également un rôle dans l'émergence de la **culture familiale**.

6 Coopération de l'auxiliaire de puériculture avec les parents

- L'auxiliaire accompagne les parents dès leurs premiers instants de parents à la maternité ou en néonatalogie. Elle donne des conseils aux parents, leur montre les premiers soins et répond à leurs questions avec la collaboration d'autres professionnels (sage-femme, puéricultrice...).

- En crèche, elle accompagne les enfants tout au long de leur journée, observe et raconte aux parents le développement de l'enfant. Elle donne des conseils et fait du soutien à la parentalité.

Soutien à la parentalité

- Écouter les parents, prendre en compte l'expérience de chacun et les savoir-faire.
- Favoriser la participation des deux parents aux soins afin de les impliquer dans leur rôle de parent.
- Stimuler l'autonomie des parents et les encourager.
- Les inciter à communiquer avec leur enfant.

MÉMO 50 Handicap et famille

L'annonce d'un handicap qu'il soit « inné » ou « acquis » vient mettre à mal le sujet porteur mais également ceux qui l'entourent. L'annonce d'un handicap vient bouleverser la vie en place et la représentation que chacun se faisait de l'avenir, ce qui peut générer une souffrance familiale.

1 L'annonce du handicap, une épreuve familiale

L'annonce du handicap touche effectivement chaque individu de la famille :

- les parents ;
- la fratrie ;
- mais aussi grands-parents, oncles, tantes, cousins... ;
- et toute personne proche de la famille : amis, voisins...

• Pour la famille, l'annonce d'un handicap puis le « vivre avec » vient blesser émotionnellement et bouleverser l'organisation quotidienne et familiale en place, entraînant des sentiments comme la douleur, la tristesse, la colère, la culpabilité, la peur, l'injustice...

• La famille, en même temps qu'elle doit adapter l'environnement, ajuster ses attitudes et sa manière d'être avec le handicap, est également traversée par ses propres souffrances et angoisses. L'entourage se trouve confronté à du « différent ». Cela provoque l'émergence de **stratégies d'adaptation** mais aussi de **mécanismes de défense** :

- le déni ;
- la sidération ;
- le déplacement ;
- la régression ;
- la dépression ;
- le renoncement ;
- la maîtrise ;
- la projection ;
- la résilience ;
- l'anxiété ;

- la frustration ;
- la sublimation ;
- la bientraitance...

- Avant l'annonce, le système familial vivait et fonctionnait selon des repères établis ; chacun occupait une place et avait un rôle défini. Le système familial doit alors **se réinventer** pour accueillir la personne avec son handicap.
- Le système familial rencontre alors un **état de crise** :
  - effondrement des repères préalablement construits ;
  - fragilisation des liens qui les unissaient ;
  - mise à mal des projets envisagés ;
  - altération de la capacité à se projeter dans l'avenir.
- Être en situation de handicap, être confronté à l'annonce du handicap et/ou accompagner un enfant handicapé engage un « deuil de l'enfant rêvé », « du mari d'autrefois », « de la personne que j'ai été »...

2 Le processus de deuil

Chaque individu, qu'il soit porteur ou accompagnateur du handicap traverse ce processus à son rythme. Communément, il se dessine ainsi :

- **Phase du déni** : il est très difficile, voire impossible pour l'individu d'accepter l'annonce du handicap. Pour se protéger de la violence de l'annonce du handicap, le sujet, en le refusant, le met à distance.
- **Phase dépressive** : la réalité du handicap et ses conséquences sont perçues comme insurmontables. Cette phase affecte le sujet dans sa mobilisation interne et motrice. Les capacités de combativité du sujet se voient réduites, pouvant déguiser la phase dépressive en passivité.
- **Phase du ressentiment** : elle se caractérise souvent par des reproches envers soi-même et/ou envers l'entourage, de la culpabilité et par l'émergence d'un sentiment d'injustice.
- **Phase de négociation** : le sujet effectue un gros travail d'aménagement et d'adaptation. Il convient d'être attentif aux attitudes de surcompensation ou du « faire à la place de » qui peuvent épuiser la personne et la confronter à l'échec, provoquant la résurgence d'une mésestime de soi.

- **Phase d'accommodation** : c'est l'ultime étape du processus de deuil. Le sujet effectue des compromis entre ce qu'il aurait pu être sans le handicap, ce qui est et ce qu'« il est » avec. Le handicap est alors supporté et non plus subi. L'individu se projette dans l'avenir, constitue des projets dans lequel le handicap est inclus.

> **Remarque**. Certains sujets ne réussissent pas à dépasser l'une des phases. Pour d'autres, l'annonce traumatique du handicap peut rappeler un autre traumatisme étouffé ou faire décompenser la structure (troubles psychotiques, troubles du comportement, syndrome dépressif majeur…). N'hésitez pas à réorienter la personne vers un lieu de soin compétent.

3 La fratrie d'une personne handicapée

L'arrivée et la présence d'un enfant handicapé dans une fratrie mobilise des enjeux et des liens différents de ceux d'une fratrie composée d'enfants valides.

La relation entre enfants valides et handicapés est empreinte, comme dans toute relation fraternelle, **de mouvements d'amour, de jalousie et de rivalité**.

Cela est normal et participe à la **construction identitaire** de l'individu. Mais, quand un enfant est touché par le handicap, il est possible que la rivalité d'ordinaire constructive se charge de culpabilité et de souffrance.

Quelques pistes de vigilance

- L'enfant handicapé, par ses incapacités, mobilise l'attention et sollicite beaucoup ses parents. Il est important de veiller à ce que les autres enfants ne se sentent pas « délaissés », que les parents ne privilégient pas l'un ou l'autre.
- Le handicap peut être mal vécu par la fratrie. Attention à la **mise à l'écart** de l'enfant porteur de handicap (exclusion des jeux, des discussions).
- Les enfants valides peuvent développer des **comportements à risques** (fugues, mise en danger, toxiques, bagarres répétitives…) **ou d'exclusion** (échec scolaire, troubles du comportement, repli dans les jeux vidéo) pour attirer l'attention des parents.

- Les enfants valides se sentent parfois investis d'un **devoir de compensation** pour restaurer la blessure narcissique de leurs parents en voulant être « parfaits », ne causer ni problèmes, ni sollicitations particulières. Cette situation d'apparence sans souci et agréable, doit néanmoins attirer l'attention. Le professionnel sensibilisé à ces questions, peut orienter la famille vers un espace de parole adapté et compétent.

4 L'accompagnement des familles

La famille ébranlée a alors besoin de soutien.
Le système familial doit continuer de fonctionner, de fournir un support d'adaptation et de projection au sujet touché par le handicap. Pour cela, il est important de préserver les liens et les sources de bien-être de chaque individu de la famille, afin de créer une stabilité favorable à l'épanouissement du système familial.
Proposer aux familles un lieu, avec des professionnels formés à la clinique du handicap qui pourront entendre cette souffrance, accompagner l'annonce du handicap et les répercussions que celui-ci va opérer sur la vie et dans les relations intrafamiliales.

Accompagner la famille

- L'aider à donner du sens dans ce qu'elle rencontre.
- Soutenir le processus de deuil en offrant un espace de parole et d'écoute empathique et bienveillante.
- Inclure la famille dans les réaménagements de l'avenir.
- Développer les capacités créatives d'une famille.
- Mobiliser les compétences d'adaptation de chacun.
- Soutenir la personne dans les moments douloureux.
- Participer à la création d'un environnement matériel et affectif favorable à la progression.
- Mettre au travail leurs propres représentations, fantasmes et angoisses activés par la confrontation à la réalité du handicap…
- Aider à traverser toutes les démarches administratives, de soins, d'éducation, d'intégration qu'il est essentiel de mettre en place.

MÉMO 51 Vieillissement et famille

1 La personne vieillissante et sa place dans la famille

- L'ensemble des liens avec la famille a une grande importance tout au long de la vie d'une personne.
- Selon la place que l'individu occupe, la famille aura des **attentes particulières**. La société elle-même est en attente de comportements en rapport avec l'âge de l'individu.
- Avec l'âge, l'environnement a tendance à se réduire. Les liens se distendent, les relations établies lors de la vie active disparaissent. L'un des risques du vieillissement de l'individu est son isolement social. L'AES doit être attentif aux signes d'un trouble anxio-dépressif (humeur triste, irritabilité, idées noires, troubles du sommeil, de l'appétit...).

Le transfert en maison de retraite

Un individu a besoin d'être entouré jusqu'au terme de sa vie. Les liens qui demeurent le plus longtemps sont souvent les **liens familiaux**. Mais aujourd'hui, la famille est « éclatée », les enfants n'habitent plus au côté de leurs parents. **L'espérance de vie**, elle, augmente : les individus vivent plus longtemps, parfois malades en ayant besoin d'aide. Dans ce contexte, le recours au **transfert en maison de retraite** des personnes âgées est courant.

- Ce changement de lieu de vie, même s'il est préparé, peut être **traumatisant** pour l'individu. Ceci demande à l'individu **un temps pour s'adapter** à son nouveau lieu de vie et au fonctionnement de l'institution.
- La famille en éprouve parfois de la **culpabilité**, qui peut par ailleurs la rendre très exigeante dans la prise en charge de leur proche.
- Le parent en maison de retraite encourage parfois la culpabilité de ses proches. Occultant les transformations de la société (travail des femmes, mobilité plus grande des familles...), l'individu pourra arguer que, « de son temps », les personnes âgées restaient habiter dans la famille.

- L'individu peut également culpabiliser d'être devenu, selon lui, un poids pour les autres. Lui qui aidait tant sa famille peut vivre le transfert en institution comme une **punition**.
- **L'accueil** de la personne âgée en institution est très important et doit être **préparé**. Il est nécessaire de la mettre à l'aise, la **rassurer** tout en prenant en compte ses émotions, et de lui donner toutes les informations qu'elle désire sur le fonctionnement de l'institution.
- Le **projet personnalisé** peut être l'occasion de mettre la personne au centre des préoccupations pour qu'elle se sente considérée et non abandonnée. Des entretiens avec le psychologue de l'institution peuvent également l'aider à appréhender son nouveau lieu de vie.

2 La famille face au vieillissement

Les pathologies liées au vieillissement peuvent déséquilibrer la famille. La famille doit surmonter **quatre remaniements** de son équilibre.

- **Accepter le handicap** : certaines familles peuvent « demander l'impossible », en souhaitant une réparation et en attendant du monde médical un retour impossible à un état de santé antérieur.
- **Faire le deuil** : l'acceptation renvoie au processus de deuil (de l'état de santé antérieur). Ce processus est réalisé par le proche vieillissant mais également par sa famille.
- **Accepter les modifications de rôles et d'identités** : il se peut par exemple que l'individu vieillissant ne soit plus apte à aider ses proches. Il faut accepter que la personne ne puisse plus prendre en charge certains actes.
- **Accepter les modifications psychoaffectives** : tous les changements liés au vieillissement viennent activer, réactiver, ou perturber les individus émotionnellement.

3 Maintenir les liens familiaux

L'AES peut encourager le maintien des liens familiaux en :

- favorisant les liens intergénérationnels (ex. : organiser des goûters avec ses petits-enfants) ;
- proposant et accompagnant le courrier aux proches ou l'appel téléphonique ;
- informant la famille du quotidien de la personne âgée tout en respectant son intimité et la confidentialité de certaines informations.

MÉMO

52 La place de l'aidant

1 L'accompagnement auprès de la personne aidée

- L'accompagnement signifie apporter une aide à la personne aidée sans faire à la place.
- Les objectifs peuvent être : maintenir, acquérir ou restaurer l'autonomie, accompagner une personne en fin de vie, accompagner la personne en situation de handicap, accompagner la personne dans les gestes du quotidien...
- Les personnes aidées peuvent être : les personnes âgées, en situation de handicap, les personnes hospitalisées.

2 Les différents liens dans la relation d'aide

- Autour de la personne aidée interviennent les professionnels (AES, aide-soignant, infirmier, médecin, cadre de santé, animatrice, coiffeuse, podologue, kinésithérapeute...) ainsi que les aidants non professionnels (la famille, les bénévoles...).
- Différents liens existent dans la relation d'aide :
  - **lien hiérarchique** : par ex., entre le cadre de santé et AES...
  - **lien fonctionnel** : par ex., entre l'AES et aide-soignant, entre l'équipe soignante et la famille... Ce lien fonctionnel permet de mettre en commun les compétences et les connaissances de chacun vis-à-vis de la personne aidée pour lui apporter des soins et des prestations de qualité et appropriés.
  - **lien relationnel** : équipe soignante et personne aidée...

3 Les réactions dans la relation aidée-aidant

- La relation d'aide repose sur trois principes fondamentaux : le **respect**, la **mise en confiance** et le **non-jugement d'autrui**.
- Aussi bien la personne aidée que la personne aidante peuvent mettre en place des **mécanismes de défense et d'adaptation**. Pour la personne aidante, ce sera l'esquive, la banalisation, l'évitement, l'identification projective... ; pour la personne aidée, ce sera le déni, le refus de faire, l'agressivité, la régression... En agissant ainsi, la personne aidée cherche à masquer ses émotions ; sa peur en l'avenir, sa souffrance morale...

MÉMO 53 Vie collective, dynamique de groupe, et gestion des relations

1 Psychologie des groupes

A. Définition

Un groupe se compose au minimum de trois personnes. Il est plus ou moins organisé.
Ainsi, cela va de :
- la **foule** (peu organisée, grand nombre de personnes) ;
- à la **bande** (peu organisée, petit nombre de personnes) ;
- en passant par le **groupe** (organisation élevée, plus ou moins grand).

La majeure partie de notre vie se fait en groupe. Le groupe est d'une très grande importance pour l'individu. Le groupe façonne la personne. C'est que l'on nomme la « socialisation ». Il y a deux mécanismes :
- **la personnalisation** : un individu devient une personne comme les autres ;
- **l'individuation** : une personne se différencie d'une autre.

B. Sentiment d'appartenance

Mécanisme non prémédité, il peut apparaître à la faveur de situations sociales difficiles (telles que le stress au travail lié à l'augmentation de la charge, des changements d'horaires...) augmentant les échanges pour faire émerger un sentiment d'appartenance au groupe. Ce dernier est un facteur protecteur permettant de faire face aux pressions extérieures.

C. Dynamique de groupe

Le groupe est un TOUT, dans lequel la modification d'un élément impacte tous les membres du groupe. Autant dire qu'une rupture telle que la pathologie n'a pas qu'un impact sur le sujet malade mais bien plus largement sur le ou les groupes auxquels il appartient.

D. Comment agit un groupe sur ses membres ?

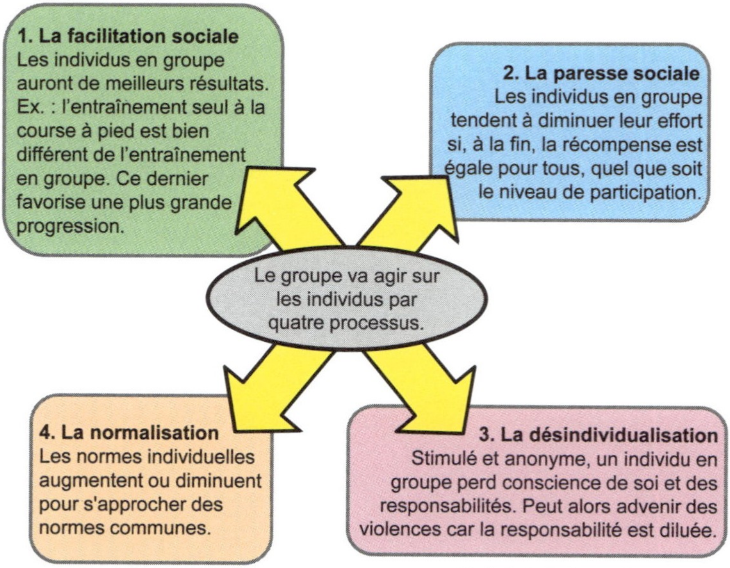

Adapté de A. Blanchet et A. Trognon, 2008

2 L'influence : un instrument naturel du groupe

Dans sa pratique, l'aide-soignant sera confronté à des « groupes » (famille, groupes de patients, groupes professionnels...). L'influence dans les groupes est perpétuelle, l'analyser peut être utile, notamment pour résister face à des notions de maltraitance ou négligence. Dans un groupe, chacun modifie l'autre, l'amenant à adopter des comportements qu'il n'aurait pas eus autrement. Mais les groupes tentent de résister à tout changement, surtout quand les tentatives viennent de l'extérieur. En revanche, à l'intérieur du groupe, les jeux d'influence sont puissants. Ainsi, une majorité dans un groupe risque de mettre la pression sur la minorité divergente, jusqu'à ce que cette dernière change son point de vue (influence majoritaire). Parfois, bien que ce soit plus difficile, la minorité va influencer la

A. La résistance au changement

Un groupe résiste au changement car le risque de déséquilibre des habitudes est important et obligerait, le cas échéant, à se réorganiser. Un nouveau collègue change vos habitudes de travail... une pression plus ou moins forte risque de s'exercer pour que le groupe retrouve ses habitudes.

B. L'influence majoritaire

Normalisation

L'être humain est victime d'illusions liées à son cerveau. Par exemple, dans l'obscurité, un point lumineux fixe sera vu en mouvement. Shériff (1936) a eu l'idée d'utiliser ce phénomène pour demander à des individus d'estimer la longueur des déplacements de ce point fixe. Lorsque les sujets sont seuls, ils donnent une certaine estimation. Lorsqu'ils sont en groupe, ils ont tendance à changer leur estimation afin qu'elle soit au plus proche de celle donnée par le groupe.

Conformisme

Ash (1952) demande à des individus de comparer la longueur de lignes dessinées.

Les personnes interrogées doivent dire quelle est la ligne similaire à celle du modèle.

Il n'y a pas de réponse ambiguë. Certains sujets doivent répondre en groupe de

9 personnes (les 8 autres étant des complices de l'expérimentateur). Ces complices doivent donner une fausse réponse. Les résultats montrent qu'un tiers des réponses des sujets naïfs se conforment à l'avis de la majorité.

Soumission

Milgram (1974) demande à des individus « naïfs » de punir par des chocs électriques (de 15 volts à 450) d'autres individus (complices de l'expérimentateur) qui échouent dans une tâche de mémoire. Les individus « naïfs » doivent augmenter les chocs électriques de 15 volts à chaque erreur et ce en présence des expérimentateurs. Dans le groupe témoin (c'est-à-dire sans présence des expérimentateurs), la moyenne des chocs administrés au trentième et dernier essai est de 51 volts contre 212 lorsque l'expérimentateur est présent.

Une moitié des sujets témoigne d'une résistance à la pression d'un groupe mais l'autre moitié s'y soumet.

C. Se protéger des stéréotypes, préjugés et discrimination

L'histoire des nations, l'intégration des normes familiales, les apprentissages liés aux divers modèles de rôle (parents, enseignants...), les médias ou les groupes viennent influencer les représentations que nous avons des autres (nos stéréotypes) et nos comportements.

Si les **stéréotypes** sont une sorte de connaissance (positive ou négative) mais généralement simplificatrice et parfois déformante, les **préjugés** sont négatifs et sont l'expression d'une émotion négative. La résultante de tout cela est la **discrimination** ou son corollaire la **stigmatisation**. Rencontrer l'Autre, c'est souvent activer nos stéréotypes (croyances) de façon quasi automatique (parler plus fort, de manière infantilisante à la personne âgée, parce qu'elle est forcément sourde et qu'elle a sans aucun doute un déficit intellectuel). Tout cela impacte le développement de la personne qui en est victime.

54 La construction du projet d'animation

1 Déroulement de la certification

Cette épreuve d'une durée de 30 minutes est notée sur 20, coefficient 2, elle est organisée par le centre de formation.

Le jury se compose d'un formateur et d'un professionnel.

L'épreuve se compose :

- de l'exposé d'un projet d'animation favorisant l'animation de la vie sociale et citoyenne pour la ou les personnes accompagnées. L'exposé s'appuie sur la rédaction d'un projet d'animation (projet d'activité) réalisé lors d'un des stages pratiques ;
- de la moyenne des évaluations réalisées sur les terrains de stage. La moyenne est sur 20, coefficient 1.

Pour valider le DC4, vous devez obtenir une note supérieure ou égale à 10/20 (moyenne de l'exposé et la moyenne des évaluations de stage).

2 Les compétences évaluées

Socle commun

- Faciliter la vie sociale et citoyenne de la personne.
- Coopérer avec la famille et l'entourage pour l'intégration sociale et citoyenne de la personne et se situer en tant qu'interface.
- Accompagner la personne dans la mise en œuvre des activités collectives en suscitant sa participation.
- Accompagner la personne dans son affirmation et son épanouissement.

Spécialité accompagnement de la vie en structure collective

- Repérer ou prévenir l'isolement de la personne au sein d'un collectif et prendre les dispositions adaptées.
- Participer à la communication avec la famille en fonction du projet et des missions de l'établissement.
- Accompagner les relations familiales.

- Proposer des activités de loisirs, sportives et culturelles contribuant au développement des différentes dimensions de la personne accompagnée tout en tenant compte de ses goûts et ses envies.
- Utiliser les activités de groupe pour susciter la participation et/ou prévenir l'isolement et/ou développer l'expression de soi.
- Évaluer l'apport et les effets des activités de groupe.
- Préparer les changements dans le groupe et évaluer leurs conséquences.
- Aider la personne à valoriser son image auprès des autres et d'elle-même.

3 Méthodologie pour la rédaction du projet d'animation

A. Le plan

▸ Origine du projet

Vous devez répondre ici à la question « Pourquoi ? ».
Pour cela, vous devez observer et analyser des données, ce qui vous amène à situer l'institution et le public.

▸ Objectifs

Vous devez répondre ici à la question « Pour quoi faire ? ».
Vos objectifs doivent montrer les résultats concrets que vous cherchez à atteindre. Pour cela, ils doivent être clairement identifiés et précis.

▸ Publics concernés

Vous devez répondre ici à la question « Qui ? ».
Pour cela, vous devez définir les principales caractéristiques :
- âge, sexe, temps de présence dans l'institution ;
- origine sociale, culturelle ;
- besoins, attentes, désirs, adhésion et participation au projet ;
- handicap, dépendance, limite ;
- potentialités, capacités.

▸ Modalités du projet

Vous devez répondre ici à la question « Quoi ? Avec quoi ? » en fonction de vos objectifs.
Vous devez :
- faire la présentation du projet à la direction et à l'équipe en vue de leur accord,

- identifier le matériel nécessaire et comment se le procurer,
- indiquer le lieu de réalisation du projet et les modalités d'accès (salle, autorisation et contact si nécessaire),
- définir le budget,
- identifier les partenaires (internes et externes avec les fonctions précises),
- définir l'organisation du projet dans le temps (calendrier, différentes étapes ou démarches).

Les modalités sont mises en place avant la réalisation du projet mais elles peuvent être réajustées en cours de réalisation.

Réalisation

Vous devez répondre ici à la question « Comment ? ».

Vous devez mettre en évidence votre place et celle des personnes accompagnées dans le projet. Celle-ci vous permettra de montrer que vous savez participer à la dynamique d'un groupe, animer un groupe et lui donner vie c'est-à-dire :

- faciliter les relations et échanges au sein du groupe, avec l'extérieur, la famille ou les partenaires,
- accompagner chaque individu à l'intérieur d'un groupe,
- gérer des conflits éventuels survenant à l'intérieur du groupe.

Évaluation

Vous devez répondre ici à la question « Quels effets ? ».

Pour cela, il vous faut confronter les objectifs de départ avec les résultats obtenus. Cela vous amène à prouver que vous pouvez avoir un regard critique et distancié sur votre projet :

- mesurer les apports et effets du projet sur les personnes concernées,
- chercher à comprendre éventuellement pourquoi ce projet n'a pas tout à fait répondu aux objectifs de départ,
- prendre en compte des éléments auxquels vous n'aviez pas pensé pour réajuster le projet et l'adapter au mieux pour une prochaine réalisation,
- transformer un projet d'animation ponctuel en une animation régulière.

B. Conseils pour l'exposé oral

Attitude et comportement

Soigner sa présentation : en adoptant une tenue correcte et professionnelle, ne pas mâcher de chewing-gum, être souriante et dynamique.

Soigner son attitude : parler calmement, en articulant ; s'adresser à tous les membres du jury en les regardant ; adopter un positionnement professionnel (ne pas gesticuler sur la chaise, éviter de tripoter un stylo, ne pas soupirer ou éclater de rire etc.).

L'exposé oral

Il est nécessaire :

- d'adopter un style vivant : évitez le ton monocorde ; d'utiliser des phrases courtes.
- de formuler des réponses (éviter un « oui » ou un « non » seul).
- de faire face à une difficulté : faire reformuler une question « je ne suis pas sûr(e) d'avoir saisi tout le sens, pourriez-vous... », être honnête dans ses réponses « je ne sais pas mais... ».
- d'avoir confiance en soi (ne pas se dévaloriser).

Votre exposé se compose de trois parties et doit durer environ 10 minutes, le reste du temps permettra l'entretien avec le jury.

L'introduction

- Présentez votre projet en expliquant son origine et en donnant son intitulé ;
- Présentez rapidement la structure (nom, localité, activité, ...) ;
- Situez-vous au sein de la structure et d'un service, (faites référence à l'organigramme) ;
- Annoncez le plan que vous allez suivre lors de votre présentation ;
- Marquez un temps d'arrêt, pour montrer que vous passez au développement.

Le développement

Faites une synthèse de votre dossier en précisant :

- la présentation du ou des participants,
- les modalités de réalisation,
- le déroulement de votre activité en présentant les interactions et le degré de participation de chacun,
- l'évaluation de votre activité.

Illustrez vos propos avec vos annexes, afin de rendre votre présentation plus vivante.

La conclusion

La conclusion vous permettra d'évaluer les compétences que vous avez développées pour réaliser votre activité.

Pour cela, vous pourrez :

- exprimer un avis personnel sur l'activité menée ;
- faire le lien avec les savoirs ;
- proposer une ouverture logique pour la suite de votre parcours.

L'entretien oral

Le jury vous interrogera sur le déroulement de votre projet d'activité afin d'évaluer les compétences à acquérir.

Il peut vous interroger sur d'autres projets d'animation que vous auriez réalisés afin de vérifier la pertinence de vos projets et l'adaptation de ceux-ci au public accompagné.

Le jury peut également vous interroger sur vos connaissances théoriques, il est donc important que vous connaissiez :

- les pathologies du public accompagné dans votre projet (définition, capacités...).
- les notions d'animation (différents modes d'animation, l'intérêt...).
- la communication (avec les résidents, les familles, l'équipe), etc.

MÉMO

55 Le concept d'animation

1 Définition et objectifs

- L'animation fait **partie intégrante du projet d'établissement** des structures médico-sociales sous la forme d'un projet d'animation rédigé par le service d'animation. Celui-ci détaille les actions à mettre en place pour atteindre les objectifs fixés ainsi que le déroulement des différentes activités formalisées par un programme d'activités. Les activités sont proposées par la rédaction de projet d'activités répondant aux besoins des usagers. Mais elles ont également pour objectif de favoriser, développer, maintenir ou restaurer l'autonomie du public ciblé tout en apportant du plaisir.
- L'activité est proposée en fonction de l'objectif pour **répondre aux besoins ou attentes** des participants. Un objectif est le but à atteindre. Il se décrit toujours par un verbe d'action et concerne les participants.
- Un objectif répond à un besoin **physique** (développer les sens, la motricité fine, favoriser la motricité...), **psychologique** (développer le repérage spatiotemporel, favoriser la créativité, maintenir les capacités des personnes à se repérer dans l'espace...) ou **affectif et social** (développer la socialisation, développer le respect des autres, maintenir les relations sociales, favoriser l'expression et la communication, rompre l'isolement et la monotonie...). Voici une liste non exhaustive d'objectifs :

- favoriser la créativité, l'expression et la communication, la motricité ;
- développer la motricité fine, les sens, la socialisation, le repérage spatio-temporel ;
- rompre l'isolement et la monotonie ;
- maintenir les relations sociales ;
- développer le respect des autres...

2 Les acteurs de l'animation

- **Si l'équipe d'animation est souvent limitée à un animateur**, dans les structures médico-sociales, **c'est l'ensemble du personnel qui participe au bon fonctionnement et déroulement des différentes**

activités. L'animateur s'appuie sur l'ensemble des personnels (aide-soignant, accompagnant éducatif et social, coordinateur etc.) pour mettre en place le projet d'animation.

- Les soins et la prise en charge quotidienne ne seront que plus aisés si les activités proposées favorisent le lien entre les résidents, les personnels et les familles en créant des moments de convivialité par la mise en place d'activités autour du repas, des anniversaires ou des fêtes qui ponctuent la vie de l'institution (Noël, Pâques, etc.). Les activités proposées tiennent comptent des objectifs du projet de vie de la personne et en particulier de ses capacités, de ses envies et de ses besoins.
- Les acteurs de l'animation possèdent des **qualités nécessaires** comme être à l'écoute, disponible, savoir s'adapter aux différents modes de communication, travailler en équipe, savoir organiser un projet, se remettre en question... Ces qualités sont nécessaires afin d'assurer un accompagnement favorisant le plaisir, le développement ou le maintien des capacités et la sécurité des personnes accompagnées.
- L'animation permet de développer, renforcer les **liens de confiance** entre les usagers, leurs familles et l'équipe soignante mais également d'atteindre certains objectifs du projet de vie de l'usager.

3 Les différents modes d'animation

Le style d'animation d'un public va dépendre de plusieurs facteurs : la nature de l'activité, le moment de la journée, le public visé. On distingue trois modes d'animation :

- le **mode directif** : l'animateur impose l'activité et son objectif, c'est lui qui dirige celle-ci. Ce mode est utilisé pour les activités physiques, sorties,
- le **mode semi-directif ou coopératif** : l'animateur présente l'activité et participe à celle-ci avec les participants. Ce mode est utilisé pour les activités de création,
- le **mode non directif ou libre ou autonome** : l'animateur propose des activités et laisse les participants choisir. Ce mode est utilisé lors des temps d'activités libres.

4 L'adhésion des participants

Pour assurer le bon déroulement des activités proposées, il faut obtenir l'adhésion des participants.

Pour des activités adressées aux **enfants**, il faudra :
- proposer des activités variées adaptées à l'âge des enfants,
- commencer par une activité d'approche,
- montrer un modèle fini de réalisation,
- permettre aux enfants de découvrir et d'explorer le matériel à disposition,
- ne jamais forcer un enfant à participer,
- être disponible, attentif, à l'écoute et prêt à offrir de l'aide,
- terminer l'activité de façon non brusque…

Pour des activités destinées aux **personnes âgées**, il faudra :
- avoir des qualités humaines d'approche,
- proposer des activités variées adaptées aux capacités physiques et cognitives,
- proposer des activités qui répondent aux besoins des personnes,
- suggérer la participation,
- encourager à venir à l'activité en proposant d'aller chercher les participants dans leur chambre par exemple,
- utiliser les moyens de communication les plus diversifiés possibles,
- encourager, aider lors de la réalisation…

5 L'évaluation

- L'évaluation des activités en animation permet de :
  - vérifier si les objectifs ont été atteints,
  - s'assurer du bon fonctionnement du travail en équipe (attitudes cohérentes de l'ensemble des accompagnants, adaptation aux difficultés rencontrées…),
  - contrôler le déroulement de l'activité en tenant compte de la participation, de l'ambiance, du résultat…
- L'évaluation a lieu à la fin de l'activité et peut être réalisée seul ou par l'équipe (ce qui favorise l'échange) et avec ou sans les participants. Cependant, durant l'activité, il faut observer le déroulement de l'activité, le comportement des participants et les interroger.
- L'évaluation permet de **réajuster les dysfonctionnements** rencontrés pour une prochaine réalisation mais également de souligner ce qui a fonctionné.
- Pour évaluer une activité, on pourra utiliser une grille d'évaluation, un questionnaire de satisfaction oral ou écrit complété par les participants, un entretien, un quiz, etc.

56 Bientraitance et maltraitance

1 La bientraitance

- Développée par le pédopsychiatre Donald Winnicott, cette notion recouvre la capacité d'adaptation de la mère et un prendre soin qui n'est pas défini de manière générale mais relève d'un ajustement à un enfant particulier, à un moment donné du temps.
- De cette notion, il faut retenir **l'idée d'une absence de tort faite à l'autre**, d'une part, et surtout d'un **équilibre à trouver au sein des pratiques** entre ce qui apportera un bénéfice et ce qui causera du tort à l'usager.
- Elle consiste à aborder l'autre, le plus fragile, avec une attitude positive et avec le souci de faire le bien pour lui. En outre, parce qu'elle comporte la dimension de veille, cette notion revêt aussi bien un caractère individuel que collectif.
- Elle consiste à adopter envers l'autre au sein d'une relation dissymétrique, **une attitude permettant de rétablir un équilibre** plutôt que d'accentuer le déséquilibre.
- Cette notion se réfère à un accompagnement de proximité où une place importante est donnée à l'expérience des professionnels qui travaillent au plus près des personnes dépendantes.
- Cette approche met l'accent sur l'importance pour toute personne d'être regardée favorablement par ceux qui l'entourent pour développer une image positive d'elle-même et, par conséquent, déployer au mieux ses capacités.

2 Les formes de maltraitance

La maltraitance physique

Il s'agit des violences et des abus physiques. On recense, par exemple, les gestes brusques ou violents, mais également le manque de soins ou la négligence dans l'alimentation.

La maltraitance psychologique

- Les **sévices psychologiques** désignent, par exemple, l'utilisation d'un langage grossier, très familier, inadapté, insultant ou infantilisant pour la personne. Les menaces font également partie de cette forme de maltraitance.
- Les **négligences psychologiques** correspondent, par exemple, à des défauts d'assistance face à une personne souffrant d'une perte d'autonomie.

3 Les dispositifs de lutte contre la maltraitance

A. La prévention de la maltraitance

Le Code pénal

Le Code pénal punit bien évidemment les sévices infligés à une personne vulnérable. Il punit également le fait de ne pas signaler des mauvais traitements dont on a connaissance.

Le Comité national pour la bientraitance

Le Comité national de vigilance et de lutte contre la maltraitance des personnes âgées a été créé en 2002 par arrêté. Il rassemble l'ensemble des acteurs de terrain : autorités de tutelle, représentants des établissements, des professionnels et des usagers. Ce comité propose et développe des actions de lutte contre la maltraitance. À sa création, il ne concernait que les personnes âgées. Un décret de 2007 a élargi le champ d'action du comité aux personnes handicapées. Il devient ensuite en 2013 le **Comité national de vigilance pour la bientraitance et les droits des personnes âgées et des personnes handicapées**. Le comité participe activement à la prévention des mauvais traitements.

B. Le signalement de la maltraitance

Il existe deux procédures de signalement : le **signalement administratif** et le **signalement judiciaire**.

Les procédures de signalement de la maltraitance

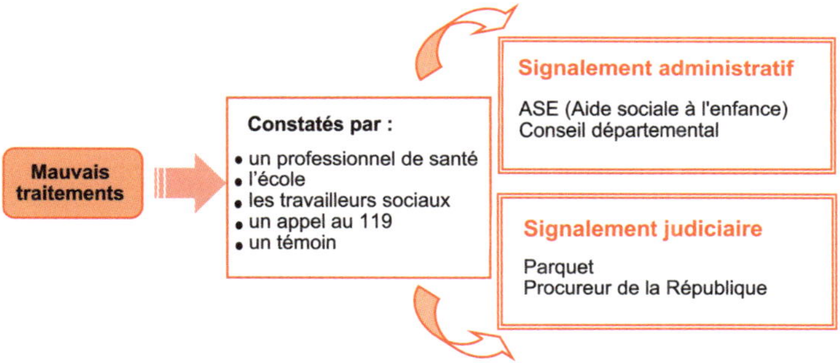

Le rôle de l'AES

Afin d'éviter la maltraitance, l'AES doit savoir admettre ses limites. L'AES doit être capable de détecter ses propres difficultés et ses éventuelles faiblesses. Dès que des signes de débordement professionnel sont perçus, l'AES doit savoir se tourner vers une personne compétente.

MÉMO
57 Le contexte législatif et réglementaire des institutions

1 La séparation des pouvoirs

En France, un principe fondamental prévoit que les trois pouvoirs de l'État soient séparés. C'est-à-dire qu'ils appartiennent à des personnes différentes et qu'ils n'interfèrent pas entre eux. Ce sont ces trois pouvoirs qui constituent un État.

Les trois pouvoirs de l'État

Le pouvoir exécutif
Exécute les lois, définit les règles nécessaires à leur application et gère les affaires courantes de l'État.
Il appartient au président de la République, au Premier ministre et au Gouvernement.

Le pouvoir législatif
Élabore les lois, et vote leur adoption.
Ce pouvoir appartient au Parlement : l'Assemblée nationale et le Sénat.

Le pouvoir judiciare
Sanctionne le non-respect de la loi et règle les litiges.
Ce pouvoir repose sur l'organisation judiciaire : les tribunaux et les magistrats.

2 L'organisation des pouvoirs publics en France

L'élaboration des politiques publiques s'inscrit dans un cadre bien particulier. La particularité de ce cadre repose sur l'existence de plusieurs échelons, ou niveaux :
- le pouvoir central : c'est-à-dire l'État ;
- les services déconcentrés de l'État, qui le représentent ;
- les collectivités territoriales.

L'organisation administrative française

L'État
Le président, le Gouvernement et le Parlement

↓

La déclinaison régionale
Les services déconcentrés de l'État

\+

Les collectivités territoriales
Les conseils régionnaux, les conseils départementaux et les conseils municipaux

58 Le fonctionnement des institutions sociales

1 Les dispositifs des politiques sociales

Organisation des dispositifs mis en place pour lutter contre les problèmes sociaux

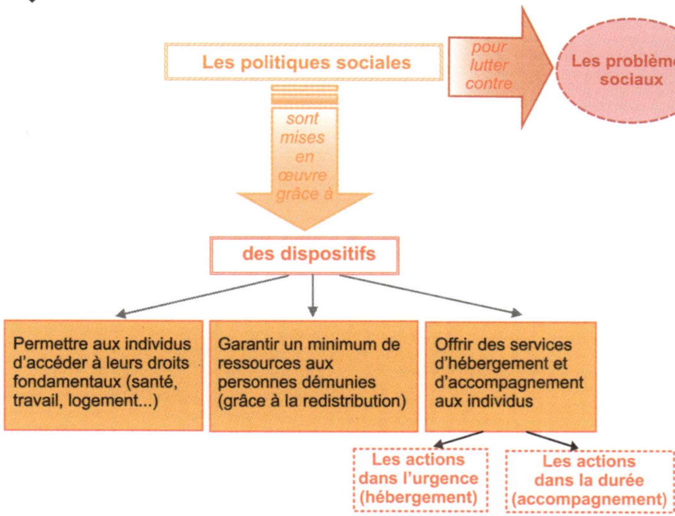

2 L'accès aux droits fondamentaux

C'est un ensemble d'interventions qui permettent aux individus de disposer de leurs droits fondamentaux afin de satisfaire leurs besoins élémentaires. Tous ces droits sont affirmés dans la Déclaration de droits de l'Homme et du citoyen (1789) et le préambule de la Constitution de 1946 (IVe République). Ces deux textes sont réaffirmés dans le préambule de notre constitution actuelle (4 octobre 1958-Ve République). Les droits fondamentaux sont donc des **droits constitutionnels**. Lorsque certains droits fondamentaux sont bafoués ou menacés, on dit que les personnes vivent des « situations de non-droit ».

Droits fondamentaux	Dispositifs qui existent pour les garantir
Le droit à la santé	• PRAPS (avec les PASS). • Dispositifs de protection sociale : PUMA et AME.
Le droit au logement	• Loi « DALO » 2007 : droit au logement opposable. • PDALPD : plan départemental pour l'accès au logement des personnes défavorisées. • FSL : fonds de solidarité pour le logement.
Le droit à l'emploi	• Maisons de l'emploi et Pôles emploi. • Les contrats aidés. • Loi de 2006 sur l'égalité des sexes au travail. • Dispositifs d'aide à la création d'entreprise. + Dispositifs de protection sociale : assurance chômage, solidarité chômage, RSA
Le droit à l'éducation	Les dispositifs de réussite scolaire qui permettent un accompagnement et des budgets supplémentaires : réseaux d'éducation prioritaire (REP et REP+).
Le droit à la justice	Dispositifs qui permettent aux personnes à faibles revenus d'avoir un avocat : l'aide juridictionnelle et les avocats commis d'office.
Le droit à la citoyenneté	• De nombreux dispositifs pour les SDF : timbre gratuit pour les papiers d'identité, domiciliation pour avoir une adresse et voter. • Des dispositifs contre l'illettrisme.

3 La redistribution des ressources

La précarité, la pauvreté et l'exclusion sont des problèmes majoritairement économiques, c'est pour cela qu'il était important de garantir un minimum de ressources aux personnes les plus démunies, le mécanisme utilisé est celui de la « redistribution des ressources ».

- La redistribution des ressources est un mécanisme qui consiste à transférer certaines **ressources** provenant de **prélèvements** (cotisations sociales, impôts et taxes) afin de financer les dépenses collectives. L'État réaffecte donc les ressources des administrations publiques (prélèvements obligatoires) sous forme de prestations sociales. Ce mécanisme est basé sur la **solidarité nationale**.
- La redistribution se fait donc grâce à deux types d'opérations :

- les **prélèvements** : c'est-à-dire les impôts (par l'État) et les cotisations (par les organismes de protection sociale) ;
- les **transferts sociaux** : les prestations sociales.

Le mécanisme de la redistribution des ressources

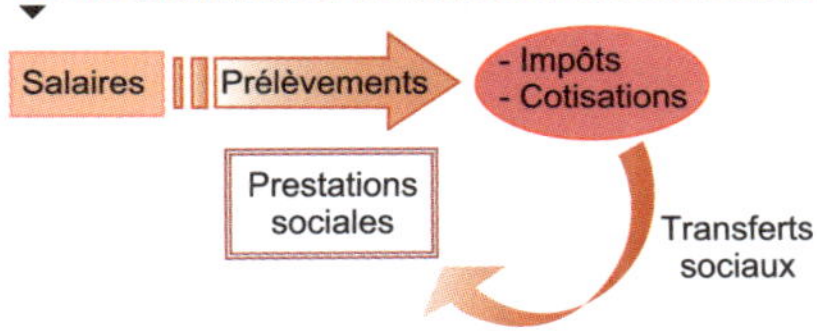

- Les **minima sociaux** sont des prestations qui permettent d'assurer un minimum de revenus à une personne. Ces prestations sont attribuées selon des conditions spécifiques : si son travail, la durée de son activité, son handicap ou son âge ne lui permettent pas d'avoir suffisamment de ressources pour subvenir à ses besoins, elle aura droit à un minimum social.

4 Les acteurs des politiques sociales

La prise en charge des usagers ayant des problèmes sociaux se fait grâce à une multitude d'institutions et d'acteurs. Il s'agit des services déconcentrés régionaux de la santé, des services d'action sociale (ceux des départements et ceux des communes), des associations et des professionnels sociaux.

Diversité et complémentarité des acteurs

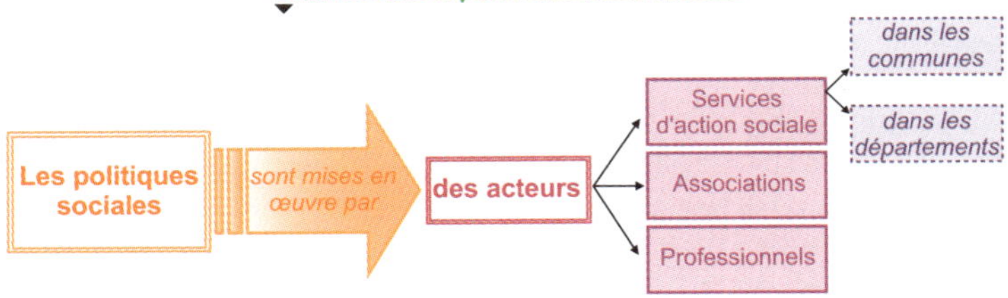

Les services déconcentrés régionaux de la santé

- Les **DRJSCS, Directions Régionales de la Jeunesse, des Sports et de la Cohésion Sociale**, ont été créées en janvier 2010 permettant le regroupement de trois structures : la jeunesse et les sports, les affaires sociales et l'agence nationale pour la cohésion et l'égalité des chances.

C'est un service déconcentré de l'État qui intervient dans trois grands domaines :

- les **politiques sociales** : prévention et lutte contre les exclusions, la protection des personnes vulnérables, l'inclusion des personnes handicapées, la lutte contre les discriminations etc. ;
- les **politiques sportives** : accès à la pratique sportive, la certification dans le domaine des activités physiques ou sportives, la prévention des incivilités et la lutte contre la violence dans le sport, etc. ;
- et les **politiques de jeunesse, de vie associative et d'éducation populaire** : développement de la vie associative, formation et certification dans le domaine de l'animation, formation et reconnaissance des bénévoles et promotion du volontariat, etc.

• L'ARS, **Agence Régionale de Santé**, créée en 2010, définit et met en œuvre la politique de santé en région sous la tutelle du ministère chargé de la santé et des affaires sociales. Ses principales missions sont :

- la veille et la sécurité sanitaire,
- les actions de prévention et de promotion de la santé
- la gestion des crises sanitaires en lien avec le Préfet,
- la régulation de l'offre de soins en fonction des besoins du territoire : budget de fonctionnement, ouverture et fermeture de services/structures médico-sociaux.

Les services d'action sociale

• **Les services d'action sociale des départements** : les départements ont un rôle très important en matière sociale. Ce sont eux qui ont la charge de l'essentiel des prestations d'Aide sociale (par exemple le RSA). Leurs domaines de compétences sont par exemple : l'ASE (Aide sociale à l'enfance) ou la PMI (Protection maternelle et infantile). L'Action sociale dans le département est menée par le **conseil départemental** et elle est mise en œuvre par les **CDAS** (centres départementaux d'action sociale).

• **Les services d'action sociale des communes** : les communes complètent les actions menées par les départements. L'action des communes est adaptée aux besoins des habitants. C'est la plus petite unité de découpage du territoire, le repérage des besoins est donc plus facile et les actions seront plus adaptées. L'action sociale des communes se fait grâce : aux CCAS (centres communaux d'action sociale), aux centres sociaux, aux points d'accès aux droits, aux CAF (caisses d'allocations familiales) et aux associations.

Les associations

Une association est un regroupement de deux ou plusieurs personnes qui mettent en commun leur activité dans un but autre que de faire des bénéfices. Elles sont au premier plan pour constater des besoins, elles peuvent donc proposer des mesures de lutte contre les problèmes sociaux. Des ONG (organisations non gouvernementales) interviennent également, par exemple Médecins du monde.

Les professionnels sociaux

- Les professionnels qui interviennent auprès des populations pour leur apporter des réponses sociales sont appelés des « travailleurs sociaux ». Le « travail social » repose sur quatre grands principes :
  - l'action individualisée : offrir une réponse spécifique aux besoins d'une personne ;
  - l'accompagnement social : rendre l'individu acteur de son insertion ;
  - l'action globale : une prise en compte de l'individu sous tous ses aspects ;
  - l'approche collective : favoriser les liens sociaux.
- Les travailleurs sociaux interviennent auprès des personnes en difficultés financières ou sociales. Ils luttent contre l'exclusion et tentent de développer l'autonomie et l'insertion des personnes. Ils sont souvent plusieurs à intervenir auprès d'une même personne ou d'un même public, ils travaillent donc en réseaux et en collaboration avec des structures d'aides.

Parmi les travailleurs sociaux on trouve par exemple : les assistants de service social, les éducateurs spécialisés ou de jeunes enfants, les moniteurs éducateurs, les conseillers en économie sociale et familiale, les animateurs, les auxiliaires de vie sociale.

MÉMO 59 Les politiques sociales

1 Définitions

Les individus ont des droits fondamentaux et c'est à l'État de s'assurer que tous les Français ont bien un égal accès à ces droits, c'est ce que l'on appelle la « justice sociale ». Le droit au bien-être est un de ces droits, et c'est à l'État de mettre en place des politiques pour le garantir.

2 Les outils des politiques sociales

L'aide apportée aux personnes en difficultés peut prendre plusieurs formes : assistance, aides financières, prise en charge, suivi social, accompagnement… Les politiques sociales utilisent donc plusieurs outils pour lutter contre les problèmes sociaux :

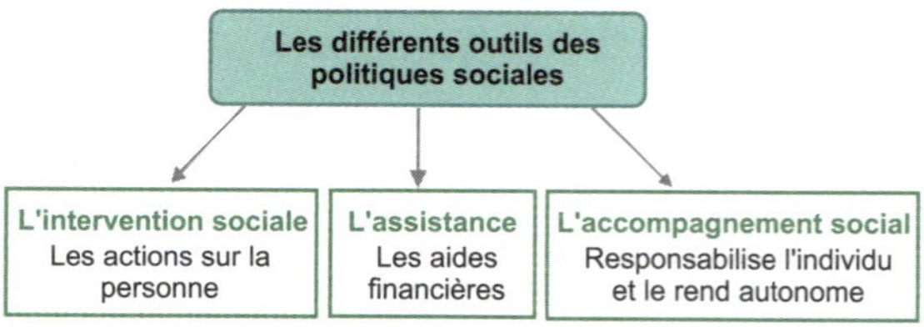

3 Les caractéristiques des politiques sociales françaises

A. Les différents types de politiques

Les politiques catégorielles ou sectorielles

- **Les politiques catégorielles** : il s'agit des dispositifs destinés à des publics précis et bien ciblés.

  Exemple

  Les politiques à destination des enfants, des personnes handicapées, des personnes âgées, des jeunes, des chômeurs…

- **Les politiques sectorielles** : il s'agit des dispositifs qui concernent un domaine particulier en touchant les besoins fondamentaux.

  Exemple

  Les politiques en faveur du logement, de l'accès à l'emploi, de la santé…

▸ **Les politiques transversales**

Ce sont les dispositifs qui englobent plusieurs domaines de la vie des individus. Les différentes dimensions de la vie des individus seront concernées par les actions dans un objectif d'insertion (le logement, l'emploi, l'éducation, la santé...).

B. Le fonctionnement des politiques sociales

▸ **La diversité des acteurs**

Pour répondre au mieux aux diverses problématiques sociales, de nombreux acteurs interviennent : l'État, les collectivités territoriales, des institutions, des associations, des professionnels...
Tous ces acteurs se complètent pour rendre l'intervention auprès d'un usager plus efficace.
On distingue :

- les acteurs publics : l'État et ses services déconcentrés, les départements et les communes ;
- les acteurs privés : essentiellement les associations ;
- les organismes de protection sociale : les caisses de sécurité sociale mènent des actions ;
- les usagers eux-mêmes : ils sont acteurs à part entière de la protection sociale (en tant que citoyens, adhérents d'associations...) et ils sont placés au cœur des dispositifs et des projets.

▸ **La territorialisation des actions**

Pour répondre aux objectifs fixés, les politiques locales agissent donc sur un territoire précis afin d'identifier les besoins locaux et de s'y adapter. La territorialisation désigne donc le fait de mettre en œuvre des actions sociales dans une localité en faisant participer les populations aidées. Il y aura un découpage et une répartition des compétences des acteurs et des dispositifs pour que les actions soient adaptées aux besoins et aux spécificités locales.

MÉMO 60 Protection des personnes vulnérables et protection de l'enfance

1 La notion de capacité juridique

La capacité juridique d'une personne désigne son aptitude à exercer ses droits et ses obligations. Le Code civil énonce que « *toute personne dans l'impossibilité de pourvoir seule à ses intérêts en raison d'une altération, médicalement constatée, soit de ses facultés mentales, soit de ses facultés corporelles de nature à empêcher l'expression de sa volonté peut bénéficier d'une mesure de protection juridique* ». Les personnes déclarées « incapables » sont : les majeurs protégés et les mineurs non émancipés.

2 La protection des mineurs : loi du 5 mars 2007

A. Les droits de l'enfant

La Convention internationale des droits de l'enfant constitue le texte de référence. Cette convention de l'ONU fut adoptée le 20 novembre 1989. L'esprit de ce texte repose sur une notion importante : « *l'intérêt supérieur de l'enfant* ».

B. Les droits de l'enfant hospitalisé

Lorsque le patient est mineur, ses droits sont exercés par les titulaires de l'autorité parentale. Mais la loi prévoit des subtilités et des exceptions.

▸ La Charte européenne des droits de l'enfant hospitalisé

Le Parlement européen a adopté cette charte le 13 mai 1986. Elle résume les droits des enfants hospitalisés en dix articles, parmi lesquels : le droit pour l'enfant d'avoir ses parents près de lui, le droit de bénéficier d'un environnement adapté à ses besoins ou le droit à l'intimité.

▸ La question de l'information

La loi impose que deux informations soient délivrées : aux parents et au mineur.

Les parents prennent les décisions pour la santé de l'enfant. Ils doivent donc recevoir une information très complète. La loi prévoit tout de même que le mineur soit également informé de son état et de ce qu'il va lui être fait. Cette information devra être adaptée à son âge et à son degré de maturité.

La question du consentement

Le principe légal repose sur le consentement des parents. Ce sont les titulaires de l'autorité parentale qui donnent leur accord pour tous les soins que recevra leur enfant mineur. En revanche, si les parents refusent les soins pour leur enfant et que ce refus peut avoir des conséquences graves pour l'enfant, le soignant est autorisé à pratiquer les soins indispensables dans l'intérêt de l'enfant.

Les dérogations

Plusieurs dérogations sont prévues par la loi, notamment : en cas d'urgence, en cas de prescription d'une contraception à une mineure, en cas d'interruption volontaire de grossesse d'une mineure.

3 La protection des majeurs présentant une incapacité : loi du 5 mars 2007

Une personne majeure frappée d'incapacité juridique ne peut agir seule pour exercer ses propres droits. Elle devra donc être représentée ou accompagnée. Plusieurs régimes de protections des incapables majeurs existent. Les plus connus sont la tutelle, la curatelle et la sauvegarde de justice.

La tutelle

Ce régime s'applique à une personne qui a besoin d'être représentée de manière continue dans les actes de la vie civile. Cela implique une altération grave des facultés mentales ou corporelles. Ce sera le tuteur qui décidera de tout, aidé par le conseil de famille pour les questions importantes.

La curatelle

Elle permet d'assister le majeur dans les actes de la vie civile. Il s'agit d'un régime d'incapacité partielle. La curatelle concerne les majeurs qui ont besoin d'être conseillés ou contrôlés dans les actes de la vie civile.

La sauvegarde de justice

Ce régime repose sur une mesure temporaire. Le majeur conserve ses droits et n'est pas frappé d'incapacité. Il peut continuer à gérer ses biens ou se faire assister.

4 La protection des personnes vieillissantes : loi du 28 décembre 2015 pour l'autonomie

L'adaptation de la société au vieillissement

La loi du 28 décembre 2015 a pour objectif d'anticiper les conséquences du vieillissement de la population en permettant aux personnes concernées le maintien à domicile et de répondre à leurs besoins.

Les trois enjeux de la loi du 28 décembre 2015 sont de mobiliser la société ; d'accompagner les parcours des personnes âgées et de respecter les droits et libertés des personnes âgées.

Des aménagements pour l'autonomie des personnes âgées

Cette loi entraîne deux changements principaux :

- une revalorisation de l'APA (Allocation Personnalisée d'Autonomie) : celle-ci permettra de mieux répondre aux besoins des personnes en perte d'autonomie en réduisant les coûts financiers et en apportant un soutien renforcé aux personnes les plus dépendantes,
- une reconnaissance du statut d'aidant familial, avec notamment la création du droit au répit.

Droits des usagers et des personnes handicapées

1 Droits des usagers : loi du 2 janvier 2002

La loi du 2 janvier 2002 rénovant l'action sociale et médico-sociale est venue remplacer la loi du 30 juin 1975 relative aux institutions sociales et médico-sociales. Elle s'articule autour de 5 orientations.

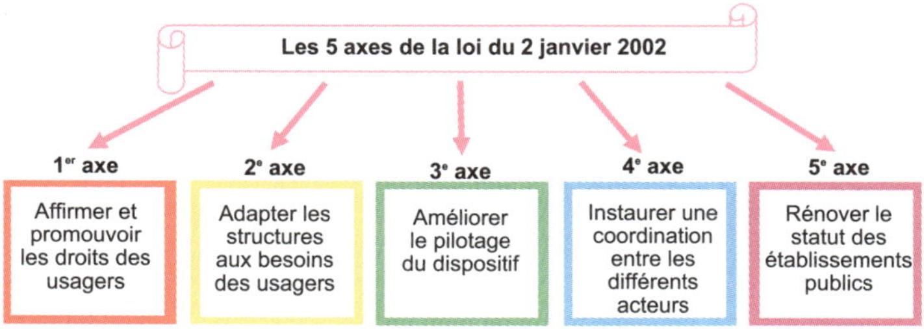

A. La mise en œuvre de ces droits

Cette loi prévoit très précisément les modalités d'exercice de ces droits fondamentaux. Elle permet une mise en œuvre pleinement effective de ces droits grâce à la mise en place de nouveaux outils qui sont maintenant obligatoires dans les établissements et services médico-sociaux.

Les 7 nouveaux outils de la loi du 2 janvier 2002

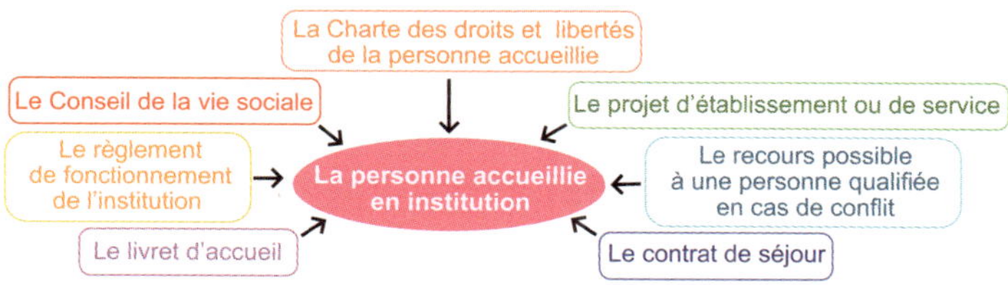

Source : loi n° 2002-2 du 2 janvier 2002, Code de l'action sociale et des familles.

B. La satisfaction des besoins des usagers

Pour répondre au mieux à la diversité des besoins des usagers et de leur famille, deux dynamiques ont été impulsées :

- la diversification et l'élargissement des missions et des offres des structures d'accueil ;
- la diversification des types d'établissements et les modes d'accueil.

C. Le renforcement de la coordination entre les différents acteurs

La notion de coordination

Afin de rendre plus efficace les actions mises en œuvre pour les usagers, l'ensemble des protagonistes doit agir de manière coordonnée. La coordination implique la définition d'**objectifs communs** ainsi qu'une **action concertée** de la part des acteurs : ils doivent communiquer et s'échanger des informations (par le biais d'un système d'information commun).

La coopération

La loi favorise également plusieurs modes de coopération : c'est-à-dire de **regroupements d'acteurs** dans un but commun.

Par exemple : par convention, par un GIE ou par un groupement de coopération sociale et médico-sociale.

2 Droit des personnes handicapées : loi du 11 février 2005

La prise en charge des personnes handicapées a été introduite pour la première fois par la loi du 30 juin 1975. Cette loi a posé les fondements des droits des personnes handicapées. Elle a affirmé le principe d'une obligation nationale envers les personnes souffrant de handicap. Puis, la **loi du 11 février 2005 *« pour l'égalité des droits et des chances, la participation et la citoyenneté des personnes handicapées »*** est venue moderniser les dispositifs existants. Cette loi introduit plusieurs nouveautés fondamentales.

Les piliers de la loi du 11 février 2005

- Le droit à la compensation du handicap
- Une nouvelle définition du handicap
- L'amélioration de l'accessibilité
- Le principe de l'égalité et la création de la CNSA
- La création d'une structure unique : la MDPH

A. La définition légale du handicap

La loi de 2005 introduit pour la première fois une définition du handicap dans le Code de l'action sociale et des familles : « *Constitue un handicap, toute limitation d'activité ou restriction de participation à la vie en société subie dans son environnement par une personne en raison d'une altération substantielle, durable ou définitive d'une ou plusieurs fonctions physiques, sensorielles, mentales, cognitives ou psychiques, d'un polyhandicap ou d'un trouble de la santé invalidant* ».

B. Les mesures favorisant l'accessibilité

La notion d'accessibilité recouvre plusieurs dimensions :
- l'accès à la scolarisation ;
- l'accès à l'emploi ;
- l'accessibilité aux lieux ;
- le droit à l'accessibilité au sens large.

C. Le droit à un minimum de ressources

La compensation des conséquences du handicap

- **Le droit à compensation**. La loi introduit et met en œuvre un nouveau droit : « *le droit à compensation des conséquences du handicap, quels que soient l'origine et la nature de la déficience, l'âge ou le mode de vie de la personne* ». Ce droit à compensation implique que la personne handicapée puisse bénéficier d'aides de toute nature.
- **La prestation de compensation du handicap (PCH)**. Elle remplace l'allocation compensatrice pour tierce personne (ACTP) et comporte 5 types d'aide : les aides humaines, les aides techniques, les aides liées au logement ou au véhicule, les aides liées à des besoins plus exceptionnels ou spécifiques et les aides animalières.
- **Le plan personnalisé de compensation (PPC)**. Ce document décrira les besoins de la personne ainsi que les réponses en matière de compensation. Ce plan sera proposé à la personne afin de lui permettre d'atteindre la plus grande autonomie possible.

Les autres prestations existantes

Les personnes souffrant d'un handicap peuvent donc bénéficier d'autres prestations. Il existe par exemple : l'AAH (allocation adulte handicapé), l'AEEH (allocation d'éducation de l'enfant handicapé) ou l'APA (allocation personnalisée d'autonomie).

La Caisse nationale de solidarité

La loi de 2005 a créé la Caisse nationale de solidarité pour l'autonomie (CNSA). C'est elle qui finance les aides versées aux personnes handicapées ainsi qu'aux personnes âgées. Elle a pour mission de garantir l'égalité de traitement des personnes handicapées sur l'ensemble du territoire.

D. Les principales instances

Les maisons départementales du handicap

La loi de 2005 a créé les maisons départementales des personnes handicapées (MDPH). Il s'agit d'un lieu unique permettant de faciliter l'ensemble des démarches des personnes handicapées. Cette structure regroupe, dans chaque département, des représentants du conseil départemental, de l'État, des organismes de protection sociale et des associations impliquées. Une équipe pluridisciplinaire, composée de personnes spécialisées, exerce une mission d'accueil, d'information, d'accompagnement et de conseil pour les personnes handicapées.

La commission des droits et de l'autonomie

Au sein de chaque MDPH, une commission des droits et de l'autonomie des personnes handicapées (CDAPH) est constituée. Elle a pour fonction de prendre les décisions relatives à l'ensemble des droits de la personne handicapée.

La CDAPH remplace les deux commissions qui existaient avant 2005 : la COTOREP (commission technique d'orientation et de reclassement professionnel) et la CDES (commission d'éducation spéciale). Elle reprend les compétences de ces deux organes, comme par exemple :

- l'appréciation du taux d'incapacité de la personne handicapée ;
- l'attribution de la prestation de compensation ;
- la reconnaissance de la qualité de travailleur handicapé ;
- la proposition de mesures relatives à l'insertion scolaire ;
- la proposition de mesures relatives à l'insertion professionnelle.

MÉMO 62 Les établissements sociaux et médico-sociaux

1 Les établissements accueillant les enfants

Structures	Objectifs	Publics accueillis
Maison d'enfants à caractère social (MECS)	- Assurer l'entretien et l'hébergement. - Mettre en place un travail avec la famille tout en permettant à l'enfant de se reconstruire socialement.	Accueillir en internat ponctuellement ou durablement des enfants en danger, en souffrance.
Institut médico-éducatif (IME)	- Proposer des activités favorisant le développement des capacités motrices, sensorielles et cognitives. - Accompagner dans les gestes de la vie quotidienne. - Assurer l'enseignement scolaire par des instituteurs spécialisés.	Accueillir en internat ou externat des enfants et adolescents avec une déficience intellectuelle.

2 Les établissements accueillant les personnes en situation de handicap

Structures	Objectifs	Publics accueillis
Foyer d'hébergement (FH)	- Assurer l'entretien et l'hébergement, - Proposer des activités durant les temps de loisirs.	Travailleurs handicapés exerçant une activité en milieu ordinaire, en entreprise adaptée ou en milieu protégé.
Foyer d'accueil médicalisé (FAM)	- Accompagner dans les actes de la vie quotidienne, - Assurer une surveillance médicale et des soins.	Accueil en internat ou de jour de personne nécessitant une surveillance médicale et des soins.
Maison d'accueil spécialisée (MAS)	- Accompagner dans les gestes de la vie quotidienne, - Assurer une surveillance médicale et des soins, - Maintenir ou améliorer les acquis par des activités de vie sociale, d'animation.	Accueil en internat ou de jour de personne en situation de handicap moteur, mental, sensoriel et de polyhandicap.

3 Les établissements accueillant les personnes âgées

Structures	Objectifs	Publics accueillis
Établissement d'hébergement pour personnes âgées dépendantes (EHPAD)	- Assurer l'hébergement et l'entretien, - Accompagner dans les gestes de la vie quotidienne, - Assurer une surveillance médicale et des soins, - Maintenir les acquis par des activités de vie sociale, d'animation.	Personnes âgées dépendantes
Pôle d'activités et de soins adaptés et Unité d'hébergement renforcée (PASA et UHR)	- PASA : propose pendant la journée aux résidents ayant des troubles du comportement modérés, des activités sociales et thérapeutiques au sein d'un espace de vie spécialement aménagé et bénéficiant d'un environnement rassurant et permettant la déambulation. Il est intégré au sein d'un EHPAD - UHR : Accueil, nuit et jour, des résidents ayant des troubles sévères du comportement, sous forme de petites unités. Il s'agit d'un lieu d'activités et d'hébergement. L'UHR est intégrée au sein d'un EHPAD ou d'une unité de soins de longue durée (secteur sanitaire).	Personnes âgées atteintes de la maladie d'Alzheimer ou syndrome apparentés

63 Éthique de la pratique professionnelle

1 La notion d'éthique

L'**éthique** est un ensemble de principes qui précisent comment les êtres humains doivent se comporter. L'éthique est aussi une **démarche** qui consiste à étudier les savoirs pour les appliquer à la protection de la personne.

- **La distinction avec la notion de morale** : la morale est un ensemble de **règles de conduite** qui permettent de définir ce qui est bien et ce qui est mal. Elle englobe donc les normes et les coutumes d'une société. La morale n'est pas figée, elle correspond à des normes pouvant être propres à un individu, à un groupe social ou à un peuple, à un moment donné. Elle peut donc évoluer.
- **La distinction avec la notion de droit** : le droit constitue l'ensemble des **règles édictées et sanctionnées** par l'État. Ces règles organisent la vie des individus en société.
- La **déontologie** est l'ensemble des **devoirs** d'une profession.
- La **responsabilité** est un mécanisme selon lequel il existe une **obligation de répondre de ses actes**. D'un point de vue juridique, la responsabilité sera engagée devant les tribunaux.

2 Le respect des droits de l'Homme

La notion de droits de l'Homme correspond aux prérogatives que chacun détient en tant qu'être humain.

Les caractéristiques des droits de l'Homme

Le concept repose sur le principe selon lequel les individus jouissent de droits universels, inaliénables et indivisibles.

- **Des droits universels** :
  - le **principe d'universalité** des droits de l'Homme implique que de tous les êtres humains, quels que soient leur nationalité, lieu de résidence, leur sexe, leur origine, leur couleur, leur religion, ou leur langue, ont le droit de bénéficier des mêmes droits ;
  - la **non-discrimination** implique que tous les êtres humains peuvent exercer leurs droits sur un pied d'égalité. Le principe

de la non-discrimination en matière de droits de l'Homme et de libertés s'applique à toutes les personnes. Ce principe s'accompagne du principe de l'égalité, qui figure dans l'article premier de la Déclaration universelle des droits de l'Homme : « *Tous les êtres humains naissent libre et égaux en dignité et en droits* ».

- **Des droits inaliénables** : l'expression *inaliénable* vient du terme juridique *aliéner* qui signifie « transférer la propriété d'un bien » (par le don ou la vente). Les droits de l'Homme sont inaliénables car ils ne peuvent être ni abrogés, ni retirés à un individu. Certaines exceptions à ce principe existent mais elles sont très strictement encadrées et ne peuvent être mises en œuvre que dans des circonstances particulières, conformément à une procédure spécifique (*ex.* : le droit à la liberté peut être limité si un tribunal reconnaît la personne coupable d'un crime).
- **Des droits indivisibles** : les droits de l'Homme sont nombreux et concernent des domaines très vastes, il existe par exemple des droits civils, politiques, civiques, sociaux, économiques, culturels, familiaux ou collectifs. On dit que les droits de l'Homme sont « indivisibles » car ils sont intimement **liés** et **interdépendants**. L'amélioration d'un droit facilite le progrès des autres, mais l'atteinte à l'un d'entre eux peut avoir des répercussions négatives sur les autres droits.

▸ Les textes garantissant les droits de l'Homme

- **La Déclaration universelle des droits de l'Homme.** Elle fut adoptée par l'ONU en 1948. Ce texte est l'une des plus importantes sources des droits de l'homme actuels. Parmi les droits qui y sont reconnus, on trouve notamment : la liberté de tous les êtres humains, l'égalité des sexes, l'interdiction de l'esclavage, le droit à une justice efficace, le droit à l'éducation et le droit à la santé et au bien-être.
- **La Déclaration des droits de l'homme et du citoyen.** Ce texte fondamental de la Révolution française fut adopté le 26 août 1789. Il consacre de nombreux droits indispensables : la liberté et l'égalité ; les droits naturels : ces droits sont la liberté, la propriété, la sûreté, et la résistance à l'oppression.
- **Le préambule de la Constitution de 1946**. Il s'agit de la Constitution de la IVe République, qui fut adoptée le 27 octobre

1946. De nombreux droits y sont réaffirmés. De nouveaux droits y sont également consacrés et ils sont considérés comme « *particulièrement nécessaires à notre temps* ».

Le droit à la santé dans la Constitution française

Article 11 : *(la nation) « garantit à tous, notamment à l'enfant, à la mère et aux vieux travailleurs, la protection de la santé, la sécurité matérielle, le repos et les loisirs. Tout être humain qui, en raison de son âge, de son état physique ou mental, de la situation économique, se trouve dans l'incapacité de travailler, a le droit d'obtenir de la collectivité des moyens convenables d'existence* ».

Extrait du préambule de la Constitution du 27 octobre 1946

- **La Constitution de 1958.** Lorsque la Constitution de la Ve République est adoptée le 4 octobre 1958, son préambule renvoie à plusieurs textes fondamentaux. En 1971, le Conseil constitutionnel a affirmé que le préambule de 1958 et les textes auxquels il renvoie, ont la même valeur que les articles de la Constitution. Les nouvelles lois doivent donc respecter ce que l'on appelle le « **bloc constitutionnel** ». Cette expression désigne l'ensemble des principes que les lois doivent respecter et qui sont protégés par le Conseil constitutionnel.

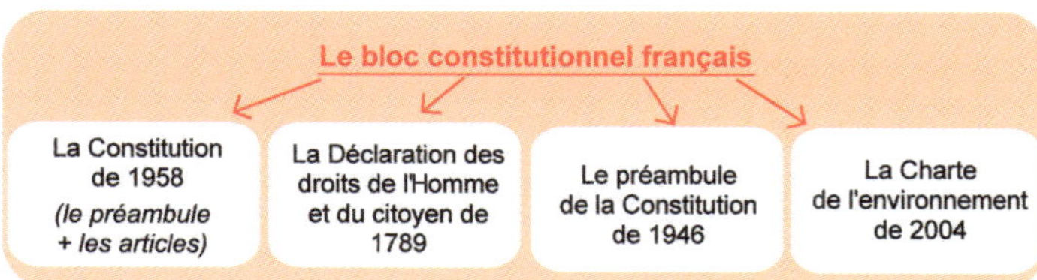

- **La Charte des droits et libertés de la personne âgée en situation de handicap ou de dépendance.** Elle a été rédigée par la Fondation nationale de gérontologie en 1987, puis redéfinie en 2007. Elle reconnaît les droits des personnes âgées devenues handicapées ou dépendantes dans les domaines suivants :
- **la vie quotidienne de la personne** : la liberté d'exercer ses choix, de communiquer, de se déplacer ou de choisir son lieu de vie en lien avec ses besoins ;

- les activités de la personne : la liberté de participer aux activités associatives et politiques ou la liberté de participer aux activités religieuses et philosophiques ;
- l'entourage de la personne : les relations familiales doivent être maintenues et les réseaux amicaux doivent être préservés ;
- la protection de la personne : le droit à l'assistance et à l'accompagnement en fin de vie ou le droit à la protection de ses biens et de sa personne en cas de vulnérabilité.

• La loi du 28 décembre 2015
L'axe 7 de cette loi énonce et renforce les droits des usagers. Parmi ces droits, se trouvent : le respect de la dignité, de l'intégrité, de la vie privée, de l'intimité, de la sécurité et de la liberté d'aller et venir (article L. 311-3 du Code de l'action sociale et des familles).

3 Le respect du secret professionnel

• L'obligation légale : tout professionnel amené à connaître des informations d'ordre privé sur une personne est donc tenu par le secret. Le secret couvre toutes les informations parvenues à la connaissance du professionnel : les confidences faites, ce qui a été vu, lu, entendu, constaté ou compris.

• Le devoir de discrétion :
- la discrétion professionnelle interdit la divulgation d'informations concernant la vie interne de l'établissement (fonctionnement du service, qualité des soins, *etc.*) ;
- le devoir de réserve correspond à l'obligation pour les fonctionnaires de modérer l'expression de leurs opinions à l'égard de leur administration ou leurs collègues.

• Les sanctions : la violation du secret professionnel sera une faute pénale et professionnelle :
- la sanction pénale ira jusqu'à un an d'emprisonnement et 15 000 € d'amende ;
- la sanction disciplinaire peut être une interdiction temporaire ou définitive d'exercer.

• Les dérogations : le secret pourra être transgressé dans certaines hypothèses prévues par la loi, par exemple en cas de signalement de maltraitances aux autorités, il n'y aura pas violation du secret professionnel.

64 Le respect de la vie privée

1 Définition

- La protection de la vie privée a été affirmée en 1948 par la Déclaration universelle des droits de l'Homme des Nations unies (art. 12) et, en France, l'article 9 du Code civil protège ce droit depuis la loi du 17 juillet 1990.
- Cet article précise : « Chacun a droit au respect de sa vie privée. Les juges peuvent, sans préjudice de la réparation du dommage subi, prescrire toutes mesures telles que séquestres, saisies et autres, propres à empêcher ou à faire cesser une atteinte à la vie privée ; ces mesures peuvent, s'il y a urgence, être ordonnées en référé ».

2 Les modalités de la loi

- La protection de la vie privée revêt plusieurs aspects :
- la **protection du domicile** : par exemple, la police ne peut y pénétrer que dans certains cas fixés par la loi ;
- le **secret professionnel et médical** : un médecin ne peut révéler les éléments du dossier médical d'une personne sans son consentement ;
- la **protection de l'image** : il est interdit de reproduire l'image d'une personne sans son autorisation. Cette règle concerne tout le monde et pas seulement les « personnes publiques ». Il existe néanmoins des limites tenant au cadre dans lequel une image a été réalisée. La protection n'est pas la même pour une photographie prise lors d'une réunion publique (ex. réunion politique) ;
- la **protection de l'intimité** : des éléments concernant les relations amoureuses ou les préférences sexuelles d'une personne ne peuvent être révélés.
- De même, les écoutes téléphoniques sont réglementées. Les écoutes judiciaires, réalisées au cours d'une enquête sur une infraction, doivent l'être sous le contrôle d'un juge d'instruction. Les écoutes « administratives », nécessaires pour protéger la sécurité du territoire (ex. prévention du terrorisme), ont longtemps été

réglementées de manière très lâche, à tel point que la France a été condamnée pour cette raison par la Cour européenne des droits de l'homme (arrêt Kruslin et Huvig de 1990). La loi du 10 juillet 1991 a créé la Commission nationale de contrôle des interceptions de sécurité (CNCIS), afin de contrôler leur nombre et leur motivation.

- Enfin, pour lutter contre les dangers que le développement de l'informatique peut faire peser sur les libertés et le respect de la vie privée, a été créée par la loi du 6 janvier 1978 la **Commission nationale de l'informatique et des libertés** (CNIL).

65 La responsabilité civile et pénale

1 La notion de responsabilité juridique

La notion de responsabilité désigne le fait de répondre de ses actes et d'en assumer les conséquences. Dans l'exercice de sa profession, l'AES peut voir sa responsabilité engagée sous différentes formes.

2 La responsabilité civile

Ce type de responsabilité figure à l'article 1240 du Code civil. Elle est basée sur la **réparation du préjudice** sous la forme de dommages-intérêts. Lorsque la responsabilité civile de l'AES est engagée, la réparation du dommage ne pourra être obtenue que si trois éléments sont réunis : une faute, un préjudice et un lien de causalité. Le dommage sera évalué par les juges pour déterminer une somme d'argent. L'AES pourra donc devoir payer des dommages-intérêts.

La faute

- **Une responsabilité fondée sur la faute** : la notion de faute est le pilier de la responsabilité civile.
- **La notion de faute envisagée au sens large** : la faute peut être un fait grave ou simplement une négligence.
- **La responsabilité de l'AES peut aussi être engagée sans qu'une faute ne soit commise** : il s'agit du cas de figure où c'est la personne dont s'occupe l'AES qui cause un dommage. C'est ce que l'on appelle une « responsabilité objective », c'est-à-dire que la responsabilité de l'AES, qui en a la garde, pourra être engagée sans qu'il soit nécessaire de prouver l'existence d'une faute.

Le préjudice

Il s'agit du dommage réparable. Il ne peut pas y avoir de responsabilité engagée sans qu'un préjudice ne soit prouvé. Le préjudice peut être de plusieurs natures :

- préjudice **matériel** (par exemple la perte ou la destruction d'un objet) ;
- préjudice **financier** (la perte d'une somme d'argent) ;

- préjudice moral (perte d'un proche, un traumatisme, atteinte à la réputation) ;
- préjudice physique ou esthétique.

Le lien de causalité

Pour que la responsabilité juridique soit engagée, il faut prouver un lien entre la faute (ou l'imprudence) et le préjudice que l'on demande à réparer. Il faut établir un lien de cause à effet. Toutefois, lorsque la faute a participé à la réalisation du préjudice, sans en être la principale cause, c'est la théorie de « l'équivalence des conditions » qui s'applique et qui permet, dans certains cas, de mettre en jeu la responsabilité, même si le lien de causalité n'est pas direct.

3 La responsabilité pénale

La responsabilité pénale ne fonctionne pas de la même manière que la responsabilité civile. C'est un mécanisme qui a pour objectif de punir l'auteur du dommage, et non plus de réparer financièrement le dommage causé. Pour que la responsabilité pénale de l'AES soit engagée, il faut que le dommage soit le résultat d'une faute pénale, c'est-à-dire qu'il faut une infraction au Code pénal, la violation d'un interdit. Pour que la responsabilité pénale de l'AES soit engagée, trois éléments doivent être prouvés :

- l'élément légal : l'infraction doit être prévue par la loi ;
- l'élément matériel : la commission de l'infraction ;
- l'élément intentionnel (ou moral) : la volonté de commettre l'acte ou les capacités intellectuelles pour avoir toute conscience de l'infraction.

La procédure se déroulera devant les juridictions pénales comme le tribunal correctionnel ou la cour d'assises.

Les sanctions possibles sont l'emprisonnement et le paiement d'une amende.

4 La responsabilité disciplinaire

Elle sera engagée en cas de faute disciplinaire de l'AES salarié. L'établissement employeur peut appliquer des sanctions disciplinaires pouvant aller jusqu'au licenciement.

66 Organisation et régions du corps humain

1 Les niveaux d'organisation

La figure suivante montre les différents niveaux d'organisation de l'organisme.

La vie s'est organisée autour de l'association de quelques atomes formant des molécules, capables de se structurer en cellules. Ces cellules possèdent des structures communes mais, au cours de la vie, et dès l'embryogenèse, elles se spécialisent dans la formation de molécules particulières aboutissant à une différenciation. L'association de cellules spécialisées forme un tissu lui-même spécialisé qui peut, en se combinant à d'autres, former un organe, unité d'un appareil.

Les niveaux d'organisation

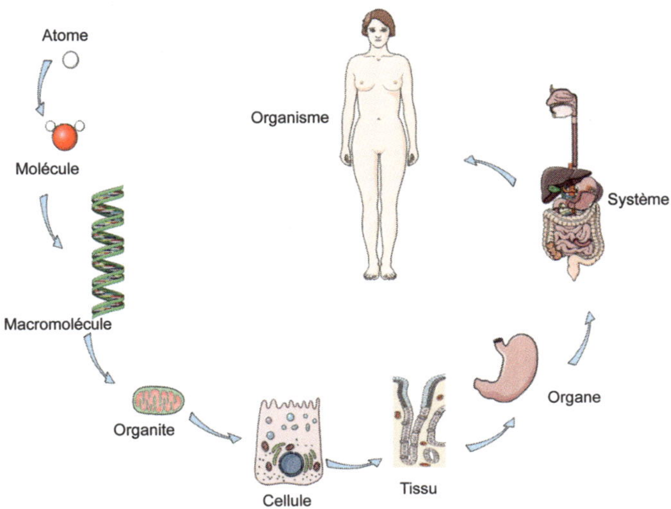

2 Les trois plans dans l'espace

Il est habituel de décrire trois plans anatomiques :

- le plan frontal ;
- le plan transversal ;
- le plan sagittal.

Les plans dans l'espace

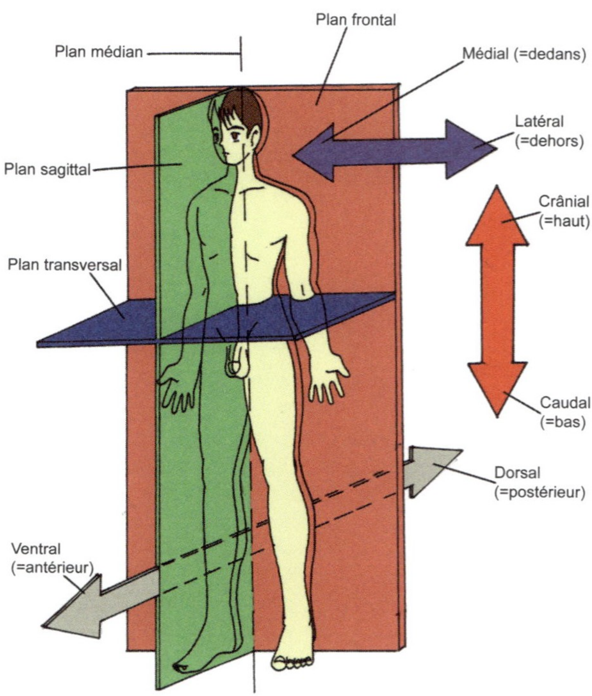

3 Les régions du corps

Le corps est divisé en trois grandes régions :

- la tête ;
- le tronc ;
- les membres.

Morphologie et régions corporelles en vues antérieure et postérieure

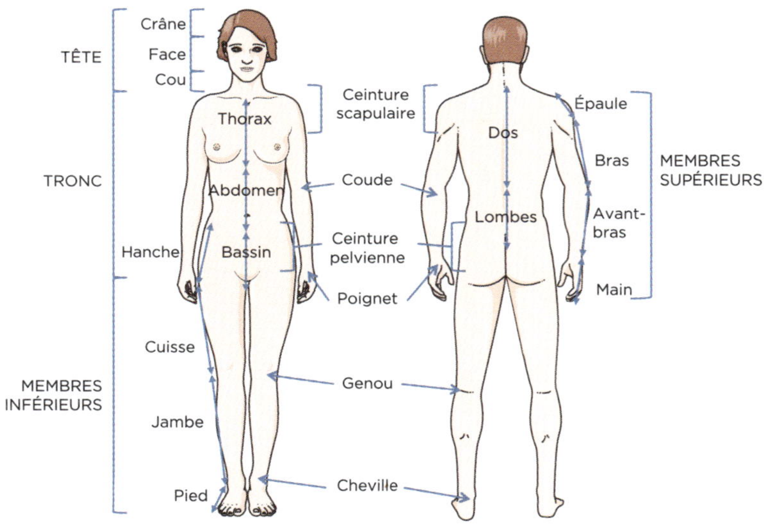

4 Les cavités du corps

Le corps est composé de cavités qui contiennent les viscères (organe contenu dans une cavité, exemple : le cerveau dans la cavité crânienne est un viscère).

Les cavités corporelles

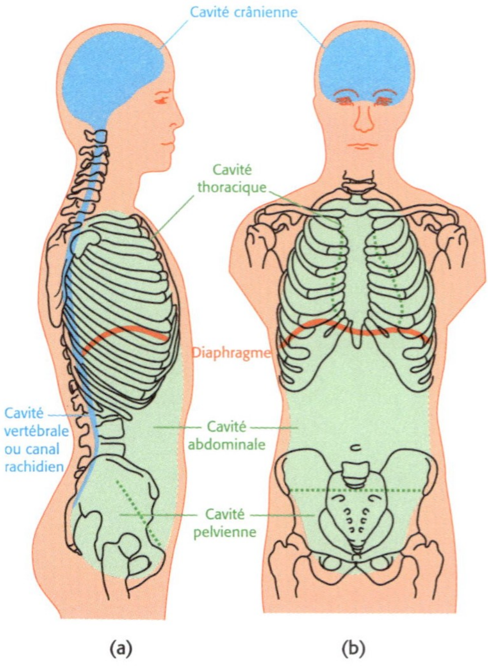

Les viscères sont entourés d'enveloppes, les séreuses, qui assurent une cohésion sans empêcher les mouvements et une protection immunitaire. Parmi les séreuses on trouve : les plèvres, autour des poumons, les méninges, autour du système nerveux central, le péritoine, autour de l'abdomen, et le péricarde, autour du cœur.

5 Les appareils et systèmes

Plusieurs organes, qui participent à la même fonction, forment un appareil et l'ensemble de ces appareils forment un organisme. On distingue souvent l'appareil du système dont l'organisation est moins nette et parfois diffuse dans l'organisme (système immunitaire, système endocrine...). Dans le langage courant, ces mots sont synonymes.

Ces appareils et systèmes peuvent être groupés en 3 fonctions générales assurant la nutrition, la relation et la reproduction de l'organisme.

Les appareils suivants collaborent à la nutrition de l'individu :

- l'appareil digestif : ingestion et digestion des aliments, absorption des nutriments et élimination des déchets de la digestion (produits non digérés, non absorbés et partie de la flore) ;
- l'appareil respiratoire : échanges gazeux avec l'extérieur, entrée de dioxygène (O_2) et élimination du dioxyde de carbone (CO_2) ainsi que d'autres substances volatiles ;
- l'appareil cardiovasculaire : transport des nutriments et de l'O_2 vers les organes et élimination des déchets, notamment le CO_2, vers les poumons ou les reins ;
- l'appareil urinaire : ultrafiltration du sang, élimination des déchets par les urines.

Les systèmes sont spécialisés dans les relations avec le milieu extérieur mais assurent aussi la communication entre les organes :

- le système nerveux : par l'intermédiaire de mécanismes élaborés de réception et de codage électrique de stimulations, il assure la perception consciente et/ou inconsciente des fluctuations de l'environnement externe et interne de l'organisme et module les fonctions de l'organisme ;
- le système endocrine : selon les modifications environnementales, il permet la communication, via le sang, entre les différents organes et assure la coordination des fonctions ;
- le système immunitaire : il coordonne les défenses de l'organisme.

MÉMO

67 Physiologies nerveuse et endocrine

1 Le système nerveux

Le système nerveux est spécialisé dans la réception, la transmission et le traitement des informations. Présent dans toutes les régions du corps, il représente un des plus importants moyens de communication de l'organisme. Il assure la fonction de relation avec le milieu extérieur par l'intermédiaire des sens. Il coordonne également les grandes fonctions de l'organisme en relation avec le système endocrine. Il a un rôle fondamental dans la commande consciente et réflexe de l'appareil locomoteur.

C'est aussi le siège des émotions, de la pensée, de la conscience. Il existe deux façons d'organiser le système nerveux.

Sur le plan anatomique, on distingue le système nerveux central et le système nerveux périphérique.

Sur le plan fonctionnel, on distingue le système nerveux cérébrospinal ou somatique qui contrôle la vie de relation (conscience et volonté) et le système nerveux végétatif ou autonome qui règle les fonctions végétatives impliquées dans la survie de l'individu et de l'espèce (nutrition, sexualité...).

Organisation du système nerveux

- Le système nerveux central comprend :
  - la moelle épinière ;
  - l'encéphale ;
  - le tronc cérébral ;
  - le cervelet.
- Le système nerveux périphérique comprend :
  - les nerfs crâniens issus du tronc cérébral ;
  - les nerfs rachidiens.
- Le système nerveux végétatif comprend :
  - le système nerveux sympathique ;
  - le système nerveux parasympathique.

Le neurone

Le neurone est une cellule nerveuse, élément de base du tissu nerveux. Il possède deux prolongements :

- les **dendrites** : prolongements cellulaires courts aux nombreuses ramifications. Leurs points de contact, les **synapses**, sont des lieux de transmission chimique (neurotransmetteurs) ;
- l'**axone** : prolongement cytoplasmique unique qui transmet l'influx nerveux. L'axone est protégé par la **gaine de myéline** qui augmente la vitesse de transmission de l'influx nerveux au niveau de certains neurones.

La moelle épinière

La moelle épinière fait suite au tronc cérébral. Elle est enfermée dans le canal rachidien. Elle est composée :

- d'une partie centrale, la **substance grise**, qui contient les corps des neurones ;
- d'une partie périphérique, la **substance blanche**, qui contient les axones.

Elle donne naissance aux 31 paires de nerfs rachidiens.

Le système nerveux périphérique

On distingue :

- les **nerfs crâniens**, 12 paires : ils naissent dans l'encéphale et dans le tronc cérébral. Il en existe 3 types :
  - sensitif ;
  - moteur ;
  - mixte : possède la fonction sensitive et motrice.
- les **nerfs rachidiens**, 31 paires : ils naissent dans la moelle épinière.

Le système nerveux végétatif

Le système nerveux végétatif dirige et coordonne les fonctions internes de l'organisme, son fonctionnement est automatique. Il comprend :

- le **système sympathique**, globalement excitateur, très actif au cours des réactions de stress ;
- le **système parasympathique**, globalement inhibiteur.

2 La physiologie sensorielle

Les organes sensoriels reçoivent des informations de l'environnement appelées « **stimuli** » (lumière, son, odeur, saveur) *via* des récepteurs de la sensibilité (neurones ou fibres nerveuses réceptrices, cellules sensorielles).

On distingue :

- la vision (la vue) ;
- l'audition (l'ouïe) ;
- la somesthésie (le toucher) ;
- la gustation (le goût) ;
- l'olfaction (l'odorat).

Ces différents sens mettent en jeu des organes sensoriels qui renseignent donc l'organisme sur l'état du milieu extérieur et intérieur.

A. La somesthésie

La somesthésie englobe :

- la nociception qui correspond à la perception de la douleur ;
- l'extéroception qui se décline en sensibilité tactile ou toucher et la sensibilité thermique qui correspond à la sensibilité au froid et au chaud ;
- la proprioception qui correspond à la perception du corps.

La peau est l'organe du toucher qui permet donc l'extéroception tactile. Elle nous permet le contact avec l'environnement et fonctionne comme un système d'alarme naturel.

Pour répondre à des stimuli très variés, la peau possède plusieurs sortes de récepteurs sensoriels ou corpuscules. À chaque sorte de récepteurs correspond une information particulière.

Le sens du toucher nous permet ainsi d'identifier la forme, la texture des objets.

B. La gustation (goût)

La langue est l'organe du goût. Elle est composée de nombreux organes sensoriels, appelés « papilles », dispersés sur sa surface.

Les bourgeons du goût se trouvent sur les papilles. Ils contiennent les récepteurs gustatifs permettant de discerner les cinq saveurs fondamentales :

Goût	Exemple d'aliment
Sucré	sucre de table, glucose, aspartame
Umami	glutamate, sauce soja
Amer	café, bière, quinine
Salé	sels de table (NaCl)
Acide	citron, boissons gazeuses

C. L'olfaction (odorat)

Les odeurs sont des molécules volatiles contenues dans l'air et vont emprunter deux voies possibles :

- en respirant par voie nasale (**voie orthonasale**), les molécules viennent alors uniquement de l'environnement ;
- lors de la déglutition (**voie rétronasale**), les molécules proviennent alors en plus de composés extraits lors de la mastication.

Le haut de la cavité nasale contient des cellules ciliées qui forment l'épithélium olfactif.

Les neurones olfactifs qui lui sont associés fixent les odeurs qui sont ensuite transmises au cerveau.

D. L'audition (ouïe) et l'équilibre

L'audition

Les sons sont créés par une perturbation dans l'air, appelée « vibration ».

Les vibrations dans l'air arrivant aux tympans vont être transmises à l'oreille interne (cochlée) via les osselets (marteau, enclume et étrier).

Structure de l'oreille

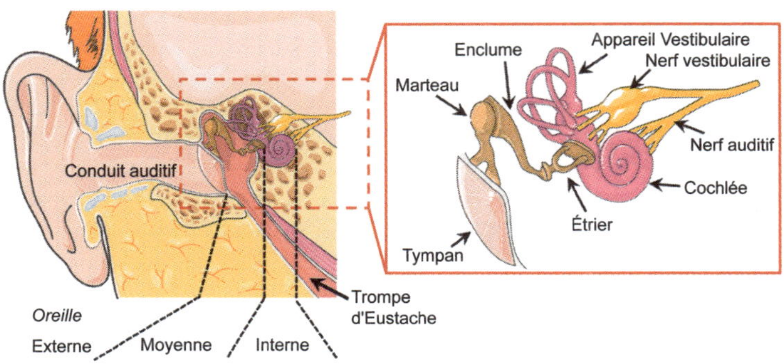

Équilibre et système vestibulaire

Le système vestibulaire permet à notre cerveau de connaître non seulement l'orientation de notre corps mais aussi les forces qui s'y appliquent (accélération, rotation…).

E. La vision (vue)

- Les rayons lumineux pénètrent alors dans l'œil *via* la cornée.
- L'entrée de lumière est régulée grâce à l'iris et la pupille.

Les muscles de l'iris s'adaptent constamment pour réguler la quantité de lumière à laquelle la pupille est exposée.

La lumière qui est autorisée à passer à travers la pupille poursuit son chemin et traverse le cristallin, qui fonctionne comme une lentille d'appareil-photo.

Le cristallin de l'œil inverse l'image de l'objet qui est projetée à l'envers sur la surface du globe oculaire, appelée « rétine », qui contient les cellules sensorielles de la vision.

- La rétine transforme l'énergie lumineuse en messages électriques qui sont transmis au cerveau par le nerf optique de chaque oeil, ces nerfs se croisent au niveau du chiasma optique.

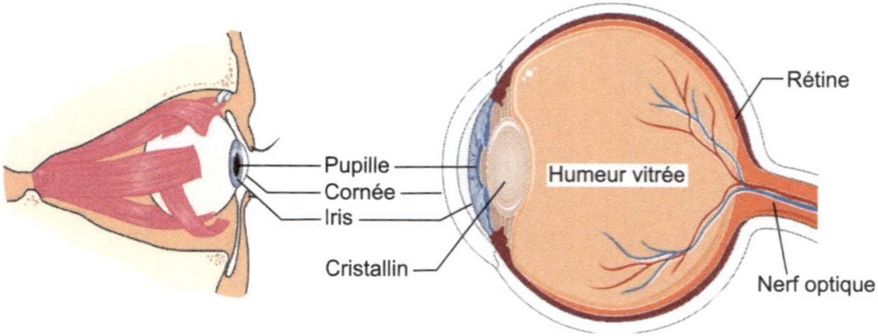

3 Le système endocrinien

Les glandes endocrines contrôlent les fonctions de l'organisme par l'intermédiaire de substances chimiques appelées « hormones ».

Elles sont produites par des cellules endocrines et agissent à distance comme des messagers chimiques sur des cellules cibles.

Les hormones sont véhiculées dans tout le corps grâce à la circulation sanguine.

Les différents organes du système endocrinien sont situés dans des régions différentes :

Glandes	Localisation	Rôle endocrine
Hypophyse	Cavité crânienne	Contrôlée par l'hypothalamus, elle contrôle de nombreuses autres glandes (*ex.* : thyroïde, ovaires...)
Pinéale	Cavité crânienne	Rythmes biologiques, mélatonine
Thyroïde	Cou	Métabolisme, thermorégulation
Glandes surrénales	Au-dessus des reins	Stress (adrénaline), corticoïdes
Pancréas	Cavité abdominale	Régulation de la glycémie : - insuline (baisse la glycémie, hormone hypoglycémiante) ; - glucagon (augmente la glycémie, hormone hyperglycémiante)
Ovaires-Testicules	Cavité pelvienne	Hormones sexuelles
Thymus	Thorax	Immunité
Parathyroïdes	Cou	Régulation de la calcémie

MÉMO 68 Les grandes fonctions du corps humain

1 Le système circulatoire

L'appareil circulatoire est composé du cœur et des vaisseaux. Les portions contenant du sang hématosé (riche en dioxygène) sont colorées en rouge et celles contenant du sang non hématosé (pauvre en dioxygène) en bleu.

L'appareil circulatoire

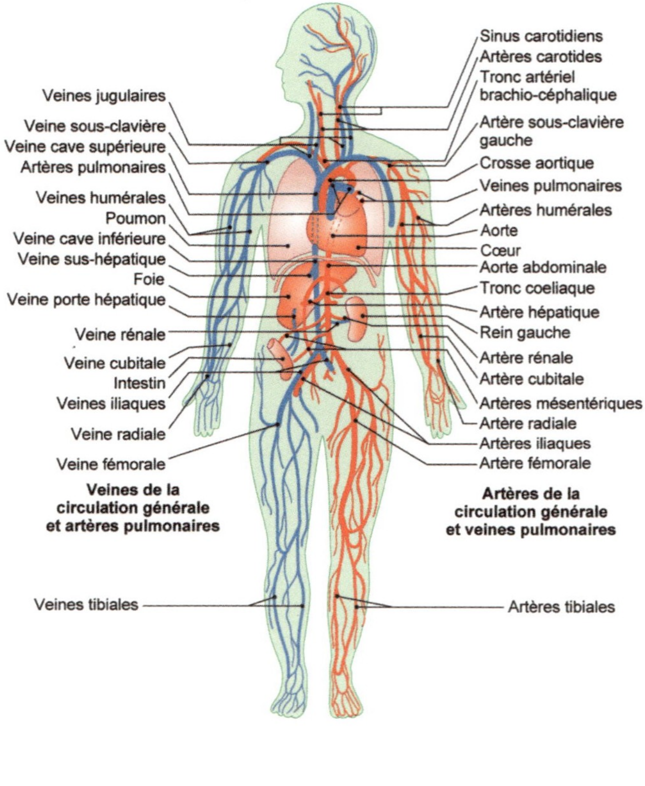

Le cœur est situé dans le médiastin et l'apex cardiaque pointe vers la gauche, au-dessus de la sixième côte sternale gauche. Il est composé de 4 cavités et propulse le sang dans les circulations pulmonaire et systémique.

Coupe longitudinale du cœur

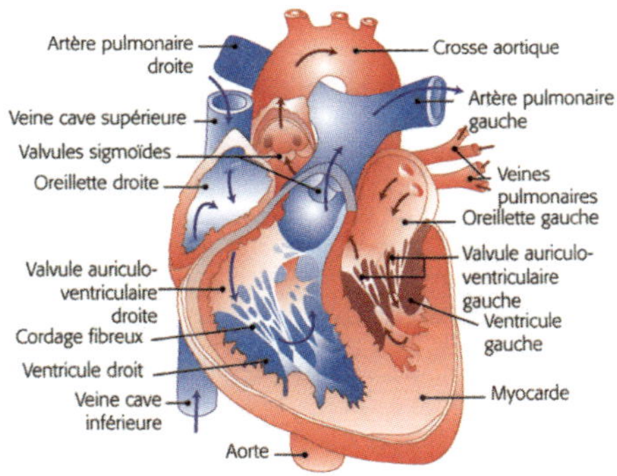

• Il y a trois sortes de **vaisseaux sanguins** :
- les **artères** reçoivent le sang qui part du cœur et le transportent vers les autres parties du corps ;
- les **veines** ramènent le sang au cœur ;
- les **capillaires** sont des vaisseaux sanguins très fins. Leur paroi très mince permet l'échange avec les cellules qu'elles irriguent. Les éléments véhiculés par le sang, comme l'oxygène, sont échangés au niveau de la paroi des capillaires.

• Le **cœur** est un muscle creux. La cavité du cœur est divisée en quatre compartiments : les **oreillettes** gauche et droite ; les **ventricules** gauche et droit.

• Dans la circulation sanguine, on distingue la grande et la petite circulation :
- la **grande circulation** : le sang passe de l'oreillette gauche au ventricule gauche qui le propulse vers toutes les cellules de l'organisme via l'artère aorte ce qui permet d'alimenter toutes les cellules de l'organisme en dioxygène et nutriments ;
- la **petite circulation** : le sang passe de l'oreillette droite au ventricule droit qui le propulse vers les poumons via l'artère du tronc

pulmonaire. Dans les poumons, le dioxyde de carbone est éliminé vers l'extérieur et le sang est enrichi en dioxygène. Le sang oxygéné retourne vers l'oreillette gauche, et le cycle recommence.

Composition du sang

Le sang se compose de plasma et d'éléments figurés (globules rouges et globules blancs, plaquettes). Le corps humain d'un adulte contient approximativement 5 à 6 litres de sang. Le **plasma** est un liquide jaunâtre dans lequel les cellules sanguines sont en suspension.

Fonctionnement du système circulatoire

Les contractions du muscle cardiaque propulsent le sang. La fréquence des battements du cœur détermine le rythme cardiaque. C'est cette fréquence qui est mesurée lorsqu'on palpe le « **pouls** ». La puissance de la contraction du cœur et la dilatation des vaisseaux sanguins déterminent la **tension artérielle**.

2 L'appareil respiratoire

L'appareil respiratoire est l'appareil qui permet la respiration, c'est-à-dire les échanges gazeux entre l'organisme et l'environnement.

L'appareil respiratoire

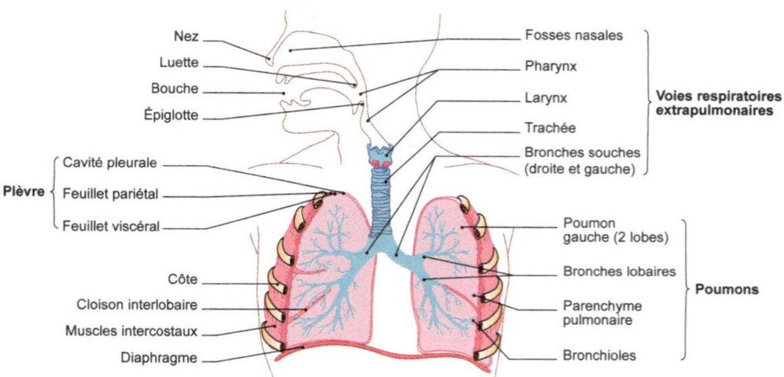

- L'appareil respiratoire est composé :
- des **voies aériennes supérieures**, à l'extérieur du thorax : les fosses nasales, la cavité buccale, le pharynx et le larynx ;
- des **voies aériennes inférieures**, à l'intérieur du thorax : la trachée, les bronches, les bronchioles et les alvéoles.
- Les voies aériennes se divisent en :
- **zone de conduction** : comprend la trachée, les bronches et les bronchioles ;
- **zone respiratoire** : comprend les bronchioles respiratoires, les conduits alvéolaires et les alvéoles.
- Les **poumons** sont contenus dans la cavité thoracique. Ce sont des organes légers, élastiques et spongieux qui contiennent principalement de l'air.

Ils sont irrigués par la circulation pulmonaire ou **petite circulation**. Le sang y est conduit par l'artère pulmonaire contenant du sang **non hématosé** (pauvre en O_2), le sang **hématosé** repart au cœur par les veines pulmonaires.

3 L'appareil digestif

Système qui prend la nourriture, la digère pour en extraire des nutriments, et évacue la partie non digeste et une partie de la flore microbienne en matière fécale.

A. Anatomie de l'appareil digestif

- L'appareil digestif est composé de 2 parties :
- le tube digestif dans lequel transitent les aliments. Il comprend successivement : la bouche, l'œsophage, l'estomac, l'intestin grêle (duodénum, jéjunum, iléon), le côlon, le rectum et l'anus. Les différentes parties du tube digestif sont souvent séparées par des sphincters qui contrôlent le passage des aliments d'une partie à l'autre et évitent les reflux ;
- les glandes annexes qui déversent des sécrétions dans la lumière du tube digestif : les glandes salivaires, la vésicule biliaire, le pancréas, le foie.

L'appareil digestif

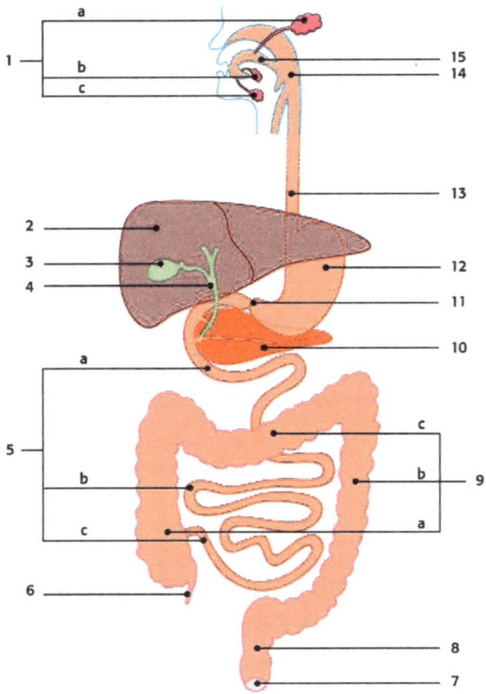

1. Glandes salivaires ; salive
1a. Glandes parotides
1b. Glandes sub-linguales ; langue
1c. Glandes sous-maxillaires
2. Foie
3. Vésicule biliaire
4. Canal cholédoque ; bile
5. Intestin grêle
5a. Duodénum
5b. Jéjunum
5c. Iléon
6. Appendice
7. Anus
8. Rectum
9. Côlon
9a. Côlon ascendant
9b. Côlon descendant
9c. Côlon transverse
10. Pancréas
11. Pylore
12. Estomac
13. Œsophage
14. Pharynx
15. Bouche ; comprend la langue, les dents, les gencives

B. Digestion et absorption

- La digestion correspond aux processus mécaniques et biochimiques qui assurent la fragmentation, macroscopique, microscopique et moléculaire des aliments ingérés. Des phénomènes mécaniques des sécrétions chimiques et enzymatiques vont permettre la digestion des aliments en nutriments. Le contenu du tube digestif progresse à l'intérieur du tube sous l'effet de contractions péristaltiques.

Organe	Fonction de digestion
Bouche	Mastication et production de salive qui permet la lubrification du bol alimentaire, elle contient aussi l'amylase (enzyme) qui digère les glucides.
Œsophage	Achemine activement le bol par péristaltisme jusqu'à l'estomac.
Estomac	Malaxe et produit des enzymes (pepsine) qui digèrent les aliments et de l'acide chlorhydrique (HCl) qui stérilise le bol. L'estomac stocke également le bol.
Pancréas	L'action exocrine du pancréas permet la sécrétion du suc pancréatique, dans le duodénum, chargé de toutes les enzymes permettant la digestion des glucides, lipides, protides et acides nucléiques (ADN).
Foie	Sécrète la bile qui facilite la digestion des lipides.
Intestin grêle	Sécrète le suc intestinal qui termine la digestion des aliments en nutriments.

- **L'absorption** est le passage des nutriments de la lumière intestinale (c'est-à-dire l'intérieur de l'intestin) vers le milieu intérieur, c'est-à-dire le sang ou la lymphe. Les glucides, les protides et les acides gras courts passent dans le capillaire sanguin et les acides gras longs et le cholestérol passent dans le chylifère (lymphe) sous la forme de chylomicrons.

La vascularisation des villosités intestinales

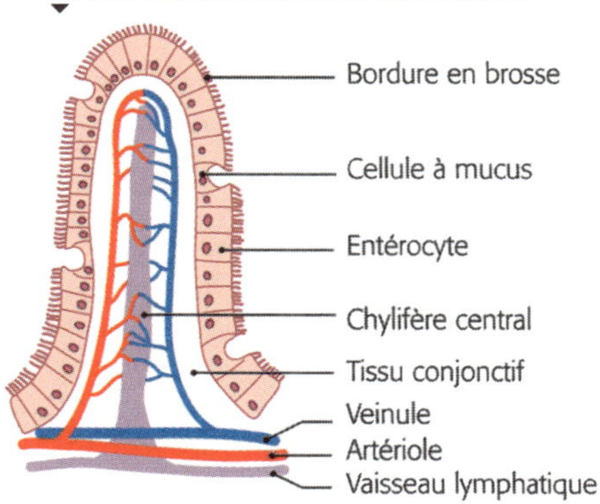

- Les nutriments sont acheminés, via le sang, à travers le **système porte hépatique** qui permet au foie de stocker les molécules importantes (glucose sous forme de glycogène) et de détoxifier les substances toxiques (alcool, médicaments...).

4 Le système urinaire

L'appareil urinaire est pratiquement le même chez l'homme et chez la femme, à l'exception notable de l'urètre qui, chez l'homme, se prolonge dans le pénis, alors qu'il s'ouvre dans la vulve chez la femme.

Le système urinaire comprend :

- les reins ;
- la vessie ;
- l'urètre ;
- les uretères et de nombreux vaisseaux sanguins.

Les reins sont deux organes en forme de haricot situés dans la partie postérieure de l'abdomen, de part et d'autre de la colonne vertébrale. L'urine produite par les reins est conduite par les uretères vers la vessie où elle est stockée jusqu'à la miction. L'urine quitte la vessie par l'urètre.

Chez l'homme, ce conduit est commun aux voies génitales et urinaires.

Chez la femme, ce conduit est plus court et est séparé des conduits génitaux.

Le néphron est l'unité fonctionnelle du rein. Cette structure permet aux reins de filtrer le sang des déchets produits par l'organisme sous forme liquide : l'urine.

On compte 1,3 million de néphrons dans chaque rein humain.

Ainsi, chaque jour, 180 L de sang sont filtrés.

Le sang est filtré 36 fois par jour. La production d'urine est d'environ 1,5 litre par jour.

L'appareil urinaire et la prostate

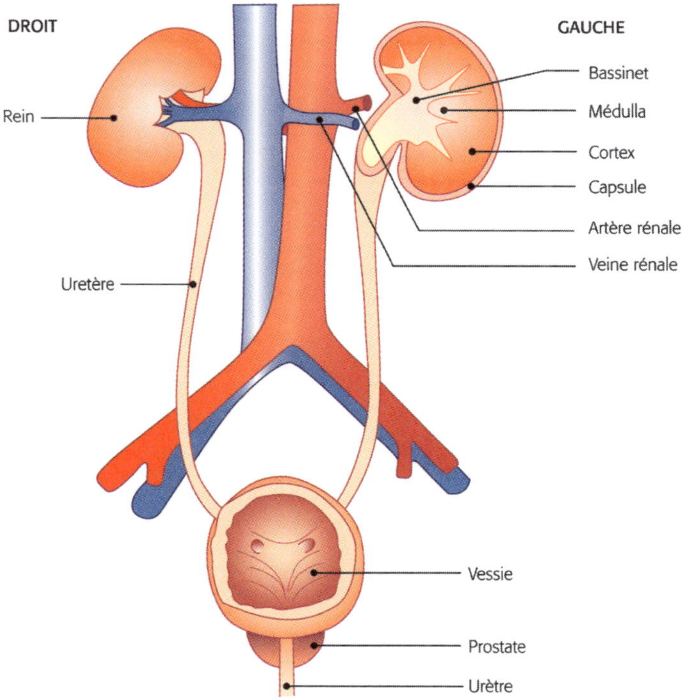

5 Les appareils génitaux masculin et féminin

A. Les appareils génitaux

Ils sont situés dans la cavité pelvienne.

Les différentes structures de l'appareil reproducteur de l'homme

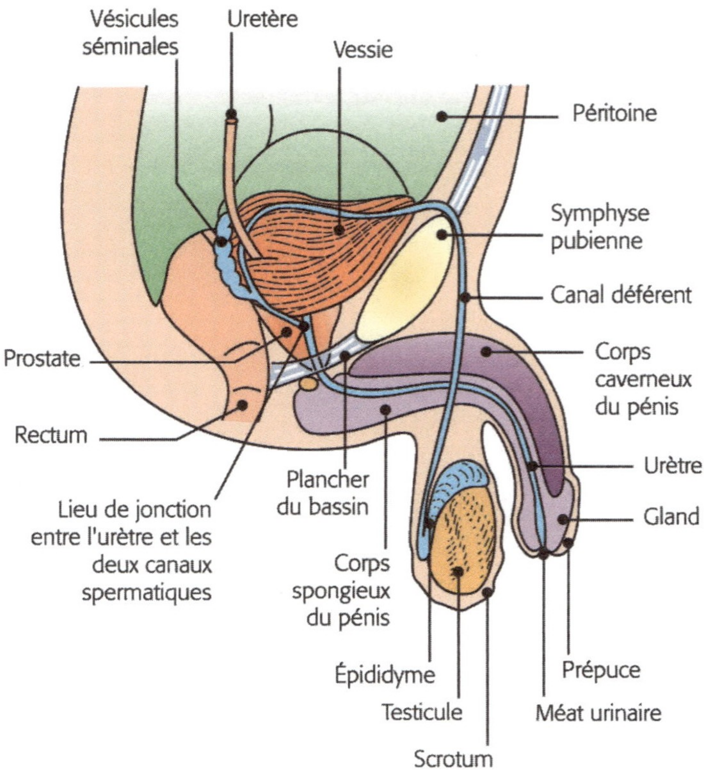

Les différentes structures de l'appareil reproducteur de la femme

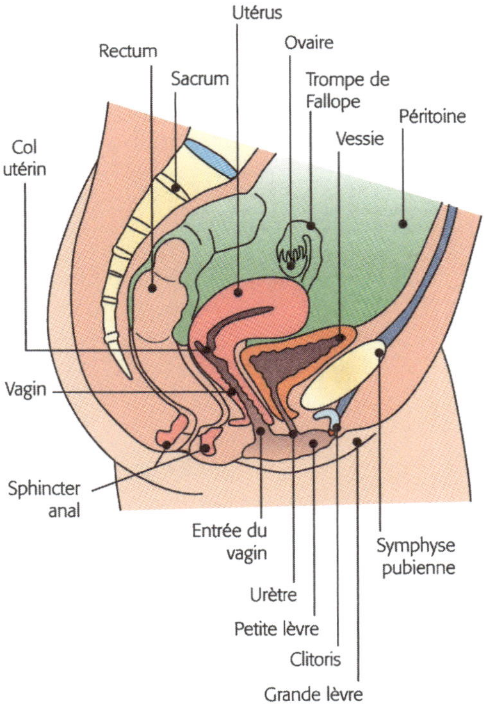

B. Physiologie des appareils reproducteurs

L'appareil reproducteur entre en activité à la puberté sous la commande de l'axe hypothalamo-hypophysaire.

Le fonctionnement des ovaires, de l'utérus et du vagin est cyclique. Le cycle ovarien comprend deux phases séparées par un événement : l'ovulation.

- La phase folliculaire se déroule du 1er jour du cycle (= 1er jour des règles) jusqu'au 13e.

- L'ovulation se produit le 14e jour et correspond à l'expulsion d'un ovocyte dans le pavillon des trompes de Fallope.
- La phase lutéale se déroule du 15e au 28e jour et se caractérise par la transformation du follicule de De Graaf en un corps jaune sécréteur de progestérone principalement et œstrogènes.

Les œstrogènes, à ce stade, renforcent les effets de la progestérone sur la muqueuse utérine qui consistent en une spiralisation des vaisseaux et des glandes conférant à l'endomètre un aspect de dentelle utérine.

À la fin de la phase lutéale, et en l'absence de fécondation, la chute des concentrations en progestérone et œstrogènes aboutit à la destruction de l'endomètre à l'origine des menstruations.

C. La fécondation

Elle correspond à la rencontre entre un spermatozoïde et un ovocyte dans le tiers supérieur des trompes au niveau de l'ampoule de la trompe de Fallope.

La fécondation se déroule en plusieurs étapes dont la fusion des gamètes aboutissant à la formation d'un zygote (ou cellule-œuf).

6 Le système osseux ou squelette

Anatomie et structure des os

Le squelette humain est constitué :
- des os ;
- du cartilage ;
- et d'autres tissus conjonctifs.

Il compte 206 pièces osseuses.

On distingue 3 types d'os :
- les os longs (ex : fémur) ;
- les os courts (ex : vertèbres) ;
- les os plats (ex : omoplate).

Les os sont reliés entre eux par des ligaments.

Les muscles sont attachés aux os par des tendons.

Le squelette comprend 2 parties ou groupes squelettiques : le squelette axial et le squelette appendiculaire.

Vues antérieure et postérieure du squelette humain

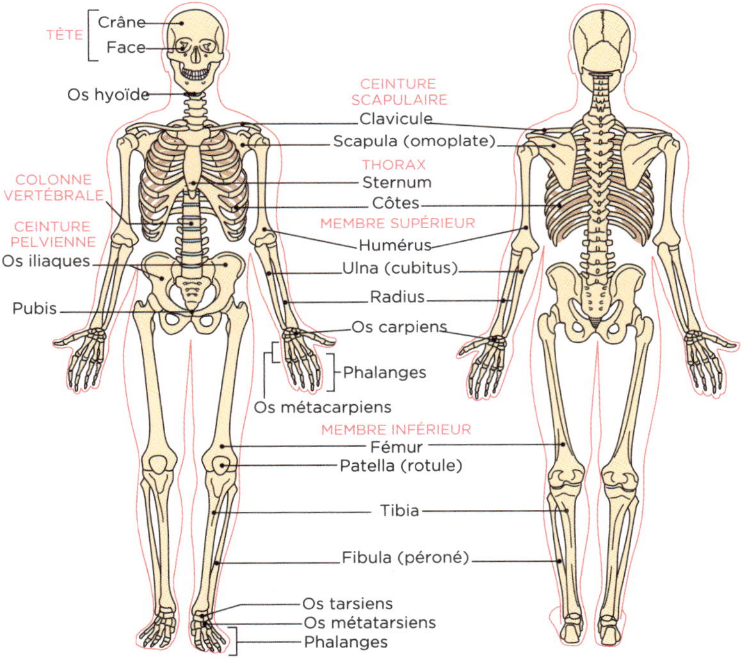

Le squelette axial

Il comprend :

- le crâne, composé de 8 os qui forment la cavité crânienne, qui contient et protège l'encéphale ;
- la face ;
- le thorax, délimité en avant du corps par l'ensemble des côtes pour former la cage thoracique composée de 12 paires de côtes. Il forme la cavité thoracique qui protège le cœur, les poumons et les gros vaisseaux ;

- le rachis (colonne vertébrale) composé de l'empilement de 33 vertèbres, avec :
- 7 vertèbres cervicales ;
- 12 vertèbres dorsales ;
- 5 vertèbres lombaires ;
- 5 vertèbres sacrées soudées en une pièce, le sacrum ;
- 4 ou 5 vertèbres coccygiennes soudées pour former le coccyx.

Le squelette appendiculaire

Il comprend les membres supérieurs et inférieurs et leur ceinture d'attache (scapulaire et pelvienne) au squelette axial.

- Le membre supérieur est composé de 3 segments :
- le bras formé par l'humérus ;
- l'avant-bras formé du radius et de l'ulna ;
- le poignet formé des os du carpe ;
- la main et les doigts formés des os métacarpiens et des phalanges.
- Le coude est l'articulation qui unit l'humérus, l'ulna et le radius.
- Le membre inférieur est composé de 3 segments :
- la cuisse formée par le fémur ;
- la jambe formée du tibia et de la fibula ;
- la cheville, le pied et les orteils formés des os du tarse, des os métatarsiens et des phalanges.
- Le genou est l'articulation qui unit le fémur, le tibia et la fibula.

Rôle du système osseux

Il sert de charpente pour l'organisme et protège les organes mous ou viscères par les grandes cavités qu'il forme (crâne, thorax, bassin).
Il contient la moelle osseuse, qui élabore les éléments figurés du sang.
En relation avec les muscles, il intervient dans la motricité.
Il représente une réserve importante de minéraux, en particulier de calcium et de phosphore.

7 Le système musculaire

Les muscles sont des organes qui peuvent se contracter sous l'influence d'un stimulus. Ce sont les éléments moteurs du squelette du corps.
L'unité élémentaire du muscle est la fibre musculaire.

Classification

Leur classification permet de distinguer 3 groupes musculaires :
- muscles striés ou squelettiques : ces muscles sont associés au squelette et assurent la motricité volontaire ;
- muscles lisses ou viscéraux : ces muscles sont associés aux organes et assurent une motricité involontaire (contraction de l'estomac...) ;
- muscles cardiaques : assurent la contraction involontaire du cœur..

La structure du muscle squelettique

On distingue 2 parties :
- au milieu, un corps charnu, le ventre musculaire, volumineux, contractile et rouge ;
- aux extrémités, une partie tendineuse, le tendon musculaire, étroit, résistant et blanchâtre.

Forme des muscle squelettiques

Les muscles présentent une diversité morphologique, ainsi on distingue :
- muscle long : la longueur prédomine par rapport à la largeur et à l'épaisseur ;
- muscle plat : la longueur et la largeur prédominent par rapport à l'épaisseur ;
- muscle court : les trois dimensions sont réduites ;
- muscle annulaire : autour des orifices ;
- muscle géométrique : trapèze, carré, triangle.

8 Le système immunitaire

Ensemble des mécanismes biologiques qui permettent à l'organisme d'assurer sa défense ou immunité.
Tout organisme vivant est capable :
- de reconnaître et de tolérer ses constituants : soi ;
- d'éliminer ce qui lui est étranger : le non soi.

On distingue deux types d'immunité :
- l'immunité non spécifique ou naturelle ou innée ;
- l'immunité spécifique ou adaptative.

L'immunité non spécifique ou naturelle ou innée

C'est l'ensemble des moyens de défense naturels, non spécifiques à un germe donné : ce sont les **défenses de surface** (peau, trachée, intestin) par l'étanchéité de la peau et des muqueuses.

Immunité spécifique ou adaptative

C'est l'ensemble des moyens de défense qui sont spécifiques à un germe donné : l'objectif est l'éradication spécifique d'un pathogène indésirable et d'éviter ainsi que les agressions se reproduisent.

La réaction immunitaire

Elle a pour but de reconnaître un **antigène** (agent étranger) par une cellule immunitaire.

- **La réponse humorale** : il y a production par les lymphocytes B activés d'**anticorps** suite à l'introduction d'un antigène. L'anticorps a pour objectif de « neutraliser », c'est-à-dire d'empêcher d'agir le corps détecté comme étranger.
- **La réponse cellulaire** : l'introduction de l'antigène aboutit à la formation de **lymphocytes T** activés qui ne fabriquent pas d'anticorps mais développent une toxicité à l'égard des cellules infectées, on parle de la **cytotoxicité** (elles détruisent les cellules de notre corps qui sont infectées).

69 Anatomie et physiologie de la peau et des muqueuses

1 La peau

La peau est l'enveloppe externe du corps, elle se prolonge au niveau des orifices internes en changeant de structure formant ainsi les muqueuses.

A. Anatomie

Structure générale de la peau

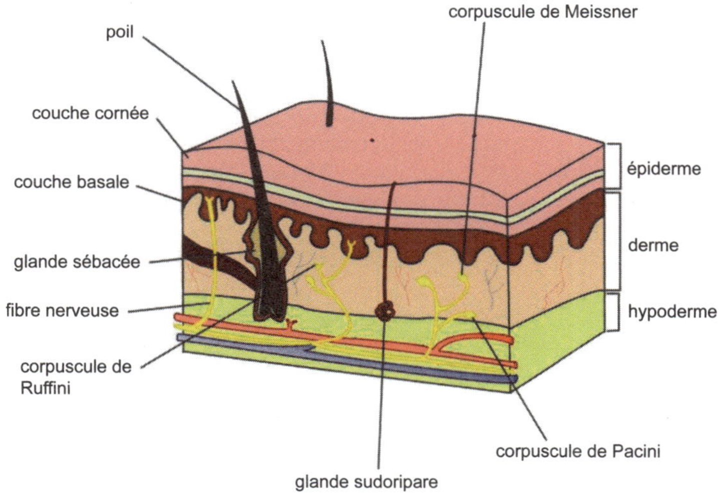

B. Rôles physiologiques de la peau

Les rôles de la peau sont multiples et variés, on peut citer entre autres :

- extéroception tactile (le toucher) et thermique (sensibilité au chaud et au froid) ;
- son rôle protecteur contre les agressions venant de l'extérieur ;
- son rôle de régulateur thermique ;

- son rôle dans l'immunité innée puisqu'elle est une barrière physique contre les agents microbiens, et possède des cellules immunitaires sentinelles ;
- son rôle métabolique, synthèse de la vitamine D.

C. Les glandes annexes

- Les glandes sudoripares, qui produisent la sueur, sont eccrines et participent à la thermorégulation (régulation de la température corporelle) ou apocrines (au niveau des aisselles, des parties génitales, des mamelons) qui produisent des substances odorantes de type phéromones chez l'animal.
- Les glandes sébacées produisent le sébum, responsable de la lubrification des poils et ayant des propriétés antimicrobiennes.
- Les glandes mammaires existent aussi bien chez la femme que chez l'homme mais elles sont sous forme involuée chez ce dernier.

Les glandes mammaires ou lactogènes sont localisées au niveau des seins et sont constituées de lobes séparés par des cloisons conjonctives.

Les glandes mammaires, dont le développement est sous l'influence d'hormones sexuelles (œstrogènes et progestérone), sont actives seulement en période d'allaitement et produisent le lait maternel, un aliment indispensable au bébé lors des premiers mois de sa vie.

D. Les phanères

Les phanères chez l'Homme sont représentés par les poils, les cheveux et les ongles.

Ces trois structures sont toutes constituées par une protéine commune : la kératine.

2 Les muqueuses

A. Composition

Les muqueuses (du latin *mucus*) sont des minces couches de tissus qui tapissent les cavités ouvertes vers le milieu extérieur.

Elles se composent de :

- cellules épithéliales ;
- tissu conjonctif sous-jacent que l'on nomme chorion, fortement vascularisé.

Épithélium et tissu conjonctif sont séparés par une lame basale.

Les muqueuses sont présentes aussi bien visibles que cachées, ce sont :
- toutes les parois du tube digestif ;
- toutes les parois de l'appareil respiratoire ;
- les zones urogénitales.

B. Rôles

Les rôles des muqueuses sont liés à leur structure particulière, fine épaisseur, grandes surfaces et forte vascularisation constituant ainsi des zones d'échanges privilégiées et permettant :
- absorption comme par exemple au niveau digestif ;
- sécrétion (majorité des muqueuses).

C. La sécrétion

La majorité des muqueuses est composée de cellules dites « caliciformes » qui ont la propriété de sécréter du mucus (il s'agit d'une substance visqueuse).
Le mucus assure une humidification de la muqueuse et a un rôle protecteur en piégeant les substances et particules.
On peut citer :
- le mucus digestif qui protège le tube de l'autodigestion, son absence à certains endroits peut favoriser l'apparition d'ulcérations ;
- les muqueuses respiratoires, bronches et alvéoles, dotées respectivement de cils et de poils servant à empêcher les particules étrangères inhalées d'atteindre les parties profondes du poumon.

MÉMO 70 Le développement de l'enfant

1 Le développement physique

Attention ! Les âges qui sont indiqués sont des repères dans le développement de l'enfant et non des normes. Chaque individu est singulier.

A. Le développement osseux

Souples et déformables à la naissance, les os vont se modifier durant toute la croissance de l'enfant jusqu'à l'âge adulte.

- **Ossification.** À la naissance, de nombreuses parties du squelette sont constituées de **cartilage**. Le processus de formation du **tissu osseux** se fait à partir de points d'ossification, observables par la radiographie des os de la main et des poignets.
- **Fermeture des fontanelles crâniennes.** Ce sont les espaces membraneux entre les os du crâne :
  - ossification de la fontanelle postérieure : 3-4 mois ;
  - ossification de la fontanelle antérieure : environ 18 mois ;
  - surveillance du **périmètre crânien** lors des consultations postnatales.

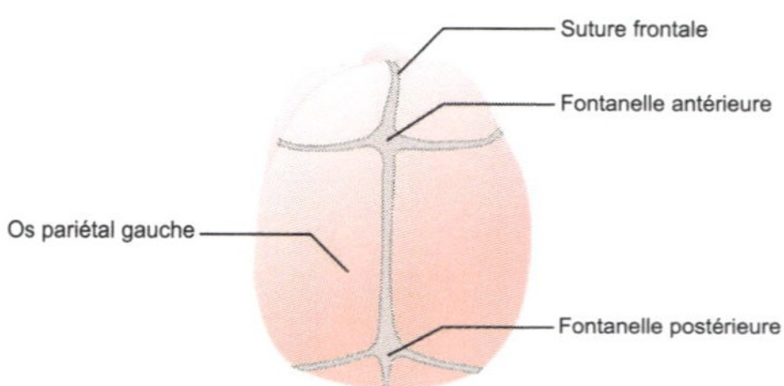

B. La dentition

Les **premières dents** apparaissent à partir de l'âge de 6 mois (un retard de plusieurs mois n'est pas inquiétant). L'enfant a **20 dents de lait**, elles apparaîtront jusqu'à l'âge de 3 ans. L'enfant perdra ses dents de lait entre 6 et 12 ans, quand les dents définitives pousseront. L'adulte a 32 dents.

Ordre d'apparition des dents de lait

Entre 6 et 8 mois : les 2 premières incisives inférieures.

De 8 à 12 mois :
- les 2 incisives supérieures ;
- puis les 2 incisives latérales supérieures ;
- puis les 2 incisives latérales inférieures.

L'enfant a en tout 8 dents.

De 12 à 15 mois :
- 2 molaires inférieures ;
- puis 2 molaires supérieures.

De 18 à 24 mois : 4 canines (2 inférieures puis 2 supérieures).

De 24 à 30 mois : 4 deuxièmes molaires (2 inférieures puis 2 supérieures).

- Les incisives permettent de couper.
- Les canines permettent de déchirer.
- Les molaires permettent d'écraser.
- Enfin, les dents de lait :
  - participent à l'apprentissage de la parole, en positionnant la langue ;
  - contribuent au développement psychosocial de l'enfant par leur rôle esthétique.
- Les premières dents définitives apparaissent vers 6 ans et remplacent progressivement les dents temporaires. Cette période de denture mixte se termine vers 12-13 ans.

C. L'étude morphologique de l'enfant

Les proportions du corps sont différentes selon l'âge : la hauteur de la tête du nouveau-né occupe le quart de la longueur de son corps, alors que celle de l'adulte le 1/8e.

- La croissance staturo-pondérale : les courbes de poids et de taille dans le carnet de santé, ainsi que la mesure du périmètre crânien, permettent au médecin et aux parents de surveiller la croissance de l'enfant. Pour être considérés comme normaux, la taille et le poids d'un enfant doivent évoluer dans le couloir déterminé par les courbes de référence de son sexe. Toutefois, chaque enfant est singulier, ainsi la croissance staturo-pondérale doit être suivie par un médecin. Celui-ci calcule également l'IMC (indice de masse corporelle) et le reporte sur une troisième courbe.

IMC = Poids (en Kg) / Taille² (en m)

Courbe de poids (gauche) et taille (droite) fille

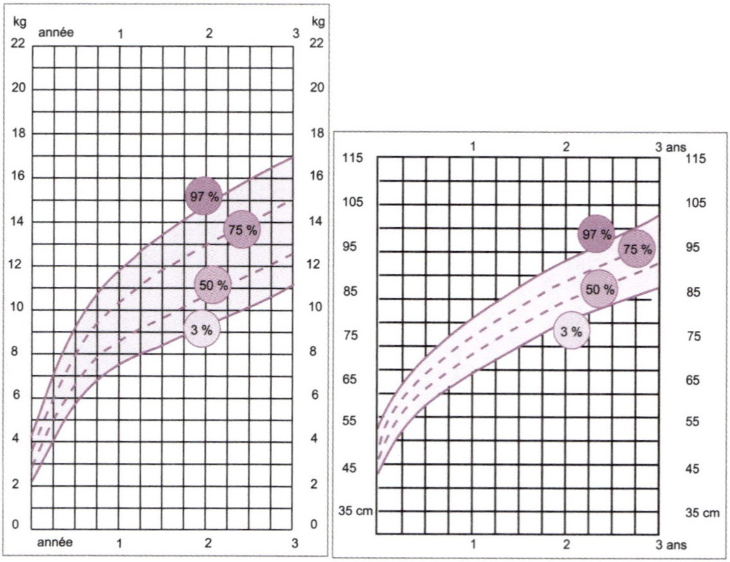

2 Le développement sensoriel

• La vue :

- *à la naissance* : sensible à la lumière, acuité visuelle de 1/10ᵉ ;
- *1 mois* : suit du regard un objet proche, reconnaît le visage de sa mère. Champ visuel 90° ;
- *2 mois* : champ visuel 180° ;
- *3 mois* : découvre ses mains, tourne la tête pour suivre un objet ;
- *À partir de 5 mois* : porte un intérêt aux visages inconnus, perçoit les petits détails ;
- *1 an* : même champ visuel que l'adulte ;
- *4 ans* : acuité visuelle complète.

Anomalies de la vision : **strabisme, myopie, hypermétropie, astigmatisme.** Les parents doivent consulter s'ils constatent que leur enfant ne fixe pas les objets qui entrent dans son champ visuel, s'il tombe souvent ou dessine le nez collé à la feuille.

- L'ouïe :
- *dès le premier mois* : reconnaît la voix de sa mère ;
- *2 mois* : identifie les bruits familiers ;
- *à partir de 3 mois* : ses capacités auditives s'affinent de jour en jour.
- Le goût : se développe dès la vie intra-utérine. À la naissance, le bébé distingue les 4 saveurs élémentaires, préférence pour le sucré. La diversification alimentaire permet d'éduquer et développer le goût.
- L'odorat : très vite l'enfant reconnaît l'odeur de sa mère, puis les odeurs familières (doudou).
- Le toucher : très développé dès la naissance. L'enfant est sensible à la pression, à la température, à la douleur, aux caresses. Le toucher favorise le développement affectif de l'enfant. À partir de 3 mois, il porte tout à la bouche.

3 Le développement moteur

Évolution de haut en bas :

3-4 mois : contrôle de la tête puis du tronc, s'appuie sur ses avant-bras. Serre un doigt mis dans sa main : « *grasping* ».

5-8 mois : position assise, roule du ventre sur le dos, puis dans l'autre sens. Préhension volontaire puis relâchement volontaire des objets.

7-11 mois : s'assoit seul, se lève avec aide. Se déplace à quatre pattes. Début de la pince (pouce-index).

10-14 mois : se met debout seul. Marche avec aide. Apparition de la motricité fine.

11-15 mois : acquisition de la marche.

18 mois : monte les escaliers à 4 pattes.

2 ans : posture adaptée à l'activité. Monte les escaliers seul debout. Apparition de la latéralisation. Mange seul et commence à se déshabiller. Propreté diurne.

3 ans : coordonne ses mouvements. Réalise les gestes usuels de la main dominante. Développe l'adresse gestuelle. Début de la propreté nocturne.

4 Le développement cognitif

La cognition : ensemble des activités intellectuelles et processus qui permettent la connaissance (mémoire, perception, raisonnement, langage).

Jean Piaget (biologiste, logicien et épistémologue) a théorisé les grandes étapes du développement intellectuel de l'enfant.

- **Stade de l'intelligence sensorimotrice** ***(de la naissance à 2 ans)*** : se développe à partir des expériences sensorielles du bébé dont le but est de résoudre des problèmes d'action (atteindre des objets...).
- **Stade de l'intelligence préopératoire :**
  - **l'accès à la pensée symbolique** ***(2-3 ans)*** : entrée dans l'**intelligence représentative** (Piaget) : grâce à la fonction symbolique du langage, des objets ou des événements sont évoqués en leur absence ;
  - **le développement de la pensée symbolique** ***(3 à 6-7 ans)*** : l'enfant progresse dans la symbolisation des choses et l'élaboration de sa pensée mais le réel se mélange encore souvent à l'imaginaire.
- **Stade de l'intelligence opératoire** ***(6-7 à 10-12 ans)*** : sa pensée se socialise, la logique et le raisonnement apparaissent.
- **Stade des opérations formelles** ***(10-12 ans jusqu'à l'âge adulte)*** : opérations logiques et abstraites et raisonnement par hypothèses et déductions.

5 Le développement psychoaffectif

De la fusion à l'opposition

Le bébé est animé par le désir d'être avec sa mère puis de se mettre en mouvement pour aller à la découverte du monde.

- *De 0 à 6 mois :*
  - **phase de dépendance passive** : fusion avec l'environnement (principalement sa mère, ou personne qui lui tient lieu de mère) ;
  - **Freud → phase orale passive** : l'enfant entre en relation avec les objets en les mettant à la bouche, en mettant à « l'intérieur de lui » ;
  - **il ne sait pas encore distinguer ce qui est lui et ce qui est l'autre** (il est le sein qu'il tète ou le bras qui le porte...).

- *De 6 mois à 1 an :*
  - expériences sensorielles (toucher sa main, celle de l'autre) et conscience qu'il est une personne totale ;
  - Freud → stade sadique oral : ambivalence des sentiments (je t'aime / je te hais) et l'agressivité (morsures) ;
  - l'autre existe et est différent ;
  - 2e organisateur psychique : l'angoisse de l'étranger (angoisse du 8e mois de Spitz). Prise de conscience de l'existence de l'autre ;
  - sentiment de la « permanence de l'objet », représentation de la mère en son absence.

Vers l'autonomie *(2-3 ans)*

- Désir d'aller à la découverte du monde de manière de plus en plus autonome (apprendre à marcher, à être propre, à parler, à s'affirmer par l'opposition à l'adulte).
- L'opposition : permet d'éprouver sa différence fraîchement acquise (3e organisateur psychique).
- Freud → entrée dans le « stade anal » : la zone anale procure le plus d'excitation (émissions/rétentions des selles et urines) et concentre l'énergie psychique. Intériorisation de certaines règles et interdits donc naissance de la conscience morale.
- Passe d'un état où il est centré sur lui à une ouverture aux autres.

L'entrée dans le complexe d'Œdipe *(3 à 6-7 ans)*

- Période d'ouverture → entrée à l'école maternelle : le schéma corporel s'affine avec une prise de conscience de son identité sexuée.
- 3-4 ans, entrée dans le stade dit « phallique » de Freud : période d'affirmation de soi, curiosité sexuelle infantile, conscience de la différence anatomique des sexes.
- Sortie du complexe d'Œdipe : apaisement des tensions. La différence des sexes est intégrée, comme celle des générations.
- Phase dite « de latence » (7 à 12 ans) : les règles sont intégrées et l'énergie psychique est libre pour s'investir sur les acquisitions scolaires et la socialisation.

MÉMO 71 L'adolescence

1 Définition

Du latin *adolescere* : grandir.

- L'adolescence se décompose en **deux sous-périodes** dont il est difficile de définir le début et la fin :
  - une **période pubertaire** (entre 8 ans et 13 ans) : qui travaille le corps de l'enfant, bouleverse ses repères spatiaux et l'aspect continu de son développement physique ;
  - une **période juvénile** (entre 15 ans et 18/20 ans) : qui permet le passage d'une réalité sociale à une réalité psychique.
- C'est une **période transitoire** entre la grande enfance et l'âge adulte, marquée par d'importantes transformations corporelles, psychologiques, intellectuelles et sociales.

2 Le développement physique et physiologique

Puberté : période pendant laquelle a lieu l'ensemble des changements essentiellement biologiques et anatomiques qui mèneront à la **maturation sexuelle** (qui rendra l'adolescent capable de rapports sexuels et donc de reproduction). Les transformations physiques sont marquées par des **modifications hormonales** qui auront une incidence directe sur la croissance et le développement des organes génitaux.

- **Chez les filles** : élargissement du bassin, développement des seins, pilosité pubienne et sous les aisselles, apparition des premières règles.
- **Chez les garçons** : modification de la voix, élargissement des épaules, développement des muscles, pilosité, apparition de spermatozoïdes dans le liquide séminal.

L'ensemble de ces transformations **modifie l'image corporelle** que l'adolescent avait de lui et peut même provoquer une **dévalorisation de soi**. L'adolescent est donc amené à définir une nouvelle relation à lui-même pour apprivoiser son corps transformé. Suite à la perte des repères de son identité corporelle acquise pendant l'enfance, il se construit une **nouvelle image corporelle sexuée**.

C'est comme une nouvelle identité à acquérir : « qui suis-je ? », « comment puis-je être ce corps ? ».
La puberté est spontanée et limitée dans le temps, alors que l'adolescence s'inscrit dans une durée variable.

3 Le développement cognitif (intellectuel) : la pensée formelle

Le mode de raisonnement de l'adolescent évolue, il passe de la pensée concrète à un raisonnement hypothético-déductif (il fait des hypothèses et des déductions) lors du stade formel (J. Piaget). Ainsi, ce raisonnement permet de se projeter dans l'avenir et de faire des projets. Puis, il établira des hypothèses dont il pourra tirer des déductions (« si... alors »). Cette nouvelle façon de penser induit des modifications comportementales telles que la recherche de preuves, de relations nouvelles...

4 L'évolution psychologique

L'adolescent sait qu'il change et vers la fin de sa construction identitaire, il va essayer de s'affirmer.
Caractéristiques :
- il s'oppose aux autres ;
- les besoins du « moi » l'emportent sur les intérêts du monde extérieur ;
- la pensée est centrée sur le jeune lui-même ;
- il s'interroge sur sa raison d'être ;
- il est en quête d'autonomie, ce qui le renvoie à tout ce qu'il peut faire et ne pas faire ;
- il éprouve ses limites (physiques, sociales) pour reprendre le contrôle de soi, pour décider.

- Vie sociale : il définit une nouvelle relation aux autres, investit de nouveaux objets, de nouvelles relations de proximité avec les pairs afin de pouvoir s'éloigner affectivement de ses parents (passage de la dépendance familiale à l'autonomie). Le groupe de pairs représente ainsi un agent de socialisation fondamental.
- La « crise » d'adolescence : l'adolescence ne comprend pas systématiquement une période de crise, c'est plutôt une période de conflits pendant laquelle l'ambivalence réapparaît. C'est un moment dynamique sur le plan de la construction de l'identité (comme la période du complexe d'Œdipe).

- **Passage à l'acte** : c'est la **libération provisoire du conflit** qui, trop lourd à porter, ne peut plus être mentalisé, c'est-à-dire pensé. L'acte libère alors l'angoisse de l'adolescent liée à ce conflit (du moins c'est ce qu'il croit). Passer à l'acte permet un sentiment de **contrôle sur sa vie** (*ex.* : toxicomanie, anorexie/boulimie, alcoolisme, délinquance...).
  À l'adolescence, la peur et l'angoisse culminent et se conjuguent en lien avec l'arrivée du corps pubère.
- Il est important de souligner que l'adolescence est une période de **deuils multiples** :
- celui du corps d'enfant (du renoncement qu'il impose pour devenir adulte) ;
- celui des images parentales (les parents ne sont pas parfaits) ;
- celui d'une toute-puissance (qu'on le veuille ou non les changements corporels auront lieu !).

Ces différents abandons peuvent faciliter l'émergence d'idées dépressives, d'angoisses, de peurs, de sentiments de honte. La mort peut alors être évoquée comme une solution au mal-être et certains peuvent aller jusqu'à intenter à leur vie.

Accéder à la conscience d'être et de mourir amène l'adolescent dans un tout autre espace. Il peut attendre des réponses de ses aînés, jusqu'à ce qu'il découvre qu'il est le seul créateur du sens de son histoire.

72 L'âge adulte, la vieillesse et la fin de vie

1 L'âge adulte

L'âge adulte se définit physiologiquement par la fin de la croissance, c'est un état apparent de maturité et de stabilité physique, intellectuelle et affective.

De 20 à 45 ans

Entre 20 et 30 ans, les performances physiques sont maximales (force musculaire, rapidité, endurance…). Jusqu'à 50 ans, les performances sensorielles, bien que diminuant, demeurent à un bon niveau, à l'exception de quelques anomalies de la vision qui peuvent nécessiter le port de lunettes.

De 45 à 60 ans

Les performances manuelles demeurent à un haut niveau, grâce à l'apport de l'expérience qui vient compenser certaines gênes. L'individu va cependant prendre conscience d'une fatigue dans ses déplacements, activités sportives, transports de charges, *etc.*
Chez les femmes, on voit apparaître la ménopause. Les hommes peuvent également connaître une modification de leur production hormonale (testostérone), avec une diminution de la fertilité.

La ménopause

La ménopause se définit par la fin de la période reproductive de la femme, vers l'âge de 50 ans. Elle est marquée par la cessation des menstruations qui fait suite à l'arrêt de l'ovulation et à l'arrêt de la sécrétion d'hormones ovariennes (œstrogènes et progestérone). Ceci entraîne des effets secondaires pouvant être incommodants : bouffées de chaleur, perturbations du sommeil, sautes d'humeur, problèmes urinaires…

> Des traitements par hormones de substitution parviennent à pallier les effets secondaires de la ménopause. Cependant ses traitements comportent des risques connus et identifiés. La Haute Autorité de la Santé (HAS) recommande une prescription personnalisée à dose minimale, pour une durée limitée, et réévaluée au moins chaque année.

Les modifications physiques survenues à l'âge adulte après 45 ans peuvent déclencher quelques perturbations d'ordre psychologique (repli sur soi, déprime, hyperactivité...). Tout événement est vécu subjectivement, en fonction de la personnalité du sujet et de son histoire antérieure.

2 La vieillesse

La population mondiale vieillit. Les personnes âgées sont en nombre important dans les sociétés européennes, ceci grâce à l'allongement de l'espérance de vie. En France, l'espérance de vie augmente : 85 ans pour les femmes, 79 ans pour les hommes *(source : INSEE, 2018)*.

Cet allongement de la vie est lié à deux grands facteurs :

- les progrès en matière de santé : surveillance médicale, prévention... ;
- les progrès sociaux : hygiène, alimentation, conditions de vie moins rudes, habitat...

Au cours d'une vie, le temps de la vieillesse tient donc une place de plus en plus importante.

Aspects physiologiques

La vieillesse n'est pas une maladie mais peut conduire à des pathologies liées au vieillissement.

Le vieillissement est l'ensemble des processus physiologiques et psychologiques qui modifie la structure et les fonctions de l'organisme à partir d'un âge mûr, lié à l'addition des facteurs génétiques et de l'environnement. Le vieillissement est lent et progressif.

Le corps change et des modifications peuvent apparaître : diminution de la vue, de l'audition, troubles du sommeil, incontinence, problèmes de peau... ; les risques de maladies augmentent (maladies cardiovasculaires, articulaires, cancers...). Avec l'âge peut survenir aussi la baisse des facultés intellectuelles, les pertes de mémoire ou d'attention, la somnolence... (attention, toutefois, la progression et les apprentissages sont possibles à tout âge, les personnes âgées sont victimes de stigmatisation). Et le risque de maladie d'Alzheimer.

Cependant, chacun vit son âge à sa manière. Sans nier les modifications physiologiques du processus de vieillissement, il est fondamental de ne pas inscrire l'individu vieillissant uniquement dans une perte progressive de ses capacités. La personne âgée n'a plus les mêmes capacités qu'auparavant, mais avec de la mesure il n'est pas exclu qu'elle puisse vivre en bonne santé et de façon autonome.

Aspects psychologiques

La personne âgée se sent souvent **dévalorisée** sur le plan morphologique, physiologique et esthétique. Chez la personne âgée, le physique et le psychique sont interdépendants. Psychologiquement, la personne âgée doit faire face à une **image dépréciée** d'elle-même (diminution de ses capacités) tout en supportant **des changements et des traumatismes importants** : retraite (fin de la vie professionnelle qui apporte une reconnaissance sociale), perte du conjoint, éloignement des enfants, entrée en maison de retraite, décès de proches (amis, voisins vieillissants)...

La vision et le regard des autres ont une importance fondamentale dans la façon de vivre les événements. Un environnement chaleureux jouera un rôle essentiel par le sentiment d'être entouré affectivement. Quelles que soient les difficultés rencontrées, il sera important pour l'individu que la vie puisse lui apporter des plaisirs et lui permettre de vivre ses émotions.

3 La mort

- Du latin *mors*, la mort s'entend comme la fin de la vie, la cessation physique de la vie. Biologiquement, la mort est l'état définitif d'un organisme qui a cessé de vivre. Pour l'individu, c'est la fin de son existence.

La mort d'une personne peut se produire dans un contexte de fin de vie, de maladie, ou peut survenir de façon brutale, accidentelle. Cela représente toujours une **épreuve** pour les proches.

En France, la fin de vie et le décès se produisent peu au domicile mais à l'hôpital qui possède un plateau technique de plus en plus moderne. En 1975, 50 % des Français meurent encore chez eux, aujourd'hui, plus des trois quarts meurent en institution spécialisée (Source : Observatoire national de la fin de vie). Les études et questionnements actuels s'interrogent sur la fin de vie et le décès au domicile ou dans un environnement familier à l'individu.

Mort clinique

On parle de « mort clinique » lorsque les tests cliniques effectués et répétés pour vérifier la mort d'une personne montrent que, simultanément :

- le patient n'a plus d'activité musculaire spontanée ;
- il n'a plus de réflexes ;
- il ne respire plus.

Mort cérébrale

On parle de « mort cérébrale » quand un malade est en stade de coma dépassé et que son cerveau ne fonctionne plus. Le cerveau contrôlant toutes les fonctions vitales, le patient n'est plus capable de respirer tout seul. Il faut le faire respirer artificiellement pour faire fonctionner son corps : le sang continue alors de circuler et de nourrir ses différents organes.

Les médecins peuvent à ce stade prélever des organes en vue d'une greffe (hormis si l'individu s'était inscrit sur la liste de refus de don d'organes). On confirme une mort cérébrale en effectuant les tests cliniques, ainsi que deux électroencéphalogrammes montrant que le cerveau n'a plus d'activité électrique et une angiographie (afin de vérifier qu'il n'y ait plus de circulation sanguine).

Représentations de la fin de vie et évolutions législatives

Le concept de mort est appréhendé de différentes façons d'une culture à l'autre, d'une religion à l'autre.

Pour les personnes malades, dont la médecine peut aujourd'hui prolonger la vie, se pose de plus en plus souvent la question des conditions et de la qualité de cette vie.

- Depuis la loi Kouchner (2002) puis la loi Leonetti (2005), les établissements de santé travaillent à améliorer l'accompagnement de la fin de vie visant à respecter les choix du patient et empêcher une obstination déraisonnable (refuser par un raisonnement buté de reconnaître qu'un individu n'est pas curable, en lui proposant des traitements contraignants).

- Les dispositions législatives ne concernent plus nécessairement le stade où un patient serait proche de la mort mais, par exemple, un état végétatif chronique évolué ou une maladie d'Alzheimer avancée.
- Si le malade est conscient, aucun traitement (y compris l'hydratation et l'alimentation artificielle) ne peut lui être administré contre sa volonté.
- S'il ne l'est pas, le médecin tiendra compte de son avis à travers ses directives anticipées, sa personne de confiance ou l'avis de ses proches.

Directives anticipées et personne de confiance

- Toute personne majeure peut, si elle le souhaite, faire une déclaration écrite, appelée « directives anticipées », afin de préciser ses souhaits quant à sa fin de vie, prévoyant ainsi l'hypothèse où elle ne serait pas, à ce moment-là, en capacité d'exprimer sa volonté.
- Toute personne majeure peut, si elle le souhaite, désigner une « personne de confiance » choisie librement dans son entourage. Celle-ci pourra accompagner le patient dans ses démarches et assister à ses entretiens médicaux et ainsi éventuellement l'aider à prendre des décisions.

Dans le cas où l'état de santé de l'individu ne lui permettrait pas de donner son avis ou de faire part de ses décisions : le médecin ou, en cas d'hospitalisation, l'équipe médicale consultera en priorité les directives anticipées du patient ; s'il n'en possède pas, la personne de confiance qu'il a désignée ; s'il n'en possède pas, l'avis de sa famille. L'avis ainsi recueilli dirigera le médecin pour prendre ses décisions.

MÉMO 73 La dimension psycho-sociale du développement de la personne

1 Définitions

- **Influence** : pouvoir social et/ou politique exercé par un individu ou un groupe sur chacun de ses membres afin d'imposer des normes dominantes.
- **Milieu social** : un groupe social (ensemble de personnes) qui conditionne notre existence (*ex.* : la famille).
- **Culture** : ensemble des valeurs, des habitudes, des façons de vivre et de penser de tous les membres d'un groupe social.
- **Milieu socioculturel** : il comprend les facteurs sociaux et culturels faisant partie d'un groupe humain : famille, école, catégorie professionnelle, classe sociale.
- **Socialisation** : processus d'interaction sociale par lequel l'individu va apprendre la culture de sa société et à s'adapter aux groupes, normes, valeurs qui la régissent.

2 Les groupes d'influence

Il existe plusieurs **lieux de socialisation**, plusieurs groupes qui vont influencer de manière variable le comportement de l'individu. Deux types de groupes d'influence :

- **les groupes d'appartenance** (groupe primaire auquel appartient un individu : famille, village, groupe professionnel…) ;
- le **groupe de référence** (groupe représentant les aspirations personnelles ou morales d'un individu).

3 Les étapes de l'influence socioculturelle

- **L'influence du milieu familial** : la famille représente la première instance de socialisation, notamment par l'intermédiaire de l'éducation. Notons que, d'une famille à l'autre, d'importantes variations peuvent exister.
- **L'influence de l'école** : l'école intervient ensuite comme lieu de socialisation.
- **L'influence des autres institutions** : les médias, les associations, l'entreprise… sont des institutions sociales qui interviennent en tant qu'agents de socialisation.

MÉMO 74 Le normal, le pathologique et la notion de normalité

1 La notion de normalité

- La notion de normalité est relative. Nous la renvoyons souvent à la **norme sociale** (ce qui est socialement accepté ou non). Cependant la norme sociale ne peut être universelle. Les sociétés et les cultures sont différentes. Ainsi les normes sociales varient beaucoup d'une société à l'autre.
- Mais alors qu'est-ce qui est normal et qu'est-ce qui est pathologique ? Il ne peut pas y avoir de distinction simpliste du normal et du pathologique.

2 Normal et pathologique

- Il existe des personnes apparemment adaptées qui souffrent et sont très malades. En fait, le normal peut être pathologique et le pathologique peut être normal : par exemple, la dépression est pathologique mais une période de dépression réactionnelle après un deuil est normale. Aussi ce qui n'est pas normal n'est pas forcément pathologique : par exemple, un enfant surdoué avec un quotient intellectuel élevé est anormal mais pas pathologique. Sigmund Freud (médecin, neurologue et fondateur de la psychanalyse) parle de **différences de degrés** entre le sujet malade et le sujet sain. On admet ainsi une **forme de continuité** entre le normal et le pathologique. La pathologie ne serait qu'une exagération des processus normaux.

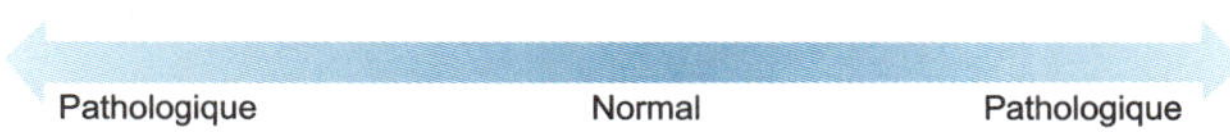

Il y a des moments pathologiques dans toute une vie car l'être humain traverse des périodes de changements.

- La question du normal et du pathologique chez l'enfant est plus complexe que chez l'adulte. L'enfant connaît des phases de changements et de crises. Certaines crises sont normales et l'enfant en guérit. Le critère à toujours observer et évaluer est la **souffrance** de l'individu, qu'elle soit physique ou psychique. L'AES doit y être attentif. En santé mentale, la souffrance psychique ressentie est normale jusqu'à ce qu'elle dépasse nos capacités personnelles à la supporter. La pathologie et ses symptômes apparaissent quand nous ne pouvons plus digérer cette souffrance.

3 Les troubles mentaux et les troubles du comportement

- Ce sont des affections « visibles » qui se caractérisent par un changement du mode de pensée, de l'humeur ou du comportement associé à une détresse psychique et/ou à une altération des fonctions mentales. Ce ne sont pas de simples variations à l'intérieur des limites de la « normalité », mais des phénomènes manifestement anormaux ou pathologiques. Un épisode unique de comportement anormal ou un dérèglement de l'humeur de courte durée n'est pas en soi l'indice d'un trouble mental ou du comportement.
- *« Il faut que les anomalies soient permanentes ou répétées et causent une souffrance ou constituent un handicap dans un ou plusieurs domaines de la vie courante »*, OMS, extrait du Rapport sur la santé dans le monde. Selon la nature de la souffrance sous-jacente, la réponse n'est pas la même : un psychotique qui délire relève d'un traitement médicamenteux, d'une protection, d'un apaisement, il est inutile de vouloir le raisonner, puisque justement son raisonnement logique fait défaut. Un enfant dépressif par contre sera sensible aux encouragements, au soutien affectif, à l'attention qu'on lui porte. Un enfant caractériel sera accessible à la sanction, à condition que cette sanction soit une façon de l'introduire à la loi.

75 Les déficiences et leurs étiologies

1 Définitions

Selon la **Classification internationale du handicap (CIH)**, la **déficience** désigne les anomalies organiques ou fonctionnelles temporaires ou permanentes par rapport à une certaine norme biomédicale. La déficience correspond à l'aspect lésionnel du handicap et n'implique pas forcément que l'individu soit considéré comme malade.

La déficience est présentée comme « toute perte de substance ou altération d'une structure ou fonction psychologique, physiologique ou anatomique » (OMS). Le schéma « déficience, incapacité, désavantage » qui définissait le handicap jusqu'en 2002 devient « **déficience, activité, participation** » dans la nouvelle Classification internationale des fonctionnements, des handicaps et de la santé (CIF).

Activité : « *exécution d'une tâche ou d'une action par une personne* ».

Participation : « *implication d'une personne dans une situation de vie réelle* ».

Étiologie *: « étude des causes et des facteurs d'une maladie ».*

2 La déficience motrice

Atteinte de la motricité, de la capacité du corps ou d'une partie du corps à effectuer un mouvement. Elle entraîne donc une limitation de l'activité et de la participation, quels que soient le but et la fonction du mouvement produit :

- déplacement ;
- posture (assis/debout) ;
- communication (écrire, parler…) ;
- action sur l'environnement (saisir des objets, les manipuler…) ;
- alimentation (mâcher…) ;
- perception (tourner la tête…).

L'infirmité motrice cérébrale (IMC) ou paralysie cérébrale

Infirmité liée à une lésion du cerveau survenue pendant la grossesse, l'accouchement ou les premiers mois de la vie.

- Cette lésion va perturber le développement de l'enfant :
  - difficultés de contrôle moteur ;
  - déformations orthopédiques (du squelette) ;
  - difficultés d'apprentissage scolaire (avec des contraintes de soins et d'opération).
- Le terme « infirmité motrice cérébrale » est jugé trop restrictif, on parle donc davantage de paralysie cérébrale : « *ensemble de troubles permanents du développement, du mouvement et de la posture, responsables de limitation d'activité et imputables à des atteintes non progressives survenues sur le cerveau en développement du fœtus ou du nourrisson* ».

Paraplégie, hémiplégie, tétraplégie

- Paraplégie : atteinte plus ou moins complète de deux membres inférieurs (jambes) et d'une partie du tronc.
  Causes :
  - congénitale, par malformation de la moelle et des arcs postérieurs des vertèbres lombaires ;
  - pathologique, par compression tumorale de la moelle par traumatisme ou rupture vasculaire.
- Tétraplégie : atteinte des quatre membres.
  Cause : lésion de la moelle épinière au niveau des cervicales.
- Hémiplégie : atteinte complète ou incomplète d'une moitié latérale du corps.
  Cause : lésion d'un des hémisphères cérébraux.

Le *Spina Bifida*

Ouverture dorsale (postérieure) des vertèbres associée à une atteinte plus ou moins prononcée de la moelle épinière.

Conséquences :
- paraplégie ;
- hydrocéphalie (accumulation excessive de liquide céphalo-rachidien dans les cavités du cerveau du nouveau-né) ;
- incontinence urinaire et anorectale ;
- déformations des pieds ;

- taille des jambes, alignement des hanches et forme du dos seront affectés.

Selon le niveau de lésion et son étendue, on pourra constater la présence de troubles d'intensité variée : difficultés respiratoires, troubles de la vue, maux de tête, hypersensibilité au toucher et au bruit...

Les myopathies

Maladies héréditaires du muscle qui peuvent s'exprimer sous plusieurs formes.

Conséquences : paralysies progressives commençant par toucher les membres inférieurs pour toucher ensuite les muscles du tronc (muscles respiratoires et des membres supérieurs).

Le traumatisme crânien

Lésions plus ou moins graves et plus ou moins étendues de l'encéphale.

Conséquences : troubles moteurs, sensitifs, fonctionnels mais aussi psychologiques, d'importance variable et de pronostic imprévisible.

La chorée de Huntington

Maladie héréditaire et orpheline d'origine neurologique qui évolue jusqu'à la perte d'autonomie puis la mort. Elle apparaît chez l'adulte entre 30 et 50 ans.

Conséquences :
- troubles moteurs ;
- troubles de la parole et de la déglutition ;
- troubles psychiatriques (les plus importants).

3 La déficience intellectuelle

C'est la forme la plus répandue du handicap. La déficience intellectuelle est à distinguer du handicap psychique, même si les symptômes peuvent être souvent similaires :
- déficience intellectuelle : atteinte de l'intelligence, de la mémoire et de la pensée ;
- handicap psychique : touche la conscience, la perception, l'attention, les fonctions émotives et le comportement.

  Elle se définit par un quotient intellectuel (QI) inférieur à 69. Elle touche entre 1 et 3 % de la population générale et plus souvent les hommes.

Causes :
- installation d'emblée dans le développement psychique de l'enfant ;
- détérioration secondaire à la suite d'une maladie (*ex.* : épilepsie sévère) ;
- liée à des facteurs de l'environnement (maltraitance ou négligence grave) ;
- installation dans le cadre d'une maladie mentale, une psychose déficitaire, chez l'enfant ou le jeune adulte ;
- la trisomie 21 ;
- le symptôme de l'X fragile.

• **Le retard mental léger – *QI entre 50 et 70*** : il concerne 80 % des déficients intellectuels.
Caractéristiques :
- repérage lors des premières difficultés scolaires ;
- intégration scolaire individuelle ou collective ;
- les établissements spécialisés (IMP puis IMPro) permettent une bonne intégration sociale.

• **Le retard mental moyen – *QI entre 35 et 55*** : il touche 10 % des déficients intellectuels.
Caractéristiques :
- accès au langage ;
- acquisition possible des bases des premiers apprentissages scolaires (lecture, calcul) ;
- orientation vers un institut médico-éducatif (pour les plus jeunes) ;
- vie en établissements, foyers de vie ou maisons d'accueil spécialisées (à l'âge adulte).

• **Le retard mental profond et grave – *QI inférieur à 40*** : il concerne 5 % des déficients intellectuels. Il est souvent associé :
- à d'autres handicaps (visuels, auditifs ou moteurs) ;
- à des troubles somatiques (épilepsie).

Caractéristiques :
- ne permet pas l'accès au langage ;
- troubles du comportement fréquents (automutilation) ;
- dépendance massive ;
- prise en charge en établissement tout au long de la vie.

- **La trisomie 21** : c'est une anomalie chromosomique qui touche environ une naissance sur 800 (plus de garçons que de filles). Les acquisitions motrices et l'accès au langage se feront plus tardivement et seront parfois perturbés. Des actions rééducatives peuvent être alors nécessaires.
- **Le syndrome de l'X fragile** : c'est une anomalie génétique présente sur un chromosome X. Les garçons et les filles peuvent être atteints mais l'expression du handicap est moins forte chez les filles.

  Caractéristiques :

- déficience intellectuelle légère à sévère ;
- troubles du langage fréquent ;
- problèmes d'attention ;
- hyperactivité ;
- anxiété sociale et conduites d'automutilation peuvent apparaître.

MÉMO

76 Les conduites addictives

1 Définition de l'addiction

L'addiction est une relation de dépendance plus ou moins aliénante pour l'individu à l'égard d'un produit (drogue, tabac, alcool, médicaments...) ou d'une pratique (jeu, achat, sexe, Internet...).

- Les comportements d'addiction vont d'une forte habitude à une compulsion intense et sont plus ou moins acceptés, voire parfois totalement rejetés par l'environnement social de l'individu.
- L'induction, le maintien et la fréquence des comportements sont hors de portée des capacités de contrôle de l'individu.
- De nos jours, l'approche des addictions avec ou sans drogues se fait de façon globale. Dans un article paru en 1990, le psychiatre Aviel Goodman proposait comme définition de l'addiction « *un processus par lequel un comportement, qui peut fonctionner à la fois pour produire du plaisir et pour soulager un malaise intérieur, est utilisé sous un mode caractérisé par l'échec répété dans le contrôle de ce comportement et la persistance de ce comportement en dépit des conséquences négatives significatives* ».

Attention ! Il y a une véritable souffrance des patients dépendants. Bien qu'ils aient conscience du trouble et qu'ils s'aperçoivent de ses conséquences négatives, ils n'arrivent pas à s'y soustraire. La notion de volonté et de motivation ne suffit pas à stopper ces dépendances qui sont des troubles complexes.

2 Les addictions avec substances

A. L'alcoolisme

L'alcoolisme se définit comme :
- une consommation en excès d'alcool ;
- un défaut de contrôle comportemental dans l'abstention ou la modération de la prise d'alcool.

L'alcoolisme est une maladie qui provoque des dommages graves physiques, psychiques et sociaux. Elle est une préoccupation majeure de santé publique.

Risques pour la santé

- Cancers.
- Maladies cardio-vasculaires.
- Cirrhose du foie.
- Pancréatite et diabète.
- Troubles psychiques : anxiété, irritabilité, dépression, psychose...

Traitement et prise en charge

Le **sevrage** est indispensable mais comporte des contraintes et des risques.

- Il consiste en un **arrêt immédiat et total** de l'alcool dans des conditions médicales et psychologiques optimales.
- Il nécessite un **bilan global de santé**, associé au **bilan familial et social**.
- Le sevrage exige un suivi approfondi des motivations du patient dans son désir d'abandon de l'alcool.
- Il conditionne le maintien de l'abstinence définitive.

Attention ! Les rechutes ne sont pas irrévocables, elles font souvent partie du processus de guérison.

B. La toxicomanie

C'est « *l'appétence anormale et prolongée manifestée par certains sujets pour des substances ou des drogues dont ils ont connu accidentellement ou recherché volontairement l'effet sédatif, euphorisant ou dynamisant – appétence qui devient rapidement une habitude tyrannique et qui entraîne presque inévitablement l'augmentation progressive des doses* » (Antoine Porot).

Les drogues illicites sont considérées comme dangereuses, elles sont à réprimer et à contrôler. L'interdiction de ces drogues est liée aux risques que la toxicomanie fait courir à l'individu qui en consomme ainsi qu'à la société.

Exemples de drogues illicites et effets sur l'organisme

Exemples	Définitions	Effets sur l'organisme
Cannabis	Le cannabis ou chanvre indien est une herbe à pouvoir psychotrope. On le nomme aussi « marijuana » et « haschisch » pour sa résine.	Dépendance, toxicité générale faible : somnolence, baisse de l'attention, trouble de la conscience...
Héroïne	Drogue semi-synthétique. Dérivé chimique de morphine qui est un opiacé issu de la fleur de pavot.	Dépendance, toxicité générale forte : agitation, extase... Risque rapide d'overdose mortelle, exclusion sociale et professionnelle.
Cocaïne	Poudre blanche obtenue à partir de la distillation de feuilles séchées de la plante coca.	Dépendance forte. Drogue puissante qui stimule le système nerveux central. Toxicité générale forte : troubles psychiques (exaltation, troubles du jugement, hallucinations tactiles) et physiques (tachycardie, frissons, nausées).
Crack	Mélange de poudre de cocaïne, de bicarbonate de soude et d'ammoniac qui se présente sous la forme d'un caillou.	Dépendance très rapide. Comportements violents.
LSD	Dérivé de semi-synthèse de l'acide lysergique, alcaloïde de l'ergot de seigle.	Dépendance, toxicité générale forte : hallucinations et délires.

Traitement et prise en charge

- Le premier objectif de soin est la **prise en charge médico-psychologique** du toxicomane : les traitements de substitution peuvent dans cette phase être efficaces.
- Le deuxième objectif est l'encadrement du sevrage avec la **prise en charge socio-éducative** du toxicomane.

C. Le tabagisme

On appelle tabagisme la **dépendance physique et psychique au tabac**. Le tabagisme peut être **actif** (fumeur) ou **passif** (personne exposée à la fumée de cigarette). La fumée est extrêmement nocive, aussi bien dans le tabagisme actif que passif.

Le **tabac** est une plante que l'on fait sécher et qui est consommée en majorité sous forme de cigarette. Celle-ci contient également de nombreuses substances chimiques nocives :

- la nicotine (qui crée la dépendance) ;
- le monoxyde de carbone (dangereux pour le cœur) ;

- des goudrons (cancérigènes) ;
- de nombreuses substances irritantes (impliquées dans la bronchite chronique).

Risques pour la santé

- Cancer : un cancer sur trois est dû au tabagisme.
- Maladies pulmonaires et respiratoires chroniques.
- Naissances prématurées en cas de grossesse.

Attention ! Le tabagisme passif comporte des risques identiques à ceux du tabagisme actif.

Traitement et prise en charge

Plusieurs techniques et méthodes existent, reposant sur le sevrage.

- Faire le point sur son degré de dépendance.
- Choisir un traitement adapté.

La dépendance physique disparaît plus rapidement que la dépendance psychique.

3 Les addictions comportementales

C'est la dépendance d'un individu à un ou des comportements répétés, échappant à son contrôle et aboutissant à des conséquences socio-psychologiques négatives (dettes, isolement, souffrance psychologique).

Exemples d'addictions comportementales

- Les troubles du comportement alimentaire : trouble par rapport à l'alimentation. Les plus connus sont la boulimie, les compulsions alimentaires et l'anorexie mentale.
- Le jeu pathologique : pratique persistante et répétée de jeux d'argent qui perturbe l'épanouissement personnel, familial ou professionnel (Adès, 2012).
- Les achats compulsifs : comportement d'achats inappropriés et répétés avec des conséquences négatives tant sur le plan familial, social ou personnel.
- La dépendance sexuelle : elle regroupe les masturbations compulsives, la dépendance au sexe par téléphone, la dépendance à la pornographie…

MÉMO

77 Les maladies neurologiques

1 Définition

Des centaines de millions de personnes dans le monde sont atteintes de maladies neurologiques.

- Les **maladies neurologiques** regroupent l'ensemble des troubles dus à une atteinte des nerfs, de la moelle épinière, du tronc cérébral, du cervelet ou du cerveau. Cet ensemble constitue le système nerveux.
- Le **système nerveux** est le centre d'intégration et de traitement des données. Il est responsable de la coordination des actions avec l'environnement extérieur et de la communication rapide entre les différentes parties du corps. Ce sont donc ces fonctions qui peuvent être touchées quand une maladie neurologique est déclarée.
- Les **troubles neurologiques** se caractérisent par :

- une absence de fonctionnement (paralysie, aréflexie, anesthésie, etc.) ;
- un défaut de fonctionnement (parésie, dysesthésie, tremblements) ;
- ou un excès (hyperesthésie).

Les troubles engendrés dépendront de l'organe atteint et des conséquences de l'atteinte.

- Les troubles neurologiques comprennent :

- l'épilepsie ;
- la maladie d'Alzheimer et d'autres démences ;
- les maladies cérébro-vasculaires, y compris l'accident vasculaire cérébral ;
- la migraine et autres céphalées ;
- la sclérose en plaques ;
- la maladie de Parkinson ;
- les infections du système nerveux ;
- les tumeurs du cerveau ;
- les troubles traumatiques du système nerveux tels que les traumatismes crâniens ;
- les troubles neurologiques liés à la malnutrition…

Attention ! Les troubles psychiques ne sont pas classés dans les maladies neurologiques mais dans les maladies psychiatriques.

2 Exemples de maladies neurologiques

Les démences

Voir Les pathologies liées au vieillissement.

L'épilepsie

C'est une affection chronique du cerveau.

- Elle se caractérise par des crises récurrentes se manifestant par de brefs épisodes de tremblements involontaires touchant une partie du corps (crises partielles) ou l'ensemble du corps (crises généralisées).
- Ces crises s'accompagnent parfois d'une perte de conscience et d'une perte du contrôle de la vessie et de l'évacuation intestinale.
- Elles résultent de décharges électriques excessives dans un groupe de cellules cérébrales. Ces décharges peuvent se produire dans différentes parties du cerveau.
- Les crises peuvent varier en intensité, allant de brèves pertes d'attention ou de petites secousses musculaires à des convulsions sévères et prolongées. Leur fréquence est également variable, de moins d'une fois par an à plusieurs fois par jour.

La sclérose en plaques (SEP)

C'est une maladie neurologique chronique, souvent invalidante, qui touche uniquement le système nerveux central (cerveau et moelle épinière).

- Un consensus admet que la SEP appartient aussi aux maladies auto-immunes, c'est-à-dire que le système de défense du malade, engagé dans la lutte contre les attaques extérieures (microbes), s'emballe et attaque les propres cellules de l'individu, pour des raisons encore mal connues.
- La SEP est une maladie du jeune adulte – l'âge moyen de début des symptômes est de 30 ans – et qui touche plus particulièrement les femmes.

La chorée de Huntington

C'est une affection neurodégénérative héréditaire qui entraîne une altération profonde et sévère des capacités physiques et intellectuelles. La personne malade perd peu à peu son autonomie et devient dépendante pour les actes de la vie quotidienne.

- Les symptômes peuvent varier d'un malade à l'autre. On peut observer :
- sur le plan moteur : démarche instable, agitation, impatience, tics et mouvements saccadés ;
- sur le plan intellectuel : perte du sens de l'orientation, troubles de la mémoire, troubles émotionnels, lassitude, sautes d'humeur, agressivité, repli sur soi...
- La maladie touche indistinctement les hommes et les femmes. Quand un des parents est atteint, les enfants ont un risque sur deux d'hériter du gène qui provoquera la maladie, généralement à l'âge adulte.

L'accident vasculaire cérébral (AVC)

Aussi nommé attaque cérébrale, l'accident vasculaire cérébral (AVC) désigne l'obstruction ou la rupture d'un vaisseau transportant le sang dans le cerveau, il en résulte une privation d'oxygène.

- L'AVC est une urgence médicale : il peut être fatal et, dans la moitié des cas, il entraîne des séquelles d'autant plus importantes que le traitement aura été retardé.
- L'accident vasculaire cérébral est :
- la première cause de handicap acquis de l'adulte ;
- la deuxième cause de démence, après la maladie d'Alzheimer ;
- la troisième cause de mortalité en France.
- Les facteurs de risques :
- l'âge est le premier facteur de risque : l'AVC a un taux d'incidence multiplié par deux tous les dix ans après 55 ans ;
- antécédent d'AVC : après un premier AVC, le risque de récidive est important ;
- présence de trouble cardiaque ;
- troubles de la circulation sanguine ;
- migraines ;
- polyglobulie (nombre élevé de globules rouges) ;
- présence d'apnée du sommeil.

D'autres facteurs de risque sont communs avec toutes les maladies cardiovasculaires : hypertension artérielle, hypercholestérolémie, diabète, tabac, alcool, mauvaise alimentation, sédentarité.

78 Les pathologies liées au vieillissement

1 Les pathologies du vieillissement

Le vieillissement est responsable d'un grand nombre de modifications qui peuvent engendrer l'apparition de pathologies.

Appareils	Modifications liées au vieillissement	Pathologies
Appareil locomoteur	• Diminution de la masse maigre. • Diminution de la force musculaire. • Rétractation capsulo-ligamentaire. • Diminution de la densité minérale osseuse. • Amincissement du cartilage et diminution de ses propriétés mécaniques.	• Arthrose. • Ostéoporose.
Appareil respiratoire	• Augmentation de la rigidité de la cage thoracique. • Diminution de la masse des muscles respiratoires. • Diminution de la surface alvéolaire.	• Pneumopathies.
Appareil urinaire	• Atrophie des reins. • Oblitération des capillaires glomérulaires et sclérose des glomérules superficiels. • Réduction de la filtration glomérulaire.	• Incontinence.
Appareil circulatoire	• Augmentation de la masse cardiaque. • Fibrose au niveau du myocarde et des valvules. • Diminution du tissu nodal. • Rigidification des artères et augmentation de la pression artérielle systolique.	• Insuffisance cardiaque. • Valvulopathies. • Athérosclérose. • Hypertension artérielle.
Appareil digestif	• Principales modifications liées aux altérations des systèmes de contrôles nerveux et hormonaux.	• Troubles de la déglutition (dysphagies). • Constipation. • Diarrhées.
Système nerveux	• Diminution du poids et du volume. • Diminution du nombre de neurones. • Altération de la transmission synaptique. • Diminution de la quantité de certains neurotransmetteurs. • Altération du métabolisme des neurotransmetteurs. • Accumulation de lipofuscine. • Dégénérescence neurofibrillaire qui modifie le transport des nutriments. • Démyélisation des fibres nerveuses. • Atteinte de microcirculation cérébrale.	• Démences. • États confusionnels. • Dépression.

La démence et la dépression sont deux affections fréquentes chez la personne âgée.

2 La démence

- La démence :
  - est un trouble mental caractérisé par un affaiblissement progressif des fonctions intellectuelles de base ;
  - désintègre également les conduites sociales à tel point que le malade finit par perdre complètement le contrôle de lui-même ;
  - résulte d'un processus organique et déficitaire qui évolue vers le décès dans un délai variant de quelques mois à plusieurs années ;
  - est un handicap.
- Les premiers signes se manifestent dans une atteinte de la mémoire et des fonctions exécutives.
- Le sujet a du mal à :
  - utiliser les mots correctement ;
  - apprendre de nouvelles choses ;
  - maîtriser ses émotions ;
  - faire des calculs...
- Le diagnostic posé par le médecin sera la première étape importante pour traiter adéquatement et prendre en charge la démence.
- La maladie d'Alzheimer est le type le plus commun de démence, puisqu'elle représente la majorité des cas dans la population âgée. Il est important de faire la distinction entre la maladie d'Alzheimer et les autres formes communes de démence pour pouvoir appliquer un plan de traitement approprié et offrir aux patients comme à leur famille un pronostic plus précis.

Les principales démences et leurs signes cliniques

Démences	Signes cliniques
Maladie d'Alzheimer	Évolution progressive, troubles de la mémoire, atteintes du langage, atteintes des praxis (savoir-faire) et des gnosies (acquis de la vie quotidienne), du langage et des opérations mentales.
Démence vasculaire	Suite à des lésions vasculaires cérébrales, évolution par à-coups ou progressive, troubles neurologiques, apathie, hyperémotivité, irritabilité.
Forme mixte	Dégénérative et vasculaire.
Démence à corps de Lévy et démence parkinsonienne	Hallucinations, fluctuations des troubles, cauchemars, troubles du sommeil, vigilance fluctuante, chutes, dépression, délire, syndrome parkinsonien, installation sur une période courte (1 an).
Démence fronto-temporale	Apparition jeune, apathie, désinhibition plus importante que les troubles cognitifs, troubles affectifs.

Attention ! Ne pas confondre démences et états confusionnels (confusions mentales). L'**état confusionnel** chez la personne âgée se caractérise par un trouble de la conscience. Elle peut survenir suite à une déshydratation, à un effet secondaire au traitement ou à une interaction médicamenteuse.

3 La dépression du sujet âgé

La dépression est un trouble de l'humeur. La dépression de la personne âgée est répandue, fréquemment non diagnostiquée et donc non traitée.

Facteurs étiologiques de la dépression du sujet âgé

Facteurs biologiques	• Diminution des neurotransmetteurs cérébraux. • Risque génétique mal connu. • Maladies somatiques.
Facteurs psychologiques	• Poids des événements de vie. • Manque de relations privilégiées. • Manque d'estime de soi. • Perte des proches. • Perte d'autonomie. • Passage à la retraite. • Changement de domicile.
Facteurs sociaux	• Isolement social. • Pauvreté. • Problèmes financiers.

Symptômes de dépression du sujet âgé

Symptômes présents indépendamment de l'âge	• Désespoir, pessimisme, perte d'anticipation. • Troubles de l'humeur, anxiété. • Mésestime de soi. • Perte du plaisir de vivre (anhédonie). • Troubles neurovégétatifs (anorexie/boulimie, troubles du sommeil). • Ralentissement psychomoteur.
Symptômes spécifiques à la personne âgée	• Instabilité, agressivité, colère. • Somatisations fréquentes, hypocondrie. • Démotivation, ennui, sensation douloureuse de vide intérieur. • Repli sur soi, isolement. • Angoisse matinale. • Confusion. • Dépendance. • Troubles mnésiques. • Impression d'inutilité d'être. • Suicide programmé, abouti.

Attention ! La dépression chez le sujet âgé peut être masquée, sans tristesse exprimée, sans signes cliniques apparents. Les conséquences peuvent être lourdes pour l'individu : repli sur soi, perte de la pratique des actes de la vie quotidienne, dépendance ajoutée, souffrance non exprimée, non accueillie qui peut amener certaines personnes âgées au suicide. Il est important de discuter les éléments observés lors de réunions pluridisciplinaires ou avec le médecin.

Maladies dermatologiques

1 Les tissus et la peau

En biologie, un tissu est le niveau d'organisation intermédiaire entre la cellule et l'organe. La peau, constituée de plusieurs tissus, est un organe qui assure des fonctions vitales.

A. Les tissus

- Un tissu est un ensemble de cellules semblables contribuant à la même fonction.
- Le tissu épithélial ou épithélium est composé d'un ou plusieurs feuillets de cellules jointives. On distingue :
  - le tissu épithélial de revêtement qui protège les tissus sous-jacents ;
  - le tissu épithélial glandulaire qui produit des sécrétions. Les cellules sont rassemblées pour constituer des glandes.
- Le tissu conjonctif est le tissu le plus abondant du corps humain. Il assure un rôle de soutien, de remplissage et de protection des autres tissus. Il est formé de 3 éléments structuraux : des fibres (fibres de collagène et fibres élastiques), des cellules allongées (fibroblastes) et d'une substance fondamentale qui comble les espaces entre les cellules et les fibres.

B. Les glandes

- Selon leur sécrétion, les différentes glandes du corps sont dites exocrines et/ou endocrines.

Les fonctions des glandes exocrines et endocrines

GLANDES EXOCRINES	GLANDES ENDOCRINES
• Sécrétions rejetées à l'extérieur par un canal excréteur • Exemples (avec produits de sécrétion) : glandes mammaires (lait), glandes salivaires (salive), glandes sébacées (sébum), glandes sudoripares (sueur)...	• Produits de sécrétion (hormones) déversés dans le sang • Exemples (avec produits de sécrétion) : hypothalamus (hormone ADH antidiurétique), parathyroïdes (hormones PTH, équilibre calcique), hypophyse (hormones FSH et LH, action sur les ovaires), hormones surrénales (hormone cortisol hyperglycémiante)...

- Les glandes mixtes possèdent à la fois une fonction endocrine et une fonction exocrine.

C'est le cas du pancréas (sécrétion des hormones insuline, du glucagon et du suc pancréatique), des testicules (sécrétion de l'hormone testostérone et des spermatozoïdes)…

C. La structure de la peau

La peau est constituée de 3 tissus : l'épiderme (couche la plus superficielle), le derme (couche intermédiaire) et l'hypoderme (couche profonde).

Schéma de la peau

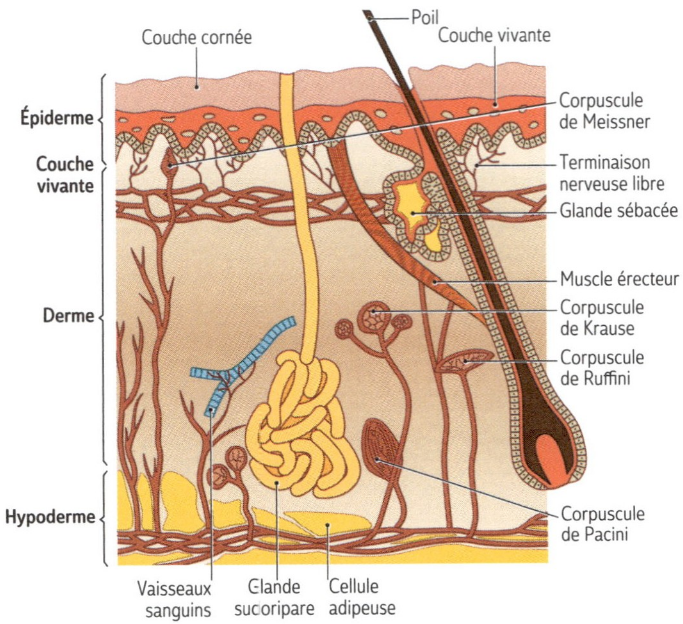

D. Les fonctions de la peau

FONCTION DE PROTECTION MÉCANIQUE, CHIMIQUE, BACTÉRIOLOGIQUE ET SOLAIRE	La peau constitue une barrière avec le milieu extérieur contre les chocs, les agressions chimiques et microbiennes (cellules jointives de la couche cornée, film hydrolipidique au pH acide, flore cutanée résidente) et les rayons solaires (écran joué par la mélanine produite par les mélanocytes)
FONCTION SENSORIELLE	Les terminaisons nerveuses et les corpuscules tactiles de la peau permettent d'apprécier la sensibilité tactile (toucher, pression), la sensibilité douloureuse et la sensibilité thermique (chaud et froid)
FONCTION D'ÉLIMINATION	La sueur permet d'éliminer des déchets et des substances minérales
FONCTION D'ABSORPTION	La peau est capable d'absorber certains principes actifs contenus dans des pommades, crèmes, médicaments...
FONCTION DE THERMORÉGULATION	Des récepteurs sont thermosensibles et contribuent au maintien de la température corporelle interne autour de 37 °C : dilatation ou constriction des vaisseaux sanguins cutanés, diminution ou augmentation de la production de sueur par les glandes sudoripares...

E. La flore cutanée

La flore cutanée est constituée :

- d'une flore résidente, présente en permanence sur la peau et composée de bactéries peu ou pas pathogènes dont le rôle est d'éviter la colonisation par des espèces microbiennes potentiellement pathogènes (protection de l'organisme) ;
- d'une flore transitoire, flore de passage issue de l'environnement, des activités de l'homme, pouvant comporter des germes pathogènes et être à l'origine d'infections nosocomiales. Cette flore peut être éliminée par la mise en place de règles d'hygiène.

F. L'évolution de la peau au cours de la vie

Le vieillissement de la peau est inéluctable et dépendant de facteurs génétiques et environnementaux (hygiène de vie, exposition solaire, alimentation, état de santé).

Les caractéristiques d'une peau jeune et d'une peau mature

PEAU D'UN ENFANT	PEAU D'UNE PERSONNE ÂGÉE
• Couche cornée très fine, cellules peu cohésives, sensibilité plus grande aux agressions • Glandes sudoripares peu fonctionnelles, peu de sécrétion de sueur et mauvaise thermorégulation • Glandes sébacées peu actives jusqu'à la prépuberté, peau peu grasse • Film hydrolipidique fin, rôle protecteur peu efficace • Mélanocytes ne produisant pas encore de mélanine ; grande sensibilité aux rayonnements solaires	• Épiderme aminci • Glandes sudoripares atrophiées, moins de production de sueur et une thermorégulation moins fonctionnelle • Glandes sébacées moins actives, peau plus sèche • Mélanocytes dont l'activité et le nombre sont en baisse, protection moindre aux rayons solaires et apparition de taches brunes • Atrophie du derme et hypoderme, d'où l'affaissement de la peau et la diminution de la fermeté • Détérioration des fibres de collagène et des fibres élastiques, peau moins souple et moins élastique, apparition de ridules et de rides.

2 Les pathologies de la peau

La peau est la cible de différentes infections aux origines variées et aux facteurs multiples. Une observation rigoureuse de ces pathologies est nécessaire afin de les traiter ou de s'inscrire dans une logique de prévention.

A. L'érythème fessier, la gale et la pédiculose

Dans le cas de ces 3 pathologies, la peau peut être irritée ou parasitée.

	ÉRYTHÈME FESSIER	GALE	PÉDICULOSE
Définition	Irritation douloureuse du siège (affecte les nourrissons et les personnes incontinentes)	Parasitose cutanée contagieuse due à un acarien microscopique qui colonise la couche cornée de l'épiderme	Parasitose contagieuse bénigne due à un parasite exclusif de l'homme
Agent responsable ou mécanisme d'apparition	Frottement provoqué par un contact prolongé avec de l'urine et/ou des selles	Un acarien : le sarcopte	Le pou de tête

Facteurs favorisants et/ou modes de propagation	• Contact accru avec l'urine et/ou les selles • Frictions répétées avec des couches trop serrées • Contact avec des produits irritants • Soins d'hygiène inadaptés • Séchage insuffisant • Poussée dentaire...	• Transmission par contact humain direct ou par contact indirect (linge, literie, mobilier) • Facteurs de propagation : promiscuité, vie en collectivité	• Transmission par contact direct de cheveux à cheveux ou par contact indirect (échange de bonnets, écharpes, peignes...) • Facteurs de propagation : promiscuité, vie en collectivité
Signes cliniques, conséquences et évolutions potentielles	• Peau chaude • Rougeurs cutanées avec plaques luisantes • Boutons • Fissures/érosion de la peau • Douleur • Complication : infection bactérienne ou fongique	• Démangeaisons surtout la nuit • Sillons à la surface de la peau dans les plis cutanés (tunnels creusés par le sarcopte dans l'épiderme) • Vésicules perlées translucides • Complication : surinfection bactérienne	• Démangeaisons du cuir chevelu, derrière les oreilles, sur la nuque et les tempes • Présence de lentes et/ou de poux • Complication : impétigo
Moyens de prévention	• Changes très réguliers • Couches adaptées à la taille de l'enfant et pas trop serrées • Produits d'hygiène adaptés • Séchage minutieux	• Éviction scolaire • Isolement du malade • Renforcement des mesures d'hygiène • Limitation des déplacements	• Pas de traitement préventif • Cheveux longs attachés • Pas de prêt de bonnets, écharpes, peignes...
Traitements	• Peau irritée à l'air libre si possible • Pommade à base de zinc (isolement de la peau)	• Traitement local (lotion...) • Traitement par voie générale • Désinfection du mobilier, de l'environnement, du linge...	• Traitement local (lotion...) • Retrait des lentes au peigne fin • Désinfection du linge, de la literie, des peluches...

B. Les plaies, brûlures et escarres

Ces trois pathologies affectent les tissus de l'organisme.

	PLAIES	BRÛLURES	ESCARRES
Définition	Interruption de la continuité des tissus	Destruction du tissu cutané et éventuellement des tissus sous-jacents	Nécrose (mort) des tissus comprimés entre le plan du support sur lequel reposent le sujet et le plan osseux
Agent responsable ou mécanisme d'apparition	• Éraflures • Piqûres • Coupures • Morsures • Écorchures	Agressions thermiques ou chimiques : – chaleur – flamme – rayons UV – produits chimiques – électricité	Compression prolongée des tissus entre deux plans durs qui empêche le sang de circuler. Les cellules privées d'oxygène meurent et les tissus se nécrosent
Facteurs favorisants et/ou mode de propagation	État de gravité de la plaie : – agent causa – lieu/étendue/profondeur de la plaie – lésions associées – état de santé et âge du sujet (personne diabétique, personne immunodéprimée, personne âgée, enfant…)	État de gravité de la brûlure : – agent causal – lieu/étendue/profondeur de la brûlure – lésions associées – état de santé et âge du sujet (personne diabétique, personne immunodéprimée, personne âgée, enfant…)	• Immobilité • Incontinences urinaire et fécale • Frottements • Pression prolongée • Troubles neurologiques (paraplégie…) • Surcharge pondérale • Troubles nutritionnels (déshydratation…) • Troubles circulatoires • Âge • Macération, corps étrangers dans le lit

Signes cliniques, conséquences et évolutions potentielles	• Plaie simple : superficielle, peu étendue, ne saignant pas ou peu, éloignée des orifices naturels • Plaie grave : profonde, étendue, souillée, saignant beaucoup, proche des orifices naturels • Conséquences/ évolutions : – guérison avec cicatrisation – complications : infection, hémorragie	• Brûlure du 1er degré : érythème léger, douleur • Brûlure du 2e degré : érythème important, phlyctènes (cloques), douleur intense • Brûlure du 3e degré : nécrose, plaques noires ou rouge vif • Conséquences/ évolutions : – guérison avec cicatrisation – complications : dénutrition, infection, défaillance circulatoire, défaillance respiratoire, douleur	• Stade 1 : érythème • Stade 2 : ulcération superficielle, phlyctènes • Stade 3 : destruction des tissus avec perte de substance • Stade 4 : nécrose avec infection et atteinte de l'os • Conséquences/ évolutions : – guérison – complications infectieuses cutanées et profondes, apparition d'autres escarres, décès
Moyens de prévention	• Informer sur les risques d'accidents et les dangers • Ne pas laisser un individu vulnérable sans surveillance • Identifier et supprimer les risques	• Informer sur les risques d'accidents et les dangers • Ne pas laisser un individu vulnérable sans surveillance • Identifier et supprimer les risques	• Surveiller les zones à risque • Changer régulièrement la personne de position nuit et jour • Adopter une hygiène rigoureuse • Utiliser un matériel anti- escarre • Veiller à l'équilibre nutritionnel
Traitements	• Plaie simple : observation de la victime, nettoyage de la plaie rapidement, surveillance de la plaie • Plaie grave : alerte Centre 15	• Observation de la victime • Refroidissement immédiat à l'eau froide selon les recommandations de secourisme avec une alerte au Centre 15 en cas de brûlure grave • Surveillance de la brûlure	• Prescription d'un traitement antalgique et antibiotique si besoin • Réalisation de pansement approprié en fonction du stade de cicatrisation

MÉMO 80 Maladie du métabolisme : le diabète

1 Définition

_ C'est une maladie caractérisée par une sécrétion anormale d'insuline, une concentration sanguine de glucose anormalement élevée ou hyperglycémie (glycémie à jeun > 1,25 g), du glucose qui passe dans les urines (glycosurie) qui entraîne une polyurie ou élimination excessive d'urine par le rein et donc un besoin important d'absorption d'eau, la polydipsie, une polypnée (3 P) et diverses complications organiques comme la néphropathie, la rétinopathie, la neuropathie et une athérosclérose rapidement évolutive.

- Rappelons que le pancréas a deux fonctions :
- endocrine : sécrétion de l'insuline, hormone hypoglycémiante, et sécrétion du glucagon, hormone hyperglycémiante ;
- exocrine qui participe à la digestion.
- La classification actuelle du diabète dit sucré distingue :
- le diabète sucré insulinodépendant ou maigre de type I : les apports d'insuline exogènes sont nécessaires pour prévenir de l'acidocétose et du décès ; les sujets atteints sont jeunes ;
- le diabète non insulinodépendant ou gras de type II : l'insuline peut être nécessaire mais pas indispensable pour la survie des patients plutôt âgés.

Caractères généraux des deux principaux types cliniques de diabète sucré (DS)

Caractère	Insulinodépendant type II	Non-insulinodépendant type II
Âge de début	Souvent < 30 ans	Souvent > 30 ans
Morphologie	Presque toujours maigre	90 % sont obèses
Sécrétion d'insuline	Insulinopénie	Variable associée à une résistance à l'insuline
Vasculopathie prédominante	Micro-angiopathie (rétinopathie)	Athérosclérose (AVC, artérite des membres inférieurs)
Antécédents familiaux	Rares (10 % de DS chez parents ou fratrie)	Fréquents
Symptômes	- Début brutal - Hyperglycémie - Soif - Amaigrissement - Polyurie - Polydipsie-polypnée - Asthénie, malaises, nausées, faiblesse musculaire, douleurs abdominales	- Début lent et insidieux - Hyperglycémie avec pour conséquences : atteintes des petits et gros vaisseaux, neuropathie - Soif (apparition tardive) - Amaigrissement (apparition tardive) - Polyurie (apparition tardive)
Traitement	Injections d'insuline quotidiennes	Régime alimentaire, activité physique et antidiabétiques oraux

- L'**hyperglycémie** est une élévation du taux de glucose dans le sang, liée au défaut de sécrétion d'insuline associée à un excès d'hormones circulantes liées au stress (glucagon, cortisol, catécholamines).
- La **macro-angiopathie** est l'atteinte des gros vaisseaux provoquant l'athérosclérose. Les lésions ont tendance à apparaître précocement ; le risque de décès cardiovasculaire est 3 fois plus élevé chez un diabétique que chez un non diabétique à âge égal. Les amputations de pied (du fait de problèmes de circulation sanguine) ou de jambe sont plus fréquentes chez les diabétiques.
- La **micro-angiopathie** touche les petits vaisseaux, elle atteint plus souvent la rétine et les glomérules rénaux (les vaisseaux rénaux atteints, il y a augmentation de la pression artérielle et parfois insuffisance rénale).
- La **neuropathie** est une atteinte des nerfs (perte de sensibilité des nerfs et absence de douleur lors d'un angor ou d'une plaie au pied).

2 Complications

L'**hypoglycémie** (< 0,65 g/L) peut apparaître et les signes cliniques sont le malaise, les sueurs, l'impression de faim douloureuse, les tremblements, les troubles de la vue, du comportement, la somnolence avec parfois des difficultés pour se réveiller.

Les causes sont multiples : absorption d'alcool, interférence avec certains médicaments, stress, erreur de dosage de l'insuline, oubli de collation ou alimentation trop faible en glucose.

Le risque majeur est le **coma hypoglycémique** avec la perte de connaissance : dans ce cas on injecte du glucose rapidement au patient.

> **Attention :** si le patient perd connaissance, on ne lui donne pas de sucre par la bouche : risque d'inhalation par fausse route.

Dans tous les cas, le patient doit :

- éviter les situations de stress, le tabac et l'alcool ;
- respecter le temps de sommeil ;
- respecter son régime ;
- faire une activité physique régulière mais modérée ;
- adopter des principes d'hygiène corporelle rigoureux (toilette quotidienne, linge propre, vêtements amples, chaussettes à changer tous les jours, chaussures confortables).

MÉMO 81 Maladies génétiques

On dénombre environ 6 000 maladies génétiques dans le monde. Leurs causes et symptômes sont très divers.

1 Les gènes

Chez l'espèce humaine, toutes les cellules, hormis les cellules sexuelles, contiennent 46 chromosomes qui portent la totalité des gènes. Les gènes sont des portions d'ADN, supports de l'information génétique. Chaque gène contient le code nécessaire à la synthèse d'une ou plusieurs protéines, celles-ci permettent l'expression des caractères héréditaires propres à chaque individu (la couleur des cheveux, des yeux, la taille...) et contribuent aussi au bon fonctionnement de l'organisme.

2 L'hérédité et les maladies génétiques

- L'hérédité est la transmission des caractères des parents aux enfants. Chaque gène est présent en 2 exemplaires : ce sont les allèles sur les 2 chromosomes de la même paire (chromosomes homologues).
- Chaque paire d'allèles code l'information pour un caractère. Si les 2 allèles sont identiques, l'individu est homozygote pour ce caractère. Si les 2 allèles sont différents, l'individu est hétérozygote pour ce caractère.

Remarque
On parle souvent de « jumeaux homozygotes » ou de « jumeaux hétérozygotes ». En effet, dans le cas de jumeaux homozygotes, le patrimoine génétique est rigoureusement identique : une seule fécondation a lieu entre un ovule et un spermatozoïde. Dans le cas de jumeaux hétérozygotes, le patrimoine génétique est différent comme cela peut être le cas pour n'importe quels frères et sœurs.

- Dans un couple d'allèles, lorsque l'un domine l'autre, cet allèle est dit dominant alors que l'autre allèle qui reste muet est dit récessif ou dominé. Un allèle récessif ne s'exprime que s'il est en double exemplaire. Si deux allèles sont codominants, ils s'expriment tous les deux.
- Les caractères peuvent être transmis par les parents aux enfants :
- par les 22 paires de chromosomes non sexuels ou autosomes : c'est l'hérédité autosomique ;
- par la paire de chromosomes sexuels (XX chez la femme, XY chez l'homme) : c'est l'hérédité liée au sexe.

Les caractéristiques des maladies génétiques et héréditaires

MALADIE GÉNÉTIQUE	MALADIE HÉRÉDITAIRE
• Maladie due à une mutation d'un ou plusieurs gènes : - soit transmise d'une génération à une autre (ex. : mucoviscidose, drépanocy-tose...) ; - soit due à une anomalie chromosomique accidentelle (ex. : trisomie 21 avec 3 chro-mosomes 21, syndrome de Turner avec un seul gonosome X au lieu de XX ou XY) • De nombreuses maladies génétiques ne sont pas héréditaires	• Maladie qui se transmet, via les gènes, d'une génération à une autre • Transmission du gène responsable de la maladie : - soit autosomique (ex. : phénylcétonurie, chorée de Huntington...) - soit liée au sexe (ex. : hémophilie, dal-tonisme) - gène dominant ou récessif

3 Le dépistage des maladies génétiques

A. Le conseil génétique

- Le conseil génétique propose des consultations spécialisées menées par un médecin généticien et un conseiller en génétique pour des personnes confrontées elles-mêmes ou dans leur famille à une maladie génétique. La consultation doit être effectuée avant la conception afin d'évaluer le risque pour un couple de transmettre une maladie génétique à ses futurs enfants.
- Le conseil porte sur 3 axes :
- informer sur la maladie et répondre aux questions du couple ;
- envisager les conséquences du risque estimé ;
- évaluer le risque de transmission de la maladie.

B. Le diagnostic anténatal

- Le diagnostic anténatal a pour but une intervention diagnostique ou thérapeutique sur l'embryon ou le fœtus. Son seul objectif est de prévenir ou de traiter une affection d'une particulière gravité (anomalie génétique, développement dangereux...), dans l'intérêt de l'enfant à naître et/ou pour la santé de la mère.
- Les principales techniques de diagnostic anténatal sont :
  - les examens sanguins de la mère ;
  - le monitoring ;
  - l'amniocentèse ;
  - la choriocentèse ou biopsie des villosités choriales ;
  - l'échographie.

C. Le diagnostic néonatal

Ce dépistage systématique de tous les nouveau-nés permet de déceler des maladies rares. Le diagnostic précoce favorise la mise en place d'un traitement spécifique ou une prise en charge adaptée avant l'apparition des premiers symptômes.

MÉMO

82 Les pathologies du développement

1 Généralités

Pathologie du développement : notion générique qui désigne une entité nosographique hétérogène. Elle regroupe des troubles psychologiques, psychiatriques, neurologiques présents pendant l'enfance ou l'adolescence.

- La manifestation des troubles du développement présente principalement des difficultés :
  - interrelationnelles (avec les autres) ;
  - dans le développement des capacités cognitives (intellectuelles) ;
  - affectives et émotionnelles.
- L'origine de ces troubles peut être très variée. En référence, nous reprendrons le modèle bio-médico-psychologique qui interroge la symptomatologie pour identifier ce qui est de l'ordre :
  - du médical (biologique, génétique) ;
  - de l'environnement (carences affectives sévères pouvant aboutir à des retards de développement) ;
  - des facteurs personnels (part de l'individuel dans les troubles).
- D'autres pathologies peuvent être à l'origine d'une rupture dans l'acquisition normale de l'enfant comme les traumatismes crâniens, le syndrome du bébé secoué...

2 Retard(s) mental (aux)

Le diagnostic repose sur trois critères importants :

- les observations sont faites avant l'âge adulte ;
- les observations objectivent un fonctionnement intellectuel inférieur à la moyenne (quotient intellectuel inférieur à 70) ;
- les observations font état d'une altération des capacités adaptatives dans au moins deux domaines de la liste suivante : domaine de la communication, des relations sociales, de son autonomie, des acquisitions scolaires...

Le quotient intellectuel (QI)

Il est calculé à partir de notes que les sujets obtiennent à des tests proposés par des psychologues et neuropsychologues comme par exemple le WISC et la WAIS. La transformation des notes permet de calculer des indices standards, c'est-à-dire le rang auquel se situe un individu par rapport à sa classe d'âge.

- Un QI peut être considéré comme normal lorsqu'il est situé entre 90 et 110 (tranche caractéristique de 50 % de la population).
- Un QI inférieur à 70 représentera seulement 2,5 % de la population générale.

3 Troubles des apprentissages

Les principaux troubles des apprentissages scolaires sont :
- la dyslexie (trouble spécifique de la lecture) ;
- les dyscalculies (trouble de l'apprentissage du calcul) ;
- la dysorthographie (trouble spécifique de l'expression écrite).

Trouble de la lecture

Diagnostic : mise en évidence d'une difficulté dans la performance et/ou la compréhension de la lecture de l'enfant comparé à des enfants de son âge et de son niveau intellectuel.
Conséquence : altération de la réussite scolaire et/ou des activités quotidiennes nécessitant la lecture.

Trouble du calcul

Diagnostic : mise en exergue, par des épreuves standardisées, des déficits de l'enfant comparativement à des enfants du même âge et de même niveau intellectuel. Les enfants présentent :
- des difficultés de compréhension du dénombrement ;
- une mauvaise manipulation des chiffres ;
- des difficultés dans la manipulation des règles arithmétiques.

Trouble de l'expression écrite

Diagnostic : évaluation standardisée dont la performance est en dessous des notes habituellement attendues chez les enfants du même âge et de même niveau intellectuel.
La dysorthographie est une difficulté à traduire les phonèmes en graphèmes.

4 Troubles des habiletés motrices

On parlera principalement de trouble de l'acquisition de la coordination.

Diagnostic : observation de difficultés motrices, type retard d'acquisition ou gestes maladroits, dans les étapes du développement psychomoteur. Ces performances interfèrent avec les actes de la vie quotidienne.

5 Troubles de la communication

Trouble du langage de type expressif

Diagnostic : il repose sur des épreuves standardisées. Les enfants présentent :
- des difficultés notables de vocabulaire avec des erreurs d'accords grammaticaux ;
- une évocation de mots faible ;
- des difficultés dans la construction de phrases longues ou complexes.

Trouble du langage de type mixte réceptif-expressif

Diagnostic : il repose également sur des épreuves standardisées. Les enfants présentent :
- les symptômes décrits ci-dessus ;
- des difficultés de compréhension de mots, phrases ou certaines spécificités sémantiques.

Trouble phonologique

L'enfant réalise des paraphasies phonémiques ou phonologiques (erreurs dans l'utilisation des phonèmes).

6 Troubles du spectre autistique

- Le DSM-V (février 2018, dernière et cinquième édition du *Manuel diagnostique et statistique des troubles mentaux* de l'Association Américaine de psychiatrie) fait apparaître la nouvelle appellation TSA (troubles du spectre autistique), qui vient remplacer l'appellation Troubles Envahissants du Développement.

- Le DSM-V se base sur deux critères :
  - le trouble du langage, qui est regroupé avec le trouble de la communication.
  - le caractère des intérêts restreints et stéréotypés.
- Les TSA incluent le trouble autistique, le syndrome d'Asperger et le trouble envahissant du développement non spécifié (TED-NS).
- Selon l'OMS (CIM-10), « les troubles du spectre autistique (TSA) regroupent un ensemble d'affections caractérisées par un certain degré d'altération du comportement social, de la communication et du langage, et par la modicité des centres d'intérêt et des activités, qui sont spécifiques à la personne et répétitifs. »
- Selon l'ARS (Agence Régionale de Santé), le repérage et l'intervention doivent être précoces avec une approche développementale. Le diagnostic se pose par un médecin avec l'aide d'un psychologue. Ils peuvent utiliser des échelles comme l'ADI-R et l'ADOS-2.
- Définir le profil développemental (outils d'évaluation du fonctionnement cognitif) et sensoriel de l'enfant, permettra de trouver la prise en charge la plus adaptée (psychologique, psychomotrice, orthophoniste, éducatrice...).
- Les troubles peuvent apparaître vers les deux ans de l'enfant, ils sont souvent associés (comorbidité) à d'autres pathologies (épilepsie, troubles de l'audition, de la vision, dépression...).

MÉMO

83 L'appareil urinaire

1 L'anatomie de l'appareil urinaire

- L'appareil urinaire est pratiquement le même chez l'homme et chez la femme, à l'exception notable de l'urètre qui, chez l'homme, se prolonge dans le pénis, alors qu'il s'ouvre dans la vulve chez la femme.

Le système urinaire comprend :
- les reins ;
- la vessie ;
- l'urètre ;
- les uretères et de nombreux vaisseaux sanguins.

Les reins sont deux organes en forme de haricot situés dans la partie postérieure de l'abdomen, de part et d'autre de la colonne vertébrale. L'urine produite par les reins est conduite par deux uretères vers la vessie où elle est stockée jusqu'à la miction. L'urine quitte la vessie par l'urètre.

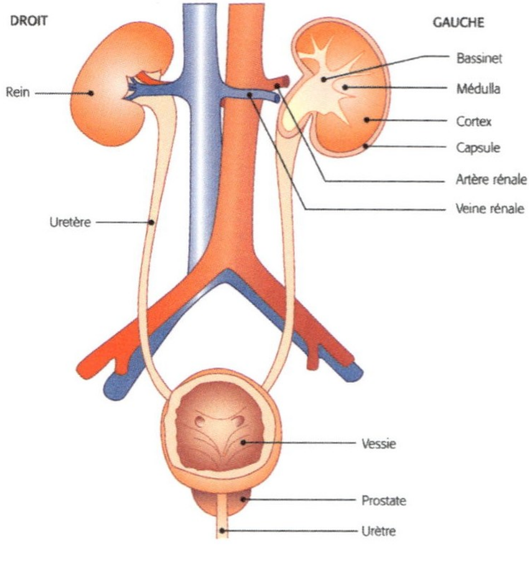

- Chez l'homme, ce conduit est commun aux voies génitales et urinaires.

Chez la femme, ce conduit est plus court et est séparé des conduits génitaux.

Le **néphron** est l'unité fonctionnelle du rein. Cette structure permet aux reins de filtrer le sang des déchets produits par l'organisme sous forme liquide : **l'urine**.

On compte 1,3 million de néphrons dans chaque rein humain.

Ainsi, chaque jour le cœur envoie 900 litres de sang vers les reins soit 700 ml/mn.

Le sang est filtré 36 fois par jour. La production d'urine est d'environ 1,5 litre par jour.

2 Incontinence urinaire et insuffisance rénale

L'incontinence urinaire

- Il s'agit d'une perte involontaire et répétée d'urine.

On distingue **l'incontinence d'effort** (petite fuite urinaire lors d'une toux ou d'un effort...) qui est une défaillance des sphincters ou du périnée, de **l'incontinence par impériosité** (sensation urgente d'uriner entraînant une fuite urinaire importante) qui est une anomalie du contrôle nerveux.

L'insuffisance rénale

- Il s'agit d'une perte irréversible des fonctions des reins à filtrer le sang et à excréter certaines hormones. Les causes possibles de l'insuffisance rénale sont certaines pathologies comme le diabète, l'hypertension artérielle ou les néphrites chroniques, mais aussi des malformations des vaisseaux sanguins.
- L'insuffisance rénale est traitée :

- soit par hémodialyse,
- soit par dialyse péritonéale,
- soit par transplantation rénale.

Les calculs rénaux

- Il s'agit de formation de cristaux durs dans les reins, pouvant bloquer les voies urinaires et entraînant des douleurs insupportables.

- Les facteurs favorisant l'apparition de calculs rénaux sont :
- une mauvaise hydratation,
- certains médicaments,
- les infections urinaires chroniques,
- l'excès de protéines animales…
- Les calculs rénaux sont traités par :
- des antalgiques pour la douleur,
- une réhydratation (3 litres d'eau par jour),
- fragmentation du calcul par onde de choc ou par chirurgie.

MÉMO 84 L'appareil digestif

1 L'anatomie de l'appareil digestif

L'appareil digestif est le système qui prend la nourriture, la digère pour en extraire de l'énergie et des nutriments, et évacue le surplus en matière fécale.

Il est composé de l'ensemble des organes qui assurent la digestion des aliments.

On distingue les organes digestifs supérieurs et inférieurs.

Les organes digestifs supérieurs

- La **bouche**, tapissée d'une muqueuse, contient les dents et la langue.
- Les **glandes salivaires** produisent la salive.
- Le **pharynx** fait communiquer la bouche avec l'œsophage.

C'est un carrefour entre les voies digestives et respiratoires, un mauvais fonctionnement peut augmenter le risque de « fausse-route ».

Les organes digestifs inférieurs

- Il s'agit de **l'œsophage**, **l'estomac** et **l'intestin** (lui-même divisé en intestin grêle, gros intestin, côlon et rectum).
- Les **glandes digestives** sont des glandes situées dans la paroi du tube digestif ou à proximité et qui produisent un suc digestif :

- la paroi de l'estomac produit du suc gastrique ;
- le pancréas produit du suc pancréatique ;
- le foie produit la bile ;
- la paroi de l'intestin produit du suc intestinal.

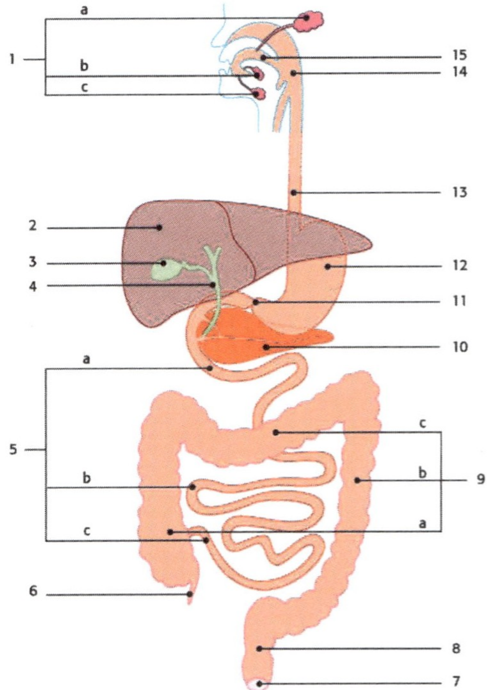

1. Glandes salivaires ; salive
1a. Glandes parotides
1b. Glandes sub-linguales ; langue
1c. Glandes sous-maxillaires
2. Foie
3. Vésicule biliaire
4. Canal cholédoque ; bile
5. Intestin grêle
5a. Duodénum
5b. Jéjunum
5c. Iléon
6. Appendice
7. Anus
8. Rectum
9. Côlon
9a. Côlon ascendant
9b. Côlon descendant
9c. Côlon transverse
10. Pancréas
11. Pylore
12. Estomac
13. Œsophage
14. Pharynx
15. Bouche ; comprend la langue, les dents, les gencives

2 Digestion et absorption

- Des sécrétions chimiques et enzymatiques vont permettre la digestion des aliments en nutriments. Le contenu du tube digestif progresse à l'intérieur du tube sous l'effet de contractions péristaltiques.

Organe	Fonction de digestion
Bouche	Mastication et production de salive qui permet la lubrification du bol alimentaire, elle contient aussi l'amylase (enzyme) qui digère les glucides.
Œsophage	Achemine activement le bol par péristaltisme jusqu'à l'estomac.
Estomac	Malaxe et produit des enzymes (pepsine) qui digèrent les aliments et de l'acide chlorhydrique (HCl) qui stérilise le bol. L'estomac stocke également le bol.
Pancréas	L'action exocrine du pancréas permet la sécrétion du suc pancréatique, dans le duodénum, chargé de toutes les enzymes permettant la digestion des glucides, lipides, protides et acides nucléiques (ADN).
Foie	Sécrète la bile qui facilite la digestion des lipides.
Intestin grêle	Sécrète le suc intestinal qui termine la digestion des aliments en nutriments.

- L'absorption est le passage des nutriments de la lumière intestinale vers le milieu intérieur, c'est-à-dire le sang ou la lymphe. Les glucides, les protides et les acides gras courts passent dans le capillaire sanguin et les acides gras longs et le cholestérol passent dans le chylifère (lymphe) sous la forme de chylomicrons.

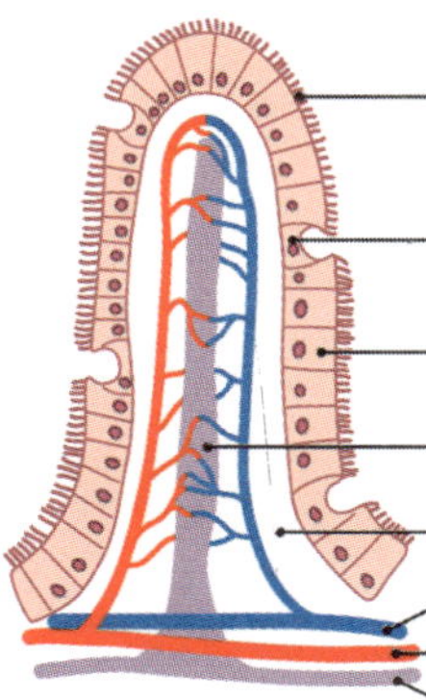

- Le système porte hépatique permet au foie de stocker les molécules importantes (glucose sous forme de glycogène), de détoxifier les substances toxiques (alcool, médicaments...).

3 Les dysfonctionnements et l'incontinence

Les dysfonctionnements de l'estomac		
Troubles	**Définition**	**Causes**
Vomissement	Rejet soudain et involontaire du contenu de l'estomac par la bouche.	Excès alimentaire, excès d'alcool, excès de graisses, toxi-infection...
Brûlures d'estomac	Remontées acides dans l'estomac.	Certains médicaments, vieillissement de la paroi de l'estomac, le tabac, le surpoids, la position couchée...
Les dysfonctionnements intestinaux		
Ballonnements intestinaux	Se manifestent par un gonflement de l'abdomen, avec sensation d'inconfort et augmentation de la quantité de gaz intestinaux.	Air ingéré lors de la déglutition, la fermentation liée à la digestion.
Diarrhée	Selles liquides ou molles et plus fréquentes.	Présences de bactéries, intolérance au gluten, certains antibiotiques...
Constipation	Ralentissement du transit intestinal qui entraîne une baisse de fréquence d'émission de selles qui seront déshydratées.	Alimentation pauvre en fibres, peu d'activité physique, stress...

- **L'incontinence anale** est une pathologie fonctionnelle relativement fréquente. Cette pathologie touche jusqu'à 10 % de la population générale selon certaines études, mais méconnue car souvent considérée comme « tabou ». Il existe une gêne autour de cette pathologie : odeur désagréable, port de protection permanente, honte d'en parler... Elle peut toucher les hommes comme les femmes. Ses causes sont variables : chirurgie anale, suites d'un accouchement par voie basse difficile, constipation ancienne, maladie neurologique, prolapsus rectal... Parfois, la cause n'est pas retrouvée. Il existe plusieurs degrés de sévérité pour l'incontinence anale : incontinence aux gaz et/ou aux selles, rare ou quotidienne, ce qui entraîne une altération parfois majeure de la qualité de vie des patients.

Le traitement de l'incontinence anale est en premier lieu médical (régulation du transit, amélioration de la vidange du rectum lors de la selle). Si ce traitement est insuffisant, une rééducation anorectale effectuée par un kinésithérapeute spécialisé peut être proposée.

1 L'anatomie des appareils génitaux féminin et masculin

Ils sont situés dans la cavité pelvienne.

L'appareil féminin

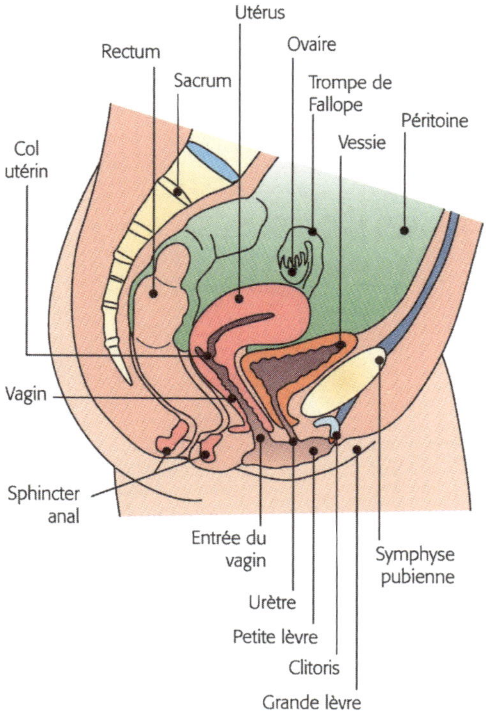

L'appareil masculin

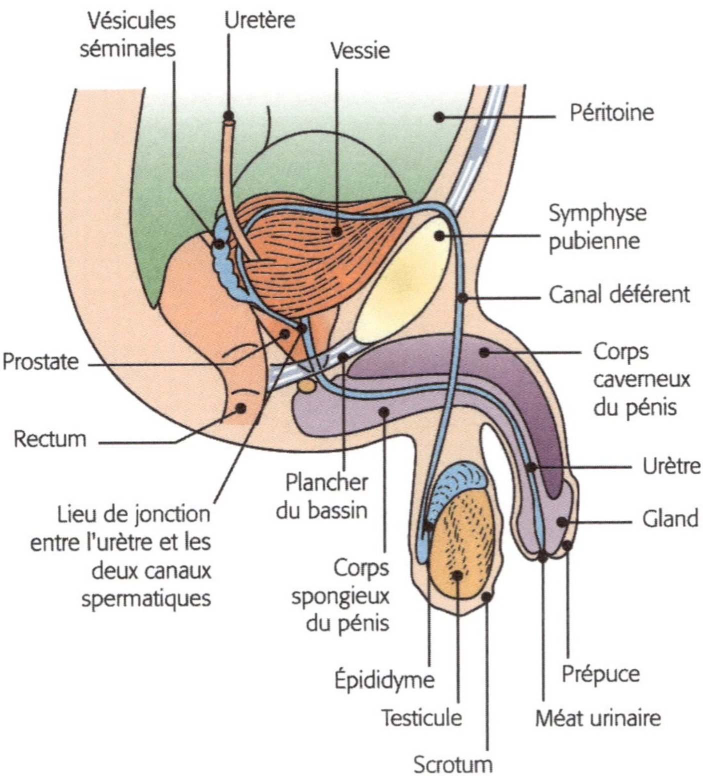

2 Physiologie des appareils reproducteurs

L'appareil reproducteur entre en activité à la puberté sous la commande de l'axe hypothalamo-hypophysaire.

Le fonctionnement des **ovaires**, de **l'utérus** et du **vagin** est cyclique. Le cycle ovarien comprend deux phases séparées par un événement : **l'ovulation**.

- La phase folliculaire se déroule du 1er jour du cycle (= 1er jour des règles) jusqu'au 13e.
- L'ovulation se produit le 14e jour et correspond à l'expulsion d'un ovocyte II dans le pavillon des trompes de Fallope.
- La phase lutéale se déroule du 15e au 28e jour et se caractérise par la transformation du follicule de De Graaf en un corps jaune sécréteur de progestérone principalement et œstrogènes.

Les œstrogènes, à ce stade, renforcent les effets de la progestérone sur la muqueuse utérine qui consistent en une spiralisation des vaisseaux et des glandes conférant à l'endomètre un aspect de dentelle utérine.

À la fin de la phase lutéale, la chute des concentrations en progestérone et œstrogènes aboutit à la destruction de l'endomètre à l'origine des menstruations.

3 La fécondation

Elle correspond à la rencontre entre un spermatozoïde et un ovocyte dans le tiers supérieur des trompes au niveau de l'ampoule de la trompe de Fallope.

La fécondation se déroule en plusieurs étapes dont la fusion des gamètes aboutissant à la formation d'un zygote (ou cellule-œuf).

Elle n'a lieu que si le rapport sexuel est proche de l'ovulation.

MÉMO 86 Les cancers

1 Définition

C'est une maladie caractérisée par une croissance anormale et incontrôlée de certaines cellules : ces cellules anormales se développent et donnent naissance à une tumeur maligne. Ces cellules tumorales qui ont infiltré les vaisseaux, les voies lymphatiques, peuvent disséminer le cancer à d'autres organes non contigus du point de départ et sont appelées **métastases**.

Les causes du cancer sont multiples.

- Les **facteurs professionnels** : l'amiante, le benzène, le goudron, certains produits chimiques, les dérivés du pétrole, sont des substances cancérigènes ; ainsi l'exposition durable sans précaution particulière entraîne souvent des cancers de différents types.
- Les **facteurs sociaux** : l'alcool, le tabac, l'obésité, l'exposition au soleil sans précaution donnent des cancers notamment de peau pour les derniers (cancers épidermoïdes, mélanomes).
- Les **prédispositions génétiques** : 5 à 10 % des cancers sont des cancers héréditaires (cancers coliques, mammaires, endocriniens...).

2 Traitements

Ils diffèrent selon le type de cancer mais ils se déclinent ainsi :

- le **traitement chirurgical** qui consiste à enlever toute la tumeur ou plus par prévention ;
- **la radiothérapie** qui utilise les rayonnements ionisants et qui traite localement la tumeur soit externe avec une source d'irradiation à l'extérieur du patient, soit interne par **curiethérapie** ;
- la **chimiothérapie** qui est un traitement médical qui s'attaque aux cellules cancéreuses ;
- l'**hormonothérapie** qui est utilisée comme son nom l'indique pour les cancers hormono-dépendants ;
- la **vaccinothérapie** qui est en cours d'expérimentation.

Ces traitements ne sont pas sans avoir, hélas, des effets secondaires qui seront traités et qui nécessitent des prises en charge particulières suivies de certaines chirurgies avec appareillage, troubles liés aux chimiothérapies, et aux irradiations.
La prise en charge psychologique est également très importante, d'où le rôle primordial des soignants.

MÉMO

87 La CIF (classification internationale du handicap)

1 Une nouvelle définition du handicap

- En 2001, l'OMS a proposé une révision de la CIH (Classification internationale du handicap) pour mettre l'accent sur la dimension sociale du handicap et la dépendance qui en résulte et c'est en 2002 que la CIF (Classification internationale du fonctionnement du handicap et de la santé) remplace la CIH.
- Cette nouvelle classification tient compte de l'évolution du handicap et en donne une vision plus contemporaine.
- Au lieu d'un handicap porté par une personne et soumis à une définition, l'accent est mis sur la société qui n'accueille pas de façon équitable tous ses membres et crée ainsi des inégalités sociales qui pourraient être évitées.
- **On ne parle alors plus de handicap mais de situation de handicap** puisque le handicap est désormais compris comme étant en relation directe avec l'environnement de la personne.

2 La situation de handicap

- Cette nouvelle classification introduit une nomenclature des facteurs environnementaux et s'articule donc en deux grandes parties :
  - les composants fonctionnels (**déficiences**) avec les composants **d'activité** et la **participation** de l'individu en tant que personne et en tant qu'être social ;
  - les facteurs contextuels (les **facteurs environnementaux** et **personnels** de la personne).
- La **déficience** correspond à l'altération d'une fonction ou d'une structure. Elle peut être :
  - anatomique,
  - physiologique et/ou
  - psychologique.
- **L'activité** est la capacité d'une personne à effectuer des tâches dans un environnement standard.

• La participation est la réalisation effective des tâches dans l'environnement réel.

La notion de situation de handicap

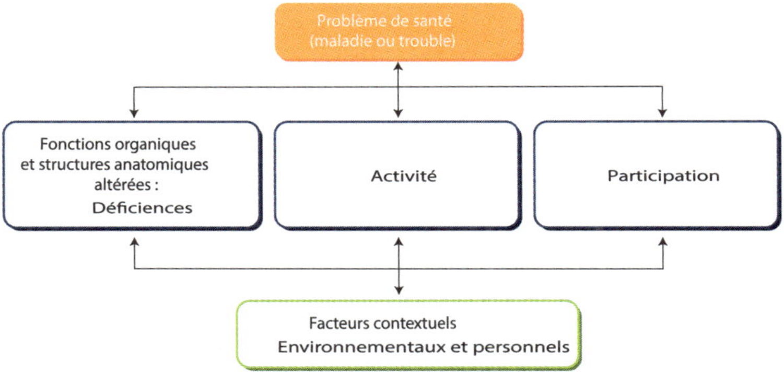

MÉMO 88 Les différentes situations de handicap

1 Le handicap selon l'OMS

L'Organisation mondiale de la santé considère le handicap selon 3 axes :

- l'atteinte du corps = la déficience « *correspond à toutes pertes de substance (organes, muscles, tissus, liquides…) ou à l'altération d'une structure ou fonction psychologique, physiologique ou anatomique* » ;
- le degré de difficulté pour la personne à réaliser certaines activités = l'incapacité « *correspond à toute réduction partielle ou totale de la capacité à accomplir une activité d'une façon donnée, ou dans les limites considérées comme normales pour un être humain* » ;
- les problèmes rencontrés dans la vie courante et l'environnement = le désavantage « *résulte pour un individu donné d'une déficience ou d'une incapacité qui interdit ou limite l'accomplissement d'un rôle normal* ».

2 Définition du handicap selon la loi du 11 février 2005

« *Constitue un handicap, au sens de la présente loi, toute limitation d'activité ou restriction de participation à la vie en société subie dans son environnement par une personne en raison d'une altération substantielle, durable ou définitive d'une ou plusieurs fonctions physiques, sensorielles, mentales, cognitives ou psychiques, d'un polyhandicap ou d'un trouble de santé invalidant.* »
Donc, depuis cette loi, en France, sont perçues comme handicap les conséquences des troubles ou altérations.

3 Les différents critères précisant la nature ou l'évolution du handicap

Chaque handicap peut être :

- stable ou stabilisé : pas ou plus de dégradations physiques, physiologiques ou psychologiques dues au handicap. D'autres

difficultés peuvent apparaître du fait de facteurs exogènes (c'est-à-dire extérieurs au handicap) ;
- ou **évolutif** : le handicap est amené à évoluer et l'état de la personne à se dégrader. La perte d'autonomie deviendra de plus en plus conséquente et la dépendance de plus en plus importante.

Handicap « inné »

Le handicap « inné » signifie de naissance.
Causes possibles des handicaps congénitaux :
- **héréditaires** (la chorée de Huntington), **génétiques** (le syndrome de l'X fragile), **chromosomiques** (les trisomies) ;
- liées à la **grossesse** : (le *Spina bifida* : malformation de la moelle épinière), maladies fœtales (toxoplasmose, herpès vaginal non détecté), induit par la prise de toxiques (enfant SAF : syndrome d'alcoolisme fœtal)... ;
- liées à l'**accouchement** : la majorité des IMC (infirmité motrice cérébrale) est due à une anoxie (manque d'oxygène), la prématurité...

Handicap « acquis »

Le handicap « acquis » signifie qu'il est arrivé au cours de la vie.
Causses possibles :
- les traumatismes physiques dus aux **accidents** : de la route, de la circulation, domestiques, du travail.
- la **maladie** : poliomyélite, méningite, sclérose en plaque, AVC (accident vasculaire cérébral), maladie psychiatrique.
- le **vieillissement** : fractures, polyarthrite déformante, surdité.
- la **maltraitance** : carences affectives, manque de stimulation chez l'enfant, violence physique.

4 Les 7 formes de handicap

Les troubles de santé invalidants

Conséquences de maladies comme les tumeurs cancéreuses, les maladies cardio-vasculaires, les pathologies endocrines (diabète...).

Le handicap physique ou « moteur »

Concerne une partie ou la totalité du corps de la personne perturbant les déplacements, la préhension et la parole.
- **Hémiplégie** : atteinte d'une moitié du corps (gauche ou droit) due à une lésion de l'hémisphère cérébral opposé.

- **Paraplégie** : atteinte des membres inférieurs (jambes) et d'une partie du tronc. Cette atteinte est congénitale mais peut être la conséquence également d'un traumatisme ou d'une maladie.
- **Tétraplégie** : atteinte des 4 membres (bras et jambes) due à une lésion de la moelle épinière.

Le handicap mental

Le handicap mental est la conséquence d'une déficience intellectuelle qui provoque une perturbation des facultés cognitives comme la mémorisation, l'abstraction, l'attention, la déduction, l'orientation dans l'espace et la pensée.

- La déficience intellectuelle peut être :
  - présente dès la naissance : trisomie 21, syndrome de l'X fragile... ;
  - liée aux conséquences d'une épilepsie grave, de négligence ou de maltraitance ;
  - due à une pathologie psychiatrique déficitaire.

Le quotient intellectuel (QI)

Le QI est le résultat obtenu à un test d'efficience intellectuelle adapté à l'âge de la personne, et permettant d'évaluer le niveau intellectuel avec les forces et les faiblesses de fonctionnement cognitif propre à l'individu.

Les troubles sensoriels

Touchent un à tous les 5 sens dans des degrés différents. Les déficiences visuelles et auditives sont les plus fréquentes.

Le handicap cognitif

Couramment appelé maladies en « DYS » (troubles du langage et de l'apprentissage) comme la dyspraxie, la dyslexie, dysorthographie...

Le handicap psychique

Est une conséquence de la maladie psychique altérant le rapport à la réalité, aux autres et à l'action.

Le polyhandicap

C'est le cumul de plusieurs handicaps de nature différente (motrice et mentale surtout) altérant profondément l'autonomie du sujet, ses capacités d'expression verbale, motrice et relationnelle.

MÉMO 89 Les carences affectives

1 Définitions

Carence affective : « *absence ou insuffisance des échanges affectifs essentiels au développement affectif d'un sujet* » (Larousse).

- Le professeur Daniel Marcelli (*Enfance et psychopathologie*, 2012) précise que « *la carence affective est multiple [...]. Il faut tenir compte dans l'interaction mère-enfant de trois dimensions :*
- *l'insuffisance d'interaction qui renvoie à l'absence de la mère ou du substitut maternel (placement institutionnel précoce) ;*
- *la discontinuité des liens qui met en cause les séparations quel qu'en soit le motif ;*
- *la distorsion qui rend compte de la qualité de l'apport maternel (mère chaotique, imprévisible).* »
- Nous parlerons de « figure maternelle » ou de « substitut maternel » et non pas uniquement de mère, car l'adulte investi par l'enfant n'est pas toujours et seulement la mère, cela peut aussi être le père, une grand-mère, une nourrice, un professionnel... qui vient suppléer le rôle et la fonction maternelle et maternante quand la mère ne peut l'assurer pleinement.
- Les manifestations de la carence affective sont variables, elles dépendent de :
- la durée de la séparation (unique ou répétée, courte, longue ou définitive) ;
- l'âge de l'enfant ;
- la qualité des soins maternels que l'enfant a reçus avant la séparation ;
- la nature de la carence, c'est-à-dire la cause de la séparation.

2 Les causes

- Séparation brutale : un décès, un départ, la guerre, la maladie, un divorce et/ou une crise conjugale...
- Négligence des soins apportés à un enfant : manque de stimulation dans le portage, lors des soins, insuffisance ou absence de jeu, absence d'interaction avec l'enfant...

- **Négligence des besoins vitaux et affectifs** de l'enfant : mauvaise alimentation, précarité sociale, absence d'intérêt pour l'enfant, relation et échanges désaffectivés...
- **Rejet de l'enfant par la figure maternelle** : mère en souffrance, enfant non désiré, enfant porteur d'une maladie ou d'un handicap...
- **Environnement instable et/ou perturbateur** : séparation houleuse, instabilité familiale, famille monoparentale, mésentente parentale/familiale ou violence conjugale...
- **Parent(s) en souffrance** : atteint de maladie psychiatrique, histoire de vie douloureuse, vécu traumatique, DPN (dépression post-natale) décompensation *post-partum*, deuil...

3 Les signes d'une carence affective

- **Troubles psychosomatiques** : anorexie, énurésie, encoprésie, insomnie, maladie de peau (psoriasis, eczéma...).
- **Perturbations somatiques** : maladies à répétition, vomissements, régurgitations fréquentes et non expliquées, douleur abdominale.
- **Retard dans le maintien** : de la tête, de la stature assise, debout, de la marche...
- **Retard pondéral** : amaigrissement, faiblesse...
- **Trouble du tonus.**
- Regard fuyant, désintérêt pour le monde environnant.
- Enfant « agrippé » à n'importe quel adulte (à un certain âge, l'enfant éprouve de la réticence à être porté par un adulte inconnu normalement).
- Passivité.
- Intolérance à la frustration.
- Retard dans l'apprentissage du langage.
- Perturbation ou régression du développement affectif et cognitif.
- **Retard du développement social** : les interactions avec les autres enfants du même âge sont plus rares, fuyantes ou agressives, problèmes d'adaptation et d'intégration...
- **Manifestations anxieuses** : réveils et/ou terreurs nocturnes, comportements obsessionnels, agitation...

Attention ! Les signes mentionnés ici peuvent être présents pour d'autres raisons ou pathologies. Il est primordial d'orienter les personnes vers un spécialiste et de ne jamais poser de conclusions hâtives.

4 Les conséquences

À court terme

La séparation d'avec la figure maternelle chez un enfant âgé entre 5 mois et 3 ans peut provoquer (observation de Bowlby) :

- une phase de **protestation** qui montre la souffrance de l'enfant ;
- une phase de **désespoir** qui s'apparente à la dépression puis au deuil ;
- une phase de **détachement** qui sert à l'installation de défenses psychiques et à la reconstruction de l'individu.

Lorsqu'un enfant vit une souffrance affective de courte durée et exceptionnelle (c'est-à-dire non répétée), les capacités d'adaptation, de résilience, voire de récupération de l'enfant sont grandes.

À long terme

Néanmoins, il arrive que des carences affectives massives et prolongées soient à l'origine de souffrances toujours présentes chez l'adulte, entravant son adaptation au monde, sa relation aux autres, et sa stabilité psychique. On peut observer des perturbations dans leur développement sur les plans :

- **cognitif** :
  - retard psychomoteur,
  - déficience intellectuelle ;
- **social** :
  - problème comportemental (marginalité, délinquance, psychopathie…),
  - inadaptation,
  - rejet de l'autre,
  - repli sur soi,
  - dépendance aux toxiques (alcool, drogues, médicaments…) ;
- **affectif** :
  - estime de soi faible ou inadaptée,
  - dévalorisation,
  - lien affectif complexe : dans le rejet/dépendance affective,
  - maltraitance ;
- **psychique** :
  - syndrome dépressif majeur,
  - souffrances psychiques (dépression, angoisses, phobies, TOC, psychoses…),
  - troubles de la personnalité.

MÉMO 90 Inadaptations et situations d'exclusion sociale

La déclaration des droits de l'Homme et du citoyen établit depuis 1789 que « les Hommes naissent libres et égaux en droit ». Les personnes devraient donc être considérées de manière semblable, égalitaire quelle que soit leur origine culturelle, géographique, sociale... Cependant, il en va autrement dans la société ; on constate que les différences sont le giron de l'inégalité sociale.

1 Notions d'inégalité sociale, d'inadaptation sociale et de précarité sociale

Inadaptation sociale

- Elle est très souvent associée à tort au handicap. Elle concerne les personnes éprouvant une incapacité à :
- vivre en société ;
- respecter les normes ;
- adopter un comportement adapté à la vie en collectivité ;
- et ayant des conduites déviantes.
- Couramment dénommés « les exclus », les inadaptés sociaux sont majoritairement :
- les marginaux ;
- les asociaux ;
- les délinquants ;
- les toxicomanes.

Rôle de l'AES : l'AES est amené à travailler avec ces personnes considérées comme inadaptées du fait de leurs difficultés à s'insérer dans la société. Un travail sur le « **vivre ensemble** » (savoir prendre en considération l'autre tout en se prenant en compte soi-même), ainsi qu'un travail sur le **respect**, l'intégration **des règles et des limites** peut être mis en place.

Inégalités sociales

Elles naissent de différences entre les individus amenant à des discriminations. Par exemple, il existe des inégalités :
- entre les hommes et les femmes ;
- ethniques, culturelles, religieuses... ;
- entre les catégories socioprofessionnelles ;
- dans l'éducation, le niveau d'étude, la scolarité ;
- géographiques ;
- dans l'accès aux soins ;
- dans les conditions d'habitation, de vie, d'hygiène...

La distinction entre pauvreté et précarité

- La pauvreté correspond à une insuffisance de ressources (principalement financières) pour subvenir à ses besoins primaires (se loger, se nourrir, s'habiller) et vivre dignement. Selon l'INSEE « *un individu (ou un ménage) est considéré comme pauvre lorsqu'il vit dans un ménage dont le niveau de vie est inférieur au seuil de pauvreté. Le seuil de pauvreté est déterminé par rapport à la distribution des niveaux de vie de l'ensemble de la population* ». Un individu en France est considéré comme pauvre si ses revenus mensuels sont inférieurs soit à 855 €, soit à 1 026 € (variation en fonction du mode de calcul, données INSEE, 2016).
- La précarité est « *l'absence d'une ou plusieurs des sécurités permettant aux personnes et aux familles d'assumer leurs responsabilités élémentaires et de jouir de leurs droits fondamentaux* » (*Journal officiel*, 1987). La précarité :
  - conduit à l'insécurité, à la fragilité et à la pauvreté ;
  - touche divers domaines de la vie de la personne (emploi, logement, conditions de vie, ...) ;
  - entraîne des conséquences plus ou moins graves pouvant s'étendre dans le temps.

2 Le processus d'exclusion sociale

- L'exclusion sociale signifie la mise à l'écart, le rejet de certaines personnes de la société. Il y a longtemps, ce concept prenait un sens concret puisque les « fous » et les « lépreux » étaient expulsés de la ville et vivaient en dehors, aux pourtours de la cité.
- L'exclusion sociale est un processus multifactoriel dynamique.

90 Inadaptations et situations d'exclusion sociale

Les différentes formes d'exclusion

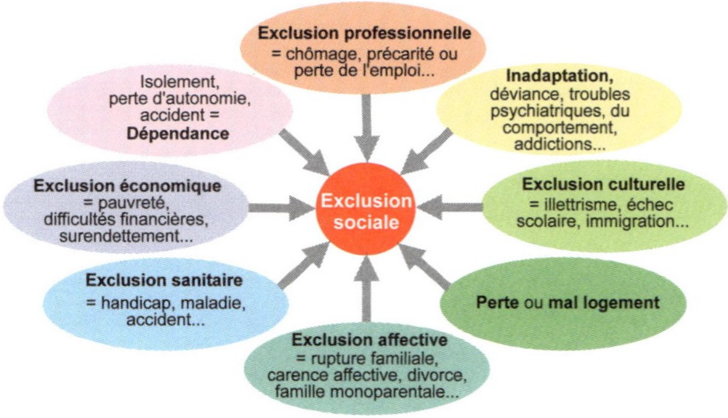

- L'accumulation des diverses formes d'exclusion entraîne l'exclusion sociale qui a pour conséquence la fragilisation ou la perte :
- des liens sociaux (rupture des relations familiales, professionnelles, amicales, amoureuses...) entraînant le repli sur soi et l'isolement ;
- de l'identité individuelle (mésestime de soi, perte de confiance, honte, culpabilité...) ;
- et de l'identité collective (absence de soin, manque d'hygiène, désocialisation, marginalisation, conduites déviantes et/ou toxicomaniaques...).

Le rôle de l'AES

L'AES est régulièrement confronté aux disparités sociales, sources d'inégalités et de discrimination. Il s'agit pour celui-ci d'être attentif à ses propres conduites et attitudes à tenir afin d'éviter, par exemple, les jugements de valeurs ou l'énonciation de ses propres pensées idéologiques et/ou politiques. L'AES travaille à l'intégration de tous dans le respect et le droit à la différence.

91 Le système éducatif français

1 Les principes fondateurs de l'école

- Les grands principes du système éducatif sont la liberté d'enseignement, la laïcité, la gratuité, l'obligation scolaire et la neutralité.
- Depuis la loi Jules Ferry de 1882, l'instruction est obligatoire dès 6 ans pour tous les enfants français ou étrangers résidant en France et ce jusqu'aux 16 ans révolus de celui-ci depuis janvier 1959. L'obligation s'impose également aux enfants et adolescents handicapés depuis la loi du 11 février 2005.
- Les grands principes de la laïcité sont : l'absence d'instruction religieuse dans les programmes, la laïcité du personnel et l'interdiction du prosélytisme.

2 L'organisation générale du système éducatif français

Établissement	Classes	Objectifs
Enseignement secondaire		
Lycée (professionnel, technologique, général)	- Terminale - Première - Seconde	- En classe de 2de générale ou technologique, permettre à l'élève de bénéficier d'une année pour affiner son projet professionnel. - En lycée professionnel, préparer un diplôme permettant l'insertion professionnelle. En 1re, les élèves se présentent au diplôme intermédiaire BEP ou CAP de leur spécialité. - En fin de terminale, présenter les élèves au baccalauréat (qui leur permet d'accéder aux études supérieures).
Collège	- 3e - 4e - 5e - 6^e	- Acquérir les compétences du socle commun et permettre à l'élève d'acquérir des méthodes de travail et de savoir émettre un jugement. - En fin de 3e : présenter les élèves au diplôme national du brevet.

Établissement	Classes	Objectifs
Enseignement primaire		
École primaire	- Cours moyen 2 (CM2) - Cours moyen 1 (CM1) - Cours élémentaire 2 (CE2) - Cours élémentaire 1 (CE1) - Cours préparatoire (CP)	Maîtriser la langue française, l'éducation civique, la connaissance et la compréhension des nombres et des calculs.
École maternelle	- Grande section - Moyenne section - Petite section	Permettre à l'élève de devenir autonome en acquérant un langage oral riche et en favorisant sa socialisation.

3 Les acteurs du système éducatif

Acteurs	Missions
Enseignants	- Participer aux actions d'éducation en assurant un service d'enseignement dans leur discipline. - Apporter une aide au travail personnel de l'élève et assurer le suivi de celui-ci. - Informer les parents sur la scolarité de leur enfant.
Personnels de santé et d'action sociale (infirmière scolaire et assistante sociale)	- Détecter précocement les difficultés susceptibles d'entraver la scolarité. - Assurer l'accueil et l'accompagnement des élèves en fonction de leurs besoins. - Participer à la politique de santé en assurant des actions d'éducation à la santé.
Auxiliaires de vie scolaire (AVS)	- Intervenir dans la classe ou en dehors des temps d'enseignement. - Accomplir des gestes techniques ne requérant pas une qualification médicale ou paramédicale. - Participer à la mise en œuvre et au suivi du PPS.

92 La scolarisation des élèves en situation de handicap

Les terminologies d'enseignement aux « inadaptés » (1963) ou aux « arriérés » (1909) ont été progressivement remplacées par les termes d'intégration, d'adaptation...
Actuellement, on emploie le terme d'inclusion scolaire.
Ce changement de terminologie traduit la préoccupation de promouvoir une interaction effective et efficace entre le système éducatif et l'enfant handicapé, et non plus de stigmatiser la particularité de l'élève et de le mettre à l'écart.

1 De la ségrégation à l'inclusion scolaire : historique

A. Une éducation à part

- Avant 1900, les « anormaux » étaient exclus des écoles sans concessions. En 1909, une tentative d'intégration scolaire se fait jour avec la création de classes de perfectionnement pour enfants arriérés inspirées des travaux de Binet (psychologue) et Simon (médecin). Il s'agit de favoriser le dépistage des « anormaux à l'école » avec l'invention d'une échelle psychométrique pour apprécier le degré d'intelligence permettant de classer ces enfants en « débiles, imbéciles et idiots ».
- Pratiquement cela se transforme peu à peu en un outil de ségrégation. Différentes structures destinées à accueillir les enfants « inadaptés » voient le jour dans les années 1950 et 1960, mais on continue à les mettre à part. Les SES, Sections d'éducation spécialisées, dans lesquelles travaillent des enseignants spécialisés matérialisent cet enseignement à part de l'école.

B. L'émergence progressive d'une politique d'intégration

- Les années 1970 marquent un tournant avec successivement la création des Groupes d'aide psychopédagogique (GAPP), et avec la loi d'orientation de 1975 en faveur des personnes handicapées. Par la suite, l'institution tente de donner corps à cette volonté d'intégration en mettant en place différents dispositifs successifs fondés sur la prévention de l'exclusion liée au handicap ou à la déviance sociale et vers l'intégration en actes.

- Ainsi le CAPSAIS, Certificat d'aptitude pédagogique spécialisé pour l'adaptation et l'intégration scolaire, est mis en place dans les années 1980 avec des options (A, B, C, D, E, F, G) ne désignant plus une catégorie d'enfants mais des types de réponses pédagogiques à déployer, remplacé en 2004, par le CAPA-SH et le 2CA-SH et en 2017 par le CAPPEI.

C. La loi du 11 février 2005 : vers l'inclusion

La loi pour l'égalité des droits et des chances, la participation et la citoyenneté des personnes handicapées précise la définition du handicap : « *Constitue un handicap, au sens de la présente loi, toute limitation d'activité ou restriction de participation à la vie en société subie dans son environnement par une personne en raison d'une altération substantielle, durable ou définitive d'une ou plusieurs fonctions physiques, sensorielles, mentales, cognitives ou psychiques, d'un polyhandicap ou d'un trouble de santé invalidant.* » (Art. L 114).
Elle affirme le droit des élèves handicapé(e)s à l'éducation et engage la responsabilité du système éducatif. Elle fait ainsi obligation :

- d'assurer à l'élève, le plus souvent possible, une scolarisation en milieu ordinaire au plus près de son domicile ;
- d'associer étroitement les parents à la décision d'orientation de leur enfant et à toutes les étapes de la définition de son projet personnalisé de scolarisation ;
- de garantir la continuité d'un parcours scolaire, adapté aux compétences et aux besoins de l'élève ;
- de garantir l'égalité des chances entre les candidats handicapés et les autres candidats en donnant une base légale à l'aménagement des conditions d'examen.

De l'intégration à l'inclusion

Depuis 2005, on ne parle plus d'intégration mais d'inclusion pour désigner la scolarité des enfants handicapés à l'école ordinaire.
« La différence entre intégration et école inclusive est avant tout de principe.
Dans la logique intégrative, les enfants doivent s'adapter à l'école ordinaire avec l'aide de dispositifs spécialisés. Dans la logique inclusive, c'est à l'école de s'adapter pour apporter une réponse

scolaire au plus près des besoins de chaque élève. Chaque élève a donc sa place à l'école ordinaire, quel que soit son handicap, il "suffit" de mettre en place les adaptations nécessaires !
L'école inclusive n'est donc pas une intégration plus "poussée". La différence majeure entre intégration et école inclusive vient du processus : l'intégration fonctionne de l'extérieur vers l'intérieur. Ainsi, un enfant que l'on intègre est a priori *hors de l'école (puisqu'on veut l'intégrer...) et l'intégration va consister à le placer en milieu ordinaire. Le processus de l'école inclusive est inverse : l'enfant est* a priori *dans l'école ordinaire et celle-ci doit s'organiser pour trouver les aménagements permettant une scolarité au mieux des besoins de tous les élèves. Lorsqu'une école accueille des enfants présentant des besoins très importants, elle sera alors amenée à recourir à des moyens et services spécialisés. »* http://www.enfant-different.org/scolarite/integration-a-ecole-inclusive

2 Les outils actuels de l'inclusion

A. Les dispositifs liés à la loi de 2005

1. Des besoins aux solutions proposées

<table>
<tr><td colspan="2">1. Suspicion de handicap par les parents ou l'école.
Mise à contribution de l'équipe éducative notamment RASED, médecin scolaire, famille... Il faut estimer si les difficultés relèvent d'un handicap avéré :</td></tr>
<tr><td rowspan="2">2. a OUI : les difficultés relèvent d'un handicap.</td><td>2. b NON : les difficultés ne relèvent pas d'un handicap.</td></tr>
<tr><td>3. b Mise en place des dispositifs prévus pour l'accompagnement des élèves en difficulté (PPRE, RASED...)</td></tr>
<tr><td colspan="2">3. a L'équipe pluridisciplinaire d'évaluation évalue les besoins de la personne handicapée et son incapacité permanente sur la base de son projet de vie et de références définies par voie réglementaire.</td></tr>
<tr><td colspan="2">4. a Elle rédige ensuite un plan de compensation qui comprend des propositions de mesures de toute nature, notamment des droits et des prestations destinées à apporter à la personne handicapée, au regard de son projet de vie, une compensation aux limitations d'activité ou restrictions de participation à la vie en société qu'elle rencontre du fait de son handicap. Pour les enfants, ce plan intègre un volet éducatif.</td></tr>
<tr><td colspan="2">5. a La commission des droits et de l'autonomie des personnes handicapées (CDA) prend, sur la base de l'évaluation réalisée par l'équipe pluridisciplinaire, des souhaits exprimés par la personne handicapée ou son représentant légal dans son projet de vie et du plan de compensation proposé, les décisions relatives à l'ensemble des droits de cette personne, notamment en matière d'attribution de prestations et d'orientation.</td></tr>
</table>

En fonction des résultats de l'évaluation, il est proposé à chaque enfant, adolescent ou adulte handicapé, ainsi qu'à sa famille, un parcours de formation qui fait l'objet d'un **projet personnalisé de scolarisation** (PPS). Élément du plan de compensation, il propose des modalités de déroulement de la scolarité coordonnées avec les mesures permettant l'accompagnement de celle-ci figurant dans le plan de compensation.

Le projet d'école ou d'établissement précise les dispositions prises pour assurer l'accueil des élèves handicapés. L'équipe éducative de l'établissement scolaire dans lequel un élève handicapé effectue sa scolarité réalise et conduit le projet personnalisé de scolarisation de celui-ci. Une équipe de suivi de la scolarisation (enseignant référent, autres enseignants, personnels médicaux et sociaux, parents d'élèves) se réunit régulièrement pour évaluer le parcours et proposer des améliorations.

La Loi de 2005 institue aussi la **Maison départementale des personnes handicapées (MDPH)** qui est placée sous la responsabilité du président du conseil général et *« offre un guichet unique pour améliorer l'accueil, l'information et l'aide apportée aux élèves handicapés et à leur famille »*.
Ses membres sont des élus du département et de personnels de l'Éducation nationale. La CDA fait partie de la MDPH. La création de la MDPH et la CDA marquent une profonde évolution : l'autorité y est détenue par les autorités politiques départementales, les membres de l'Éducation nationale n'y sont plus majoritaires.

2. Le Projet personnalisé de scolarisation (PPS)

- Il **organise la scolarité de l'élève handicapé** et assure la cohérence et la qualité des accompagnements et des aides éventuellement nécessaires à partir d'une évaluation globale de la situation et des besoins de l'élève (accompagnement thérapeutique ou rééducatif, attribution d'un auxiliaire de vie scolaire ou de matériels pédagogiques adaptés, aide aux équipes pédagogiques par un accompagnant d'élève en situation de handicap (AESH)).
- Le PPS s'appuie sur :
  - le pari de l'éducabilité et de l'évolutivité de tout un chacun ;
  - la réflexion sur l'enfant auteur de la construction de ses apprentissages ;
  - la contractualisation des démarches entre toutes les parties se matérialisant par ce projet individuel afin de trouver la solution adéquate parmi un éventail de possibilités ;
  - l'idée que la meilleure institution à disposition de la société pour permettre à l'ensemble des futurs citoyens, quelles que soient leurs spécificités, de se retrouver sur des valeurs communes reste l'école !

Il faut mettre à disposition de celle-ci un dispositif d'aide. La logique d'intégration est l'un des enjeux de société que l'école du XXIe siècle doit résoudre pour lutter contre l'exclusion civique, politique, sociale et professionnelle des adultes que seront demain les enfants en difficulté d'aujourd'hui. On tend vers l'idéal que tout enfant, quel que soit son handicap, soit accueilli dans une classe ordinaire, ce qui est un pas vers l'insertion sociale.

B. Un réseau de personnels spécialisés

De manière complémentaire, les dispositifs proposés rendent possible, au sein des établissements scolaires, l'intervention de personnels spécialisés et permettent ainsi de répondre aux besoins éducatifs particuliers de certains élèves. Ils contribuent à accroître les ressources dont disposent les établissements scolaires pour faire face à la diversité des besoins des élèves et y répondre de manière temporaire ou durable. Dans tous les cas, ces dispositifs s'appuient sur les compétences d'enseignants spécialisés, ayant reçu une formation complémentaire et détenteurs du CAPPEI et anciennement du CAPA-SH ou 2CA-SH.

Le certificat d'aptitude pédagogique aux pratiques de l'éducation inclusive (CAPPEI).

Les enseignants suivent une formation qui s'articule autour :
- d'un tronc commun : enjeux éthiques et sociétaux, cadre législatif et réglementaire, connaissances des partenaires, relations avec les familles, besoins éducatifs particuliers et réponses pédagogiques, personnes ressources ;
- de modules d'approfondissement : grandes difficultés en mathématiques, en lecture écriture, d'adaptation à l'école, troubles psychiques, spécifiques du langage et des apprentissages, des fonctions cognitives, auditifs, visuels, du spectre autistique, moteurs ;
- d'un module de professionnalisation dans l'emploi : enseigner en section d'enseignement général et professionnel adapté (Segpa) ou en établissement régional d'enseignement adapté (Erea) ; travailler en Réseau d'aides spécialisées aux élèves en difficulté (Rased) – aide à dominante pédagogique ou aide à dominante relationnelle – ; coordonner une unité localisée pour l'inclusion scolaire (Ulis) ; enseigner en unité d'enseignement (UE) des établissements et services sanitaires et médico-sociaux ; ensei-

gner en milieu pénitentiaire ou en centre éducatif fermé ; exercer comme enseignant référent pour la scolarisation des élèves handicapés ou secrétaire de la commission d'orientation vers les enseignements adaptés du second degré (CDOEA).

Les anciennes options A à G sont remplacées par ces modules permettant la spécialisation.

L'élève et/ou ses parents et l'ensemble des professionnels qui concourent à la mise en œuvre du PPS constituent l'**équipe de suivi de la scolarisation (ESS)**. Elle intègre l'enseignant référent, les enseignants de l'élève handicapé (y compris les enseignants spécialisés de l'établissement médico-social), le, la ou les AESH, les professionnels de santé (y compris ceux issus du secteur libéral) et les professionnels des services sociaux mais aussi le chef d'établissement ou le directeur de l'établissement médico-social, le psychologue de l'Éducation nationale, le personnel du service social et de santé.

3 Les différentes possibilités de scolarisation

La scolarisation de tous les enfants et adolescents étant un droit fondamental et l'accueil un devoir, il s'agit en premier lieu de scolariser les enfants dans un lieu approprié.

A. Un établissement scolaire de référence, un enseignant référent

Tout enfant handicapé ou invalide est inscrit dans l'école ou l'établissement le plus proche de son domicile qui devient l'**établissement de référence**. Cette école ou cet établissement doivent, autant que faire se peut, accueillir l'élève.

Chaque élève est suivi par l'**enseignant référent** de son secteur. Titulaire du CAPPEI, il a pour mission d'accueillir, de conseiller les parents, de veiller à la mise en œuvre du PPS, d'effectuer le suivi en lien avec l'équipe pluridisciplinaire. C'est le personnage pivot du dispositif. Il intervient dans tous les types d'établissements, y compris les établissements spécialisés.

B. Une gradation de possibilités selon la gravité du handicap

Cependant, si l'objectif est bien de scolariser dans l'école ou l'établissement de quartier, il faut néanmoins tenir compte de la gravité du handicap. Ainsi trois possibilités sont offertes.

1. Scolarisation dans les classes ordinaires

C'est la solution à privilégier, celle qui est préconisée comme prioritaire (à temps plein ou partiel). Les élèves handicapés peuvent être aidés par un AESH sur décision de la CDA.

2. Scolarisation dans des unités spécialisées du primaire

On privilégie si possible la scolarisation dans un établissement ordinaire de l'Éducation nationale dans une classe de référence (en fonction de leur âge) dans laquelle ils suivent certains apprentissages. À certains moments, ils sont pris en charge, dans une salle à part, dans des ULIS-école (**Unités localisées pour l'inclusion scolaire**) accueillant de façon différenciée des élèves handicapés physiques sensoriels ou mentaux pouvant tirer profit d'une scolarité adaptée à leur âge et à leurs capacités, en milieu scolaire ordinaire. L'objectif des ULIS est de permettre à ces élèves de suivre totalement ou partiellement un cursus scolaire ordinaire. Elles sont composées de 12 élèves au maximum par classe. L'orientation se fait par la CDA.

Différents intitulés des ULIS correspondent à une réponse cohérente aux différents besoins des élèves handicapés :

- ULIS TFC : troubles des fonctions cognitives ou mentales (dont les troubles spécifiques du langage écrit et de la parole) ;
- ULIS TED : troubles envahissants du développement (dont l'autisme) ;
- ULIS TFM : troubles des fonctions motrices (dont les troubles dyspraxiques : dyslexie, dysphasie, dyscalculie...) ;
- ULIS TFA : troubles de la fonction auditive ;
- ULIS TFV : troubles de la fonction visuelle ;
- ULIS TMA : troubles multiples associés (plurihandicap ou maladie invalidante).

L'ULIS est donc une structure qui prend en compte des déficiences repérées et évaluées par décision de la commission.

3. Scolarisation dans des unités spécialisées du secondaire

Les **ULIS-collège** et les **ULIS-lycée** sont des structures pédagogiques d'appui à l'intégration scolaire accueillant en petits effectifs

des adolescents handicapés dans l'enseignement secondaire. Y interviennent les enseignants détenteurs du CAPPEI. Elles sont différenciées par type de handicap, selon la même nomenclature que celle détaillée dans le paragraphe précédent.
Ces élèves peuvent faire l'objet d'une scolarisation en ULIS dès lors qu'ils disposent d'une capacité de communication compatible avec les enseignements scolaires, les situations de vie et d'éducation collectives. Ils peuvent recevoir un enseignement adapté qui met en œuvre les objectifs prévus par le projet personnalisé de scolarisation, incluant, autant qu'il est possible, des plages de participation aux activités de la classe de référence de l'enfant, choisie parmi les classes des collèges ou lycées qui accueillent des élèves de sa classe d'âge.

4. Scolarisation dans des établissements spécialisés

Lorsque la gravité du handicap ou des problèmes sociaux empêchent une scolarité en classe ordinaire, la scolarisation a lieu dans un **établissement médico-social** selon trois modalités : dans une unité d'enseignement interne (une salle de classe aménagée dans cet établissement dans laquelle interviennent des enseignants), une unité d'enseignement externalisée (la salle de classe est située dans une école ou un établissement scolaire), en scolarisation partagée : les élèves rattachés à un établissement médico-social bénéficient d'un temps de scolarisation dans l'établissement médico-social et d'un temps en école ou établissement scolaire ordinaire (en Ulis par exemple).

Exemples

- IME : Instituts médico-éducatifs pour les enfants et adolescents atteints de déficiences motrice et intellectuelle ;
- IEM : Instituts d'éducation motrice pour les enfants et adolescents atteints de déficience mentale ;
- ITEP : Instituts thérapeutiques, éducatifs et pédagogiques pour les enfants, adolescents et jeunes adultes présentant des troubles du comportement ;
- IES pour les enfants atteints de troubles auditifs ou visuels.

C. Des solutions souples adaptées à chacun et évolutives

L'ASH n'est pas un ensemble de structures, mais un dispositif permettant à l'école de jouer son rôle d'intégration sociale vis-à-vis

des élèves déficients intellectuels ou handicapés. Ce dispositif véhicule les mêmes valeurs que l'école, c'est pourquoi il s'agit d'adaptation et d'intégration scolaire. Il se fonde sur un projet personnel d'inclusion qui tient compte de la particularité de chaque enfant, notamment les éventuels soins médicaux, et s'appuie sur une évaluation précise et continue de ses besoins.
Ce projet fait intervenir et coopérer les différents partenaires pour trouver les solutions médicales et pédagogiques les mieux adaptées à chaque enfant et garantit souplesse et adaptabilité au dispositif.
L'école seule ne peut pas répondre à tous les problèmes. C'est pourquoi il existe des établissements spécifiques. Différentes possibilités peuvent être envisagées afin d'obtenir la solution la mieux ciblée à l'enfant à un moment donné :
- intégration à 100 % dans une classe ordinaire avec différents outils d'aide ;
- intégration partielle dans une classe ordinaire avec des moments dans des structures spécialisées ;
- intégration scolaire d'enfants provenant d'établissements spécialisés ;
- cursus scolaire effectué dans un établissement spécialisé.

En complément de la scolarité, l'équipe spécialisée d'un service d'éducation spéciale et de soins à domicile (SESSAD) peut intervenir.

Rendre plus efficace l'inclusion des élèves en situation de handicap

Le Président de la République a fait de la scolarisation des élèves en situation de handicap une priorité de son mandat. Une impulsion nouvelle a été opérée en faveur de l'école inclusive avec la création du **grand service public de l'École inclusive** par la loi pour une école de la bienveillance qui permet de mieux organiser l'accompagnement du nombre croissant d'élèves concernés en agissant sur les leviers suivants : instituer un service de l'accompagnement des élèves en situation de handicap plus réactif et plus flexible, mieux accueillir les parents et l'élève et simplifier les démarches, former et accompagner les enseignants pour améliorer les réponses pédagogiques aux besoins, professionnaliser les accompagnants d'élèves en situation de handicap et mieux les intégrer à l'équipe éducative, structurer la coopération entre les

professionnels de l'éducation nationale et du secteur médico-social dans les établissements scolaires, améliorer la continuité primaire – secondaire, assurer un pilotage efficace.
La mesure phare est la création **pôles inclusifs d'accompagnement localisés (Pial)** qui favorisent la coordination des ressources au plus près des élèves en situation de handicap (les aides humaines, pédagogiques, éducatives, et, à terme, thérapeutiques) pour une meilleure prise en compte de leurs besoins. Le Pial peut concerner les écoles maternelles et élémentaires d'une circonscription du premier degré, un ou plusieurs établissement(s) secondaire(s), ou encore un collège et des écoles de son secteur, on parle alors de Pial interdegré.
Sous la houlette d'un coordonnateur qui répartit les moyens en fonctions des besoins, et d'un AESH référent qui conseille les AESHE, il est piloté par l'IEN et le principal du colège de secteur. Il mobilise l'ensemble des personnels de l'équipe pédagogique et éducative pour identifier les besoins de l'élève et mettre en œuvre les réponses adéquates au niveau de sa classe et, au-delà, de l'école ou de l'établissement dans lequel il est scolarisé.

93 L'accueil périscolaire et de loisirs

1 L'accueil collectif de mineurs (ACM) sans hébergement

Le centre de loisirs accueille des enfants et adolescents pendant (accueil périscolaire) ou en dehors des jours d'école (extrascolaire).

L'accueil périscolaire est complémentaire du projet d'école et propose essentiellement des activités de loisirs favorisant le développement des enfants (activités manuelles, jeux d'intérieur ou d'extérieur, activités culturelles, sportives...).

Pour être autorisé, un centre de loisirs doit respecter des obligations de déclaration (l'organisme auprès duquel la déclaration d'ouverture doit être faite est la Direction Régionale de la Jeunesse, des Sports et de la Cohésion Sociale), d'encadrement et de norme de conformité des locaux.

Type d'accueil	Encadrement	Modalités d'accueil
Accueil de loisirs périscolaire	- 300 mineurs maximum si l'accueil regroupe des enfants de plusieurs sites ou se déroule sur plusieurs écoles. - le taux d'encadrement est d'1 animateur pour 10 mineurs âgés de moins de 6 ans ou d'1 animateur pour 14 mineurs âgés de 6 ans ou plus.	- les jours où il y a école
Accueil de loisirs extrascolaire	- 300 mineurs maximum - le taux d'encadrement est d'1 animateur pour 8 mineurs âgés de moins de 6 ans ou d'1 animateur pour 12 mineurs âgés de 6 ans ou plus.	- pendant les jours où il n'y a pas école (vacances scolaires ou journée entière sans école).

2 L'accueil collectif de mineurs avec hébergement

Type d'accueil	Caractéristiques
Séjours de vacances	Souvent appelés colonies de vacances ou centre de vacances, ils accueillent des groupes d'enfants ou d'adolescents sur un site équipé d'un lieu d'hébergement.
Séjours courts	Ils sont souvent proposés dans la continuité d'un centre de loisirs, ils permettent d'organiser un séjour de trois nuitées maximum.
Séjours spécifiques	Il s'agit de séjours s'adressant aux enfants et adolescents à partir de 6 ans dans le cadre par exemple de séjours sportifs, linguistiques, artistiques, culturels, chantiers de bénévoles...
Accueil de scoutisme	Comprenant au moins 7 mineurs, ils doivent être organisés par une association dont l'objet est le scoutisme et qui bénéficie d'un agrément délivré par le Ministre chargé de la jeunesse.

MÉMO 94 Le projet personnalisé

1 Définition

Le projet personnalisé est également appelé « projet individualisé ». C'est un document personnalisé qui définit l'accompagnement professionnel, social et médico-social d'une personne accueillie dans l'établissement. Ce document est rédigé sous forme contractuelle en concertation avec la personne accueillie et l'équipe d'encadrement.

- Il prend en compte les demandes et besoins exprimés par la personne.
- Il détermine les différentes étapes et les moyens pour rassembler les ressources professionnelles et matérielles de l'établissement en faveur de la personne.
- Il définit aussi la manière d'évaluer la situation de la personne ainsi que les objectifs à atteindre.
- Son élaboration commence dès l'admission dans l'établissement. Il est, tout au long du séjour de la personne dans l'établissement, le fil conducteur de sa prise en charge. Ainsi, chaque personne accueillie est porteuse d'un projet individualisé qui tient compte de ses avis, ses envies, ses souhaits, ses illusions, son parcours personnel.
- Il doit être adapté par chaque équipe professionnelle à la spécificité de la situation de la personne accompagnée.

Lorsqu'une personne entre dans l'établissement, tout doit être mis en place pour préserver sa qualité de vie.

2 Les objectifs du projet personnalisé

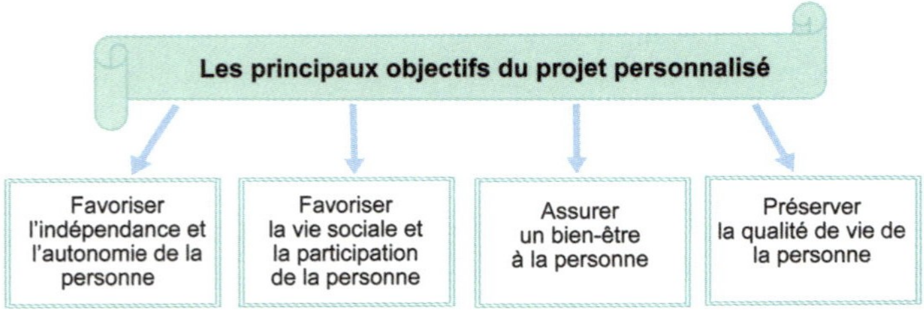

Le projet personnalisé est différent selon les personnes accompagnées et leurs besoins. Selon la personne et le projet, le réajustement des objectifs pourra être plus ou moins intensif. En général, les objectifs du projet personnalisé sont fixés avec un souci permanent de répondre au mieux aux attentes personnelles de la personne.

3 Le contexte et cadre juridique du projet personnalisé

- Le projet personnalisé s'inscrit dans le cadre de la loi du 2 janvier 2002 rénovant l'action sociale et médico-sociale. Cette loi réforme celle de 1975.
- Le projet personnalisé s'inscrit également dans des plans gouvernementaux comme le Plan Alzheimer ou le Plan de bientraitance.
- Il est également décrit dans le Code de l'action sociale et des familles.

4 La participation de l'AES

L'AES intervient aussi bien dans l'élaboration du projet, que dans sa mise en œuvre. L'AES interviendra également dans la phase d'évaluation du projet personnalisé.
L'objectif principal du projet personnalisé est de satisfaire les besoins et les attentes de la personne accueillie. C'est pour cela qu'une mobilisation de l'équipe pluri-professionnelle est primordiale. L'AES joue un rôle central dans la réalisation et la mise en place du projet. En effet, l'AES exerce une fonction d'accompagnement et d'aide dans la vie quotidienne de la personne. Elle prend soin des personnes par une aide de proximité permanente, en les accompagnant, tant dans les actes essentiels du quotidien, que dans les activités de la vie sociale et des loisirs. Cette proximité fait de l'AES un élément essentiel dans la mise en place du projet.

5 L'élaboration du projet

L'évaluation des besoins de la personne

La réalisation du projet ainsi que ses modalités nécessitent une évaluation complète des besoins de la personne accompagnée, l'écoute de ses souhaits, de ses envies, de sa situation physique, psychologique et sociale.

La réunion de synthèse

Le projet personnalisé va prendre forme au cours d'une réunion de synthèse faisant suite à une réunion d'équipe. Cette réunion se déroule en présence de tous les professionnels intervenants auprès de la personne. Une évaluation globale des besoins et des attentes de la personne aura été réalisée au préalable. Chaque professionnel, dont l'AES, intervenant auprès de la personne, présente son compte rendu. Un écrit de cette présentation synthétique est remis au rédacteur du projet. La personne accompagnée participe à la définition de son projet. Elle assiste à la réunion et il lui sera transmis un bilan, ainsi que le projet venant d'être élaboré. Elle peut intervenir à tout moment pour formuler un avis ou un souhait vis-à-vis du projet qui lui est présenté.

6 La mise en œuvre et le suivi du projet personnalisé

La mise en place

L'AES participe activement à la mise en place du projet personnalisé. Cette participation doit toujours se faire en lien avec l'équipe. L'AES accompagne la personne et doit viser à maintenir en continu son autonomie. L'AES observe, note et rend compte de son évolution. Il s'agit d'une **observation globale** de l'individu. Pour cela, l'AES peut utiliser des **fiches de suivi**, des grilles d'observation ou d'analyse. Puis, l'AES réalise des comptes rendus écrits. L'AES participera aux différentes réunions d'équipe permettant le suivi, et parfois le réajustement du projet.

L'évaluation du projet personnalisé

L'évaluation a lieu tout au long de la vie du projet personnalisé. L'objectif est de pouvoir réajuster le projet en fonction des besoins de la personne. Elle se fait en équipe, à laquelle participe l'AES. Cette évaluation se réalise en trois étapes.

MÉMO

95 Organisation du travail et droit du travail

1 La réglementation du travail

La notion de droit du travail

Le droit du travail est la discipline qui regroupe l'ensemble des règles applicables aux relations individuelles ou collectives entre les salariés et les employeurs. Ces règles sont inscrites dans le **Code du travail**.

Les conventions collectives

Grâce à la négociation entre les organisations patronales et les syndicats de salariés, certains employeurs peuvent appliquer une convention collective aux conditions de travail. Cet accord a pour objectif d'améliorer les dispositions du Code du travail en les adaptant à la particularité de l'emploi ou du secteur d'activité en question.

Le règlement des conflits

Le tribunal compétent pour trancher les conflits entre employeurs et employés est le **conseil des prud'hommes**, c'est un tribunal spécialisé. Si aucune conciliation n'est possible, c'est le tribunal qui tranchera le différend en appliquant les dispositions du Code du travail.

2 Le contrat de travail

Il s'agit de la convention par laquelle le salarié s'engage à mettre son activité à la disposition de l'employeur, sous la **subordination** duquel il se placera, moyennant le paiement d'un **salaire**.

Le CDD

Le **contrat à durée déterminée** est un contrat qui indique précisément la date de fin. La loi précise qu'il peut être renouvelé deux fois dans une limite de 24 mois. Si cette limite est dépassée, le contrat sera reconduit mais il sera requalifié en CDI.

Le CDI

Le **contrat à durée indéterminée** n'indique pas de durée précise. La fin du contrat n'étant pas précisée, le salarié bénéficie d'une situation plus stable.

3 Le temps de travail

Les congés payés

Les congés payés sont un droit pour tous les salariés. Le nombre de jours sera calculé par année de travail et en jours ouvrables. Le salarié a droit à 30 jours de congé par an, c'est-à-dire 2,5 jours par mois travaillé.

Le travail de nuit

Entre 21 h 00 et 6 h 00 du matin, le temps de travail est qualifié de « travail de nuit ». Il sera alors soumis à une réglementation particulière.

Les heures supplémentaires

Les heures excédant le service habituel seront payées davantage ou bien seront récupérées. La durée totale des heures supplémentaires ne pourra pas dépasser 20 heures par mois.

4 La défense des intérêts du salarié

Le salarié est protégé par le Code du travail ainsi que par plusieurs instances, dont certaines sont même représentatives.

- **L'inspection du travail** : c'est une instance de contrôle mais aussi de conseil. Elle peut constater le non-respect de certaines obligations du Code du travail par l'employeur.
- **Les délégués du personnel** : ce sont des représentants élus ayant pour mission de présenter à l'employeur les revendications individuelles et collectives. Ils peuvent également saisir l'inspecteur du travail.
- **Le comité d'entreprise (CE)** : cette instance est obligatoire dans les entreprises employant plus de 50 salariés. Il est composé de membres du personnel élus. Son rôle est d'assurer la gestion des activités sociales et culturelles de l'entreprise.
- **Le CHSCT** : le comité d'hygiène, de sécurité et des conditions de travail contribue à la sécurité et à la protection des salariés.
- **Les syndicats** : ce sont des groupements de personnes qui se constituent pour défendre les intérêts des membres d'une profession. Pour adhérer à un syndicat, les salariés verseront une cotisation.

96 Le service public

1 Statut du fonctionnaire et de l'agent contractuel

- La fonction publique hospitalière (FPH) est l'un des trois versants de la fonction publique, avec la fonction publique de l'État et la fonction publique territoriale. L'AES peut exercer dans la FPH ou la fonction publique territoriale (EHPAD municipal par exemple).
- Les employeurs hospitaliers sont :
  - les établissements publics de santé (centres hospitaliers régionaux et universitaires ; centres hospitaliers) et
  - les établissements publics sociaux et médico-sociaux.
- Les salariés de la FHP ont différents statuts. Ils peuvent être fonctionnaire après avoir effectué une année en tant que fonctionnaire stagiaire, agent contractuel de droit public en CDD ou CDI, ou agent de droit privé.

> Les fonctionnaires et contractuels de droit public sont soumis à des droits et obligations fixés par la loi alors que les contractuels de droit privé sont soumis au Code du travail.

2 Droits et obligations du fonctionnaire et du contractuel

Statut	Droits	Obligations
Fonctionnaire	- liberté d'opinion politique, syndicale, philosophique ou religieuse, - droit de grève, - droit syndical, - droit à la formation permanente, - droit de participation, - rémunération après service fait, - droit à la protection	- obligation de se consacrer entièrement à ses fonctions, - obligation de discrétion professionnelle et de respect du secret professionnel, - devoir d'obéissance, - devoir de moralité, - devoir de probité, - obligation de neutralité
Agent contractuel	- droit à la formation, - à la validation des acquis de l'expérience, - au bilan de compétences. - sa protection sociale (maladie, retraite) dépend du régime général (assurance maladie et Ircantec).	- responsabilité de l'exécution des tâches confiées, - devoir d'obéissance hiérarchique, - secret professionnel dans le cadre du Code pénal et obligation de discrétion professionnelle sur les faits et informations dont il a connaissance dans l'exercice de ses fonctions, - interdiction de communiquer des documents à des tiers...

MÉMO 97 Les risques professionnels

1 Les différents risques professionnels

Risques professionnels	Sources
Risques biologiques	Sang, piqûres, projection oculaire, exposition à des agents infectieux (virus, bactérie...), fluides corporels
Risques chimiques	Produits de nettoyage ou de désinfection, manipulation de médicaments
TMS (troubles musculosquelletiques)	Gestes répétitifs, mauvaise utilisation du matériel (lève malade...), mauvaise mobilisation des usagers lors des soins
Risques psycho-sociaux	Stress, violences internes (harcèlement moral ou sexuel, conflits entre les personnels), violences externes (insultes, menaces, agressions...) Intensité du travail, temps de travail, exigences émotionnelles

2 Prévention des risques professionnels

- **C'est sur l'employeur que repose la responsabilité de la sécurité de la protection des salariés dans une entreprise**.
- Pour assurer cette sécurité, l'employeur doit prendre **certaines mesures**, notamment :
  - de prévention des risques professionnels et de la pénibilité au travail,
  - d'information et de formation ;
  - de mise en place d'une organisation et de moyens adaptés.
- De son côté, **l'employé doit respecter certaines mesures de protection et de sécurité** :
  - port de l'Équipement de Protection Individuel (tenues professionnelles, gant et/ou masque lorsque cela est nécessaire),
  - protocoles de soins,
  - règles de sécurité,
  - règles d'ergonomie,
  - utilisation des matériels d'aide pour la mobilisation des usagers, etc.

MÉMO 98 La distance professionnelle

1 Les différents rôles et les différentes fonctions de l'AES

L'AES exerce un rôle d'accompagnement et d'aide dans la vie quotidienne, le plus souvent auprès de personnes âgées ou en situation de handicap.

Il cherche à contribuer au bien-être physique et psychologique de la personne en institution ou au domicile.

- **Savoir-faire** :
  - assurer, lorsque cela est nécessaire, une aide concrète concernant les actes de la vie quotidienne ;
  - accompagner les activités de la vie sociale et de loisirs des personnes accueillies.
- **Savoir-être** : assurer une présence contenante, sécurisante, attentive, respectueuse et encourageante auprès des personnes. Par exemple, en favorisant leur expression verbale et non-verbale.

2 La notion de bonne distance professionnelle

La position de l'AES est entre l'éducatif et le soin. Cela l'expose à des vécus souvent intenses émotionnellement, parfois douloureux, éprouvants, angoissants voire dérangeants.

- Ces différents vécus émotionnels peuvent avoir des conséquences :
  - sur la qualité du travail auprès des personnes accueillies ;
  - sur les relations entre professionnels au sein de l'équipe ;
  - auprès des partenaires.
- Il est important de prendre de la distance avec la situation vécue afin de ne pas répondre sur le même mode, surtout dans le cas d'attitude agressive du résident.
- Il ne suffit pas de s'empêcher d'éprouver ce que l'on ressent au contact du résident pour garder une distance professionnelle. La plupart du temps, les émotions et sentiments ne peuvent être évités. L'essentiel est alors de les identifier pour pouvoir ensuite les mettre à distance et les réguler (travail en équipe).

- Pour cela, il est nécessaire de distinguer :
- ce qui relève de notre propre subjectivité, de notre histoire personnelle ;
- ce qui appartient à la relation à ce résident.
- De plus, le contact avec des personnes qui n'ont pas accès au langage verbal ou des personnes désorientées peut faire vivre d'intenses émotions. Certaines d'entre elles auront tendance à :
- extérioriser leur vécu directement auprès des professionnels qui s'occupent d'elles avec parfois des comportements étranges et envahissants ;
- être dans une confusion entre soi et l'autre (la personne ne réalise pas ce qu'elle fait vivre au professionnel) ;
- mettre l'AES à une place particulière (l'AES peut susciter chez certains l'idéalisation, la persécution, le rejet ou l'indifférence).

Attention ! L'AES doit garder à l'esprit que ce n'est pas forcément à lui personnellement que le message est adressé !

3 Repères pour maintenir une posture professionnelle

Dans une posture professionnelle, l'AES doit chercher en permanence à :
- s'adresser à la personne et à ses proches d'une manière professionnelle ;
- remettre la personne accueillie au centre des préoccupations ;
- accepter de ne pas toujours être en mesure de répondre aux besoins et aux attentes des personnes accueillies et de leurs familles.

Exemple d'une attitude respectueuse des limites du résident
À chaque fois qu'il s'apprête à entrer dans une pièce, l'AES prend soin de frapper à la porte et ce, même si la personne n'est pas en mesure de répondre. Il veille ainsi à ce que la personne ne se sente pas surprise lors de son entrée dans la pièce.

MÉMO 99 Le projet institutionnel

1 Définition

Selon la structure, le projet institutionnel désigne le **projet d'établissement** ou le **projet de service**. C'est le **document de référence** décrivant :

- la spécificité de l'institution ;
- ses missions ;
- la mise en œuvre des missions en fonction du public accueilli et de la législation en vigueur.

- Le projet institutionnel est différent selon le public accueilli, selon les valeurs propres à l'établissement ou au service mais aussi selon les modalités d'accueil du public.
- Les projets institutionnels réunissent les projets de services de leurs différentes unités, ce qui permet de mieux comprendre le **fonctionnement de l'ensemble**.
- Selon le mode d'intervention et le public accueilli, les **dispositions législatives et réglementaires spécifiques** encadrent les projets institutionnels.

2 L'implication des professionnels et des usagers

Loi du 2 janvier 2002 – Article L. 311-8 du CASF

Pour chaque établissement ou service social ou médico-social, il est élaboré un projet d'établissement ou de service, qui définit ses objectifs, notamment en matière de coordination, de coopération et d'évaluation et de fonctionnement. [...] Ce projet est établi pour une durée maximale de cinq ans après consultation du conseil de la vie sociale ou, le cas échéant, après mise en œuvre d'une forme de participation.

- Depuis cette loi, chaque institution du secteur social ou médico-social a l'**obligation d'établir un projet d'établissement** et de le réajuster régulièrement.

- Il est spécifié que la direction doit **impliquer les professionnels, les usagers et leurs familles** dans son élaboration.
- Afin de solliciter la participation des usagers et des familles, les institutions proposent souvent des **conseils de la vie sociale (CVS)**. Le conseil de la vie sociale réunit régulièrement des représentants du personnel et des représentants des usagers.

Décret du 25 mars 2004
Le conseil de la vie sociale est obligatoire lorsque l'établissement ou le service assure un hébergement, ou un accueil de jour continu, ou une activité d'aide par le travail au sens du premier alinéa de l'art. L. 344-2. Lorsque le conseil de la vie sociale n'est pas mis en place, il est institué un groupe d'expression ou toute autre forme de participation.

- Le projet institutionnel vise à rassembler les professionnels et les usagers autour des **valeurs visées par l'institution**. Chacun peut l'avoir à sa disposition et doit en prendre connaissance.

Remarque. Il devrait être possible, pour les usagers comme pour les professionnels, de choisir en connaissance de cause l'institution qui leur correspond, d'y rester ou de s'adresser à un autre établissement s'ils n'adhèrent pas au projet.

3 La mise en place d'une dynamique d'identité et de changement

Le projet d'établissement doit favoriser une **dynamique commune**. La participation des usagers et des professionnels impulse un mouvement fédérateur. Sa mise en place peut **stimuler les équipes**, notamment du fait des **évaluations** qu'il prévoit et du fait des **échanges entre professionnels** qu'il favorise.

- Des **axes d'amélioration** sont régulièrement ajoutés au projet institutionnel et ces améliorations sont mesurées à l'occasion des évaluations. Ceci permet à l'institution de se projeter dans l'avenir en se fixant des **objectifs d'évolution des pratiques professionnelles** en prévoyant des étapes et des moyens de les mettre en œuvre.
- Tous les **cinq ans**, un nouveau projet est réalisé et réévalué en réajustant le précédent en fonction de l'évolution du public accueilli, des missions, des compétences des agents et des coopérations possibles avec les partenaires extérieurs et les familles.

Les outils d'évaluation de la qualité

1 La démarche qualité des établissements de soin

- La loi du 2 janvier 2002 a introduit la notion d'évaluation des Établissements et services médico-sociaux (ESMS). Les ESMS sont désormais dans l'obligation de mettre en place une évaluation régulière de leurs activités et de la qualité des prestations proposées.
- Cette évaluation se fait par une **évaluation interne et une évaluation externe**. Ces évaluations ont les mêmes critères afin de faciliter leur analyse, de constater leur évolution et de prévoir les mesures éventuelles pour l'amélioration du service rendu.

2 La certification des établissements de santé

- Mise en œuvre par la **Haute Autorité de santé** (HAS), la certification est un dispositif d'évaluation externe obligatoire pour tout établissement de santé, public ou privé, quelles que soient sa taille et son activité. Effectuée tous les 4 à 6 ans par des professionnels mandatés par la HAS, son objectif est de porter une appréciation indépendante sur la qualité des prestations des hôpitaux et cliniques en France.
- Actuellement, la 3e procédure de certification (V2010) se termine et la 4e version (V2014) se déploie auprès de tous les établissements. Sur la base d'un référentiel élaboré par la Haute Autorité de santé, spécifique aux établissements de santé, le manuel de certification, la certification des établissements de santé permet :
  - d'évaluer et de promouvoir la mise en place d'un système d'amélioration de la qualité et de la sécurité des soins ;
  - d'atteindre un niveau de qualité sur des critères jugés essentiels et qualifiés de pratiques exigibles prioritaires ;
  - de mesurer le niveau de qualité sur des éléments particuliers ;
  - de répondre à une attente des pouvoirs publics et des usagers.

Elle est organisée selon un cycle de 4 ans incluant autoévaluation, visite, rapport, suivi. La visite est conduite par les experts-visiteurs, professionnels de santé.

3 L'évaluation interne des établissements de santé

- Créée par la loi de financement de la Sécurité sociale pour 2007, **l'Agence nationale d'évaluation et de la qualité des établissements et services sociaux et médico-sociaux** (l'Anesm) est née de la volonté des pouvoirs publics d'accompagner les établissements et services sociaux et médico-sociaux (ESSMS) dans la mise en œuvre de l'évaluation interne et externe, instituée par la loi du 2 janvier 2002.
- Les missions de l'ANESM sont directement issues des obligations faites aux ESSMS qui sont tenus de mettre en place une évaluation en continu de leurs activités et de la qualité des prestations qu'ils délivrent. Les évaluations se conduisent, selon l'article L. 312-8 du CASF, notamment au regard des procédures, références et recommandations de bonnes pratiques validées ou élaborées par l'Agence.
- Les établissements et services doivent en effet rendre compte tous les 5 ans aux conseils généraux et/ou à l'État, et sont tenus de faire **procéder à des évaluations externes par un organisme habilité par l'Agence**. La deuxième mission de l'Anesm consiste donc à habiliter des organismes extérieurs qui procéderont à l'évaluation externe à laquelle sont soumis les ESSMS.

101 La démarche d'évaluation et de certification

1 La procédure de certification des établissements de santé et de soin

Une procédure en constante évolution

- La procédure de certification est naturellement en constante évolution et a connu plusieurs versions. Elle s'adapte en permanence aux exigences en matière de qualité et de sécurité des soins.
- La certification a pour principes :
  - de **promouvoir les démarches d'amélioration** dans les établissements de santé,
  - d'**assurer la qualité et la sécurité des soins**,
  - de **renforcer le management interne** de l'établissement.
- La V2014, ou 4ᵉ version de la procédure de certification, a été pensée et développée pour permettre une certification plus continue et efficiente. Les visites ont démarré en janvier 2015 après un nouveau dispositif de formation des experts-visiteurs sur la maîtrise des méthodes et des outils.

Les différentes étapes de la certification

Les étapes de la certification sont :

- d'entrer dans la procédure en informant la HAS,
- de faire l'auto-évaluation de l'établissement à partir du référentiel puis de transmettre les résultats à la HAS,
- de subir la visite de certification par des experts-visiteurs mandatés par la HAS,
- d'établir le rapport par les experts-visiteurs envoyé à la HAS,
- de recevoir la décision de certification par la HAS,
- de transmettre le rapport à l'Agence Régionale de Santé (ARS),
- de mettre le rapport en ligne sur le site de la HAS.

2 L'évaluation en EHPAD

- **L'ANESM**, dans une circulaire du 21 octobre 2011 relative à l'évaluation des activités et de la qualité des prestations délivrées dans les établissements et services sociaux et médico-sociaux, **préconise des axes d'évaluation** :
  - la garantie des droits individuels et collectifs,
  - la prévention des risques liés à la santé,
  - le maintien des capacités dans les actes de la vie quotidienne et l'accompagnement de la situation de dépendance,
  - la personnalisation de l'accompagnement,
  - l'accompagnement de fin de vie.
- Les objectifs de **l'évaluation interne** sont de donner des repères aux professionnels de l'EHPAD et d'améliorer la qualité des prestations pour les résidents. Cela permet aux professionnels de réfléchir à leurs pratiques vis-à-vis des résidents accueillis, d'impliquer les familles en vue d'améliorer les actions mises en place, de manager les équipes.
- Pour mener à bien ces évaluations internes, différents outils peuvent être utilisés, comme la **grille d'auto-évaluation** ou les **guides de bonnes pratiques professionnelles de l'ANESM**, par exemple.

102 Le travail en équipe pluri-professionnelle

1 La complémentarité des équipes

- L'équipe pluridisciplinaire est composée de professionnels par pôle technique, pôle éducatif (éducateur spécialisé, moniteur éducateur…), le pôle médical (médecin, infirmier…), le pôle direction (directeur, chef de service…). **Leurs professions et leurs compétences sont donc différentes**.
- L'équipe pluriprofessionnelle fait appel à des « experts », des professionnels du métier et non pas de profession. Ces « experts » travaillent ensemble autour d'un même projet. On peut y trouver les éducateurs, psychiatres, infirmiers, AES…
- En milieu professionnel, l'AES peut être amené à travailler avec différents professionnels. Par exemple :
  - un ergothérapeute : il aide le patient à vivre avec sa déficience, en apportant des aides techniques nécessaires au maintien de l'autonomie,
  - un infirmier : il réalise les soins et assure la prise des médicaments. Il contribue au confort et à la sécurité du patient. Il peut participer à des actions de prévention et assurer la surveillance des dossiers médicaux,
  - un éducateur spécialisé : il participe à l'éducation de l'enfant et de l'adulte présentant des troubles du comportement ou en difficulté d'insertion. Il participe à développer leurs capacités de socialisation, d'intégration et d'insertion. Il participe à des actions de prévention,
  - un orthophoniste : spécialiste des troubles du langage, oral ou écrit, il intervient en cas de troubles de la parole (bégaiement, dyslexie, zézaiement).

2 Les instances du travail en équipe

- Une instance est une commission qui a un pouvoir de décision.
- Dans les différentes structures, les instances peuvent être :
  - le Conseil de la Vie Sociale (CVS) : il a pour but de veiller à l'amélioration des conditions de vie des résidents en garantissant le

respect de leurs droits et libertés en même temps qu'un fonctionnement satisfaisant de l'établissement,
- le Comité d'Hygiène, de Sécurité et des Conditions de Travail (CHSCT) donne son avis sur l'hygiène, la sécurité et les conditions de travail des personnels et participe à la prévention des accidents du travail et des risques professionnels,
- le Conseil d'Administration (CA) : il définit la politique générale de son établissement.

• Ces instances ont pour objectif de favoriser l'expression du personnel, d'améliorer la concertation et le dialogue et de développer les responsabilités des personnels au sein de l'établissement.

103 Les partenaires : les bénévoles

1 Le bénévolat

- Un bénévole est une personne qui consacre une partie de son temps aux activités d'une **association**, **en dehors de son activité professionnelle et familiale**. Aujourd'hui, en France, on dénombre plus de 16 millions de bénévoles (selon le site www.associations.gouv.fr) qui s'impliquent dans des domaines comme le sport, l'humanitaire, l'éducation, la santé…
- Un bénévole ne perçoit pas de rémunération, **il n'est donc pas considéré comme salarié**. Cependant, la loi lui offre certaines garanties comme la protection sociale, des congés ou le remboursement de certains frais.
- De plus, le bénévole n'est soumis à **aucune subordination juridique**. Il est libre de mettre fin à son activité de bénévolat à sa guise, il n'existe pas de procédure ni de dédommagement. Il doit respecter le règlement intérieur et les normes de sécurité dans l'établissement où il est bénévole.

2 Les bénévoles dans les établissements

- Quand il intervient en établissement, le bénévole est soumis, comme le reste du personnel, au secret professionnel et à la discrétion professionnelle. Il doit notamment :
  - respecter le travail du personnel et ne pas le gêner,
  - respecter les règles d'hygiène et de sécurité, ainsi que le règlement intérieur,
  - agir sans discrimination,
  - respecter ses engagements.
- À titre d'exemple d'associations de bénévoles intervenant dans les établissements, on peut citer :
  - l'association **Les blouses roses**, qui a pour mission de distraire les malades par des activités ludiques ou artistiques,
  - l'association **Les petits frères des pauvres** qui se rend en hébergement collectif ou à domicile chez les plus de 60 ans pour rompre l'isolement des personnes âgées,
  - l'association **Main dans la main** qui a pour mission d'améliorer la qualité de vie des enfants hospitalisés et de leur famille.

MÉMO 104 Travailler en partenariat et en réseau

1 Notions de partenariat et de réseaux

A. Définition et différence

- Le **partenariat** est une relation sous contrat entre deux ou plusieurs personnes physiques ou morales. **Le partenariat engage les institutions, les établissements mais pas les professionnels**. Chaque partie conserve sa compétence, sa spécificité et son autonomie d'action mais les deux parties mutualisent leurs moyens humain, matériel et financier pour permettre l'aboutissement d'un objectif commun.
- Le **réseau** regroupe de façon **temporaire** des **personnes disparates pour mener à court terme un projet commun**. Ce réseau reste ensuite « dormant » tout en étant disponible si besoin. Le réseau est souvent complémentaire du partenariat, il est formé de professionnels qui représentent leurs institutions respectives.

> Le partenariat établit un contrat entre chaque établissement alors que le réseau engage des professionnels de manière informelle.

B. Des exemples de partenariats

- Les **partenaires** en EHPAD peuvent être :
- le centre hospitalier,
- les associations,
- une école dans le cadre d'un partenariat intergénérationnel.
- Les partenaires en MAS peuvent être :
- le CDDS (Centre Départemental de Dépistage et de Soins),
- les associations...
- Les partenaires en IME peuvent être :
- les établissements et services de soins,
- l'Éducation nationale,
- l'ASE...

2 Modalités et processus de travail

A. L'importance du travail en partenariat

Le partenariat est primordial car un établissement ne peut pas répondre à lui seul à tous les besoins et attentes de ses résidents. Le travail en partenariat permet de maintenir ou de restaurer les liens familiaux, la citoyenneté.

B. Qualités indispensables pour la mise en œuvre d'un travail en partenariat ou en réseau.

Pour un travail efficace, il est indispensable que chaque partie apporte une collaboration (capacité à travailler en commun pour réaliser un projet) ; une coopération (savoir s'associer pour participer à un but commun) ; une mutualisation (capacité à mettre en commun les idées, les recherches...) ; une coordination (capacité à articuler les différentes actions entre elles).

C. Conditions pour bien travailler ensemble

Pour réussir à bien travailler ensemble, il faut :

- se connaître et se reconnaître (chacun doit connaître les missions de l'autre et les obligations de service) ;
- avoir des objectifs communs ;
- faciliter les rencontres (local adapté, horaires disponibles pour tous, matériel disponible...) ;
- procéder à des évaluations (afin de réaliser les ajustements nécessaires pour le bon déroulement du projet).

MÉMO 105 Planning et fiches de poste

1 Le planning

- C'est un **support de communication visuelle** qui permet de représenter les relations entre les tâches à effectuer et les ressources disponibles au fil du temps.
- Les plannings de projet sont complètement **liés à l'objectif du projet**, c'est-à-dire à l'action à mettre en place à l'issue du projet. Ces plannings ont un début et une fin fixes.
- Les plannings de production sont caractérisés par une activité. Ces plannings évoluent dans le temps (par exemple, le planning des congés).

L'intérêt des plannings

Le planning de projet est utile pour :
- concevoir l'ordre des tâches à effectuer ;
- déterminer la date envisagée pour la mise en œuvre des actions ;
- prévoir le nombre de personnes à mobiliser, sur quelle période ;
- réaliser le suivi de la réalisation des tâches afin d'apporter des réajustements si besoin ;
- savoir ce que tous les acteurs ont à faire et comment.

- On peut trouver des plannings pour fiches en T, des plannings magnétiques, à gouttières, dynamique.

2 La fiche de poste

Elle précise les objectifs et les caractéristiques du travail à réaliser. Elle sert également de base lors de l'entretien annuel d'évaluation.

Exemple de fiche de poste

FICHE DE POSTE AES Établissement : EHPAD	
Intitulé du poste : AES	
Position dans la structure Lien hiérarchique : Direction, Cadre de santé Lien fonctionnel : Infirmiers ; aides-soignants ; équipe pluridisciplinaire Horaires de travail : 7 h - 15 h ou 13 h - 21 h	
Mission du poste Mission principale L'AES contribue à une prise en charge globale par le maintien de l'autonomie des personnes dans les actes de la vie quotidienne, en y apportant de l'aide et participe à l'entretien de l'environnement de la personne. Missions annexes L'AES accompagne la personne aux différents rendez-vous médicaux et paramédicaux, de même qu'aux ateliers et aux sorties extérieures. Information / communication : Transmission des observations orales et écrites sur les supports adéquats. Participation aux réunions de service. Soins de nursing : Participation à l'identification des besoins et à l'accueil de la personne et de son entourage. Participation à l'animation et à l'organisation des activités. Participation à l'élaboration et à la mise en œuvre du projet personnalisé.	
Compétences requises Diplôme d'État AES	**Qualités requises** - Sens de l'observation, de l'analyse et de la réflexion - Dynamisme - Esprit d'initiative - Respect de la hiérarchie et des résidents - Disponibilité - Goût pour l'animation

MÉMO 106 Le compte rendu d'intervention

1 Définition

- Un compte rendu d'intervention (CRI) est un document qui relate les modalités d'intervention de l'AES dans un ou plusieurs temps clé du quotidien auprès d'une personne.
- Ces moments nécessitent la présence ou l'accompagnement d'un professionnel auprès de la personne âgée ou en situation de handicap. Les temps clé sont généralement le levé, la toilette, le repas, l'habillage. Ils concernent alors la dimension éducative, relationnelle et technique, mais l'AES doit également tenir compte des dimensions culturelle, affective et sociale au cours de son intervention. Chaque temps clé peut permettre cela, par exemple le repas. Au cours du repas, la personne peut faire part de sa joie de manger tel plat, on est alors dans la dimension affective.
- Cette personne pourrait également évoquer ses souvenirs d'enfance en précisant que dans son pays d'origine, elle avait appris à manger avec des baguettes, et là on aborde la dimension culturelle. Tous ces souvenirs peuvent alimenter la conversation des personnes autour de la table et c'est alors la dimension sociale qui est abordée.

2 L'AES et la mise en œuvre du CRI

- Les différentes dimensions à aborder lors de la rédaction du CRi sont :
  - la dimension affective (fait référence à l'émotion, à « j'aime » ou « j'aime pas ») ;
  - la dimension relationnelle (mise en relation de deux personnes) ;
  - la dimension culturelle (fait référence à ce que l'on a appris et le lieu où l'on a grandi) ;
  - la dimension technique (l'utilisation de matériel et de protocole) ;
  - la dimension sociale (établir des liens avec autrui) ;
  - la dimension éducative (concerne les apprentissages et comment les faire).
- Dans la rédaction du CRI, l'AES doit faire émerger la difficulté de la personne accompagnée et mettre des actions en pratique dans le quotidien de la personne.

MÉMO 107 L'étude de situation

1 Déroulement de l'épreuve

Cette épreuve d'une durée de 30 minutes est notée sur 20 avec un coefficient 1, elle est organisée par le centre de formation.
Le jury se compose d'un formateur et d'un professionnel.
L'épreuve se compose :
- de l'exposé d'une étude de situation reposant sur la coopération de l'ensemble des professionnels concernés. L'exposé s'appuie sur la rédaction d'une étude de situation réalisée lors d'un stage pratique,
- de la moyenne des évaluations réalisées sur les terrains de stage (moyenne sur 20, coef. 1).

Pour valider de DC 3, vous devez obtenir une note supérieure ou égale à 10/20 (moyenne de l'exposé oral et moyenne des évaluations de stage).

2 Les compétences évaluées

Socle commun

- Communiquer sur son intervention dans son environnement institutionnel et professionnel.
- Inscrire son travail au sein d'une équipe pluriprofessionnelle pour rendre plus efficient l'accompagnement de la personne.
- Participer à l'élaboration et à la mise en œuvre des projets personnalisés d'accompagnement.

Spécialité accompagnement de la vie en structure collective

- Travailler avec les principaux dispositifs, acteurs professionnels intervenant sur un territoire et/ou réseaux d'acteurs dans le domaine de l'action sociale afin d'orienter la personne vers les acteurs compétents.
- Participer à la vie de l'établissement ou du service.

3 Méthodologie pour la rédaction de l'étude de situation

A. Le plan

Les recherches sur l'établissement

- Présenter l'établissement en indiquant le type de structure, le public accompagné et ses caractéristiques, les membres de l'équipe pluridisciplinaire, les missions de l'établissement...
- Présenter les supports de communication utilisés dans la structure en précisant la forme de communication dont il s'agit et définir le support nommé.
- Justifier le choix de la situation présentée (problématique).

Les informations sur la situation de communication

- Présenter le résident en indiquant son âge, son sexe, son anamnèse, ses pathologies, son degré de dépendance, ses besoins, ses attentes...
- Présenter le rôle de l'équipe dans l'accompagnement auprès de cette personne.

Présentation de ou des outils utilisés lors de cette situation

- Présenter les modalités d'élaboration, d'utilisation du ou des outils au sein de l'établissement.
- Expliquer le rôle de l'outil ou des outils utilisés.
- Présenter la participation des différents professionnels lors de l'utilisation du ou des outils.
- Analyser la situation de communication.
- Justifier la problématique en expliquant en quoi elle conduit à la situation de communication choisie. Pour cela, mettre en évidence l'impact que ce ou ces outils de communication ont sur la personne accompagnée (et son projet personnalisé le cas échéant) et les différents professionnels engagés dans ce travail d'équipe.

Bilan de l'intervention (conclusion)

- Évaluer les effets de votre intervention.
- Évaluer les compétences acquises lors de cette expérience.

B. Conseils pour l'exposé oral

Attitude et comportement

Soigner sa présentation : en adoptant une tenue correcte et professionnelle, ne pas mâcher de chewing-gum, être souriante et dynamique.

Soigner son attitude : parler calmement, en articulant ; s'adresser à tous les membres du jury en les regardant ; adopter un positionnement professionnel (ne pas gesticuler sur la chaise, éviter de tripoter un stylo, ne pas soupirer ou éclater de rire etc.).

L'exposé oral

Il est nécessaire :
- d'adopter un style vivant : éviter le ton monocorde ; utiliser des phrases courtes,
- de formuler des réponses (éviter un « oui » ou un « non » seul),
- de faire face à une difficulté : faire reformuler une question « je ne suis pas sûr(e) d'avoir saisi tout le sens, pourriez-vous... », être honnête dans ses réponses « je ne sais pas mais... ».
- d'avoir confiance en soi (ne pas se dévaloriser).

Votre exposé se compose de trois parties et doit durer environ 10 minutes, le reste du temps permettra l'entretien avec le jury.

L'introduction
- Présentez votre projet en expliquant son origine et en donnant son intitulé.
- Présentez rapidement la structure (nom, localité, activité, ...).
- Situez-vous au sein de la structure et d'un service, (faites référence à l'organigramme).
- Annoncez le plan que vous allez suivre lors de votre présentation.
- Marquez un temps d'arrêt, pour montrer que vous passez au développement.

Le développement

Faites une synthèse de votre dossier en précisant :
- la présentation des supports de communication,
- la présentation du résident,
- le rôle de l'équipe,
- le déroulement de votre intervention,
- l'évaluation de votre intervention.

Illustrez vos propos avec vos annexes, afin de rendre votre présentation plus vivante.

La conclusion
La conclusion vous permettra d'évaluer les compétences que vous avez développées pour réaliser votre activité.
Pour cela, vous pourrez :
- exprimer un avis personnel sur les effets liés à votre intervention,
- faire le lien avec les savoirs,
- proposer une ouverture logique pour la suite de votre parcours.

L'entretien oral

Le jury vous interrogera sur les modalités d'utilisation des outils de communication au sein d'une équipe pluridisciplinaire afin d'évaluer les compétences à acquérir.
Il peut vous interroger sur d'autres outils de communication utilisables en structure médicalisée afin de vérifier la pertinence de ceux utilisés et l'adaptation de ceux-ci au public accompagné.
Le jury peut également vous interroger sur vos connaissances théoriques, il est donc important que vous connaissiez :
- le projet personnalisé (définition, intérêt, mise en œuvre...),
- les différents modes de communication (écrit, oral, visuel),
- le travail d'équipe,
- les pathologies du résident accompagné dans votre situation (définition, capacités...).

MÉMO 108 Travail en équipe et transmission de l'information

Les temps de transmission, les temps de réunion d'équipes et les temps institutionnels sont plus ou moins nombreux selon les institutions et ne sont pas utilisés de la même façon. Le recours à l'écrit est également pratiqué de façon différente selon les lieux. Toutefois, que l'on procède par écrit ou par oral, ce ne sont pas les mêmes informations qui seront échangées ni les mêmes décisions qui seront prises.

1 Les différents supports de communication

Il existe trois formes de communication : écrite, orale et visuelle.
Il peut y avoir comme support : un planning, une affiche, une réunion, un téléphone, un graphique, un compte-rendu, un ordinateur…
Il existe trois types de communication : **communication interpersonnelle** (relation entre deux personnes) ; **communication de groupe** (relation entre une personne avec un groupe) ; **communication de masse** (relation entre une ou des personne(s) avec un groupe de taille importante).

2 Les écrits professionnels

- Le document écrit doit être rédigé de façon claire, précise ; les idées ordonnées et classées par paragraphe ; orthographe et police d'écriture adaptés.
- Il existe plusieurs sortes d'écrits professionnels et différentes utilisations de ces écrits mais ils ont en commun les mêmes objectifs :
  - conserver une trace écrite de ce qui a été fait et de ce qui est à réaliser,
  - transmettre et communiquer à différents récepteurs,
  - attester des projets et de leur justification,
  - faciliter le suivi des patients.

Dans un écrit professionnel, on doit retrouver : l'émetteur et le destinataire, l'objet de l'écrit, la date de rédaction, le message.

Diffusion interne à l'établissement

- **Note de synthèse** : c'est le résumé de plusieurs documents traitants du même sujet.
- **Compte rendu** : il décrit les éléments importants qui se sont déroulés lors d'une réunion ou d'une activité.
- **Fiche technique** : elle décrit un protocole chronologique d'actions dans le cadre d'un soin ou d'une animation.
- **Projet personnalisé** : il précise les actions mises en place pour répondre aux besoins d'un résident.
- **Transmissions écrites** : elles permettent le passage d'informations à autrui.
- **Grille d'observations** : elle permet de noter les progressions (ou l'absence de progression) d'un individu à un temps déterminé.

Diffusion au public

- **Lettre type** : courrier envoyé à plusieurs destinataires en même temps avec un contenu identique.
- **Lettre unique** : courrier adressé à un seul destinataire avec un contenu personnalisé.
- **Dépliant** : document à plusieurs volets contenant un message à large diffusion ainsi que des illustrations.
- **Tract** : il permet de transmettre une information de façon succincte et rapide.

• L'écrit peut être une solution de remplacement lorsque les transmissions orales ne sont pas possibles pour des raisons de temps et d'organisation. La communication se fait alors par le biais de cahiers de transmission ou de logiciels. L'utilisation des messageries électroniques peut aussi présenter plusieurs intérêts :

- transmission d'informations à plusieurs collègues en même temps ;
- suivi des échanges à partir d'une question organisationnelle ;
- existence d'une trace du contenu échangé ;
- implication de tiers dans la transmission d'informations.

Inconvénient de l'écrit

• Les retours ne peuvent se faire qu'en différé, ce qui peut figer, exacerber, voire empêcher les échanges de point de vue et d'informations.

- Les indications de la tonalité du message (humour, souci de l'autre, inquiétude...) ne sont pas explicites par ce canal (absence d'informations non verbales, de tonalité, de rythme et d'intensité de la voix).

Recommandations pour l'écrit

- Prêter attention aux mots utilisés.
- Éviter de fixer par écrit des opinions personnelles et des jugements de valeur.
- Formuler l'écrit dans le respect de la confidentialité et de l'intimité des résidents et veiller à ce qu'il ne soit pas mal interprété.
- Faire relire l'écrit, quand cela est possible, aux collègues concernés et à son supérieur hiérarchique avant sa diffusion.

> **Attention !** La communication d'un document doit se faire en veillant à ce qu'il ne parvienne qu'aux personnes qui en sont destinataires.

3 Les transmissions orales et écrites

- Les transmissions, écrites ou orales, permettent à l'ensemble de l'équipe soignante, de connaître les informations nécessaires pour permettre la continuité des soins.
- Les transmissions ont pour objectif :

- de permettre une traçabilité écrite des informations ;
- favoriser le suivi et la continuité des soins ;
- surveiller l'état de santé du patient ;
- évaluer les actions à mettre en place ;
- favoriser la qualité des soins.

> Les **transmissions orales** peuvent se faire sur un temps de pause informelle ou en réunion, de façon spontanée. Elles peuvent être déformées ou incomplètes lors de leur passation à un autre collègue.
> Les transmissions écrites permettent de laisser une trace exacte des informations. Elles ne doivent comporter ni jugement de valeur, ni opinion personnelle, ni interprétation, seulement des faits.

4 Le téléphone

Inconvénients

Le message peut être reçu de façon erronée car l'interlocuteur ne dispose ni des informations non verbales, ni des indications du contexte de l'appel.

Recommandations

Le téléphone est privilégié dans les contextes d'urgence et pour faciliter les contacts avec les partenaires et les familles.

5 Les réunions

Différents objectifs peuvent être visés :
- la transmission d'information (les staffs, les transmissions entre l'équipe de nuit et de jour...) ;
- l'organisation (la réunion de plannings...) ;
- la cohérence dans l'équipe, la réflexion sur les pratiques (l'analyse des pratiques, les réunions de régulation) ;
- la réflexion sur le vécu et les processus psychiques observés au quotidien (les réunions cliniques) ;
- les décisions (les commissions d'admissions).

Attention ! La plupart des réunions combinent différents objectifs. Il est cependant important de savoir comment chaque réunion est définie dans l'institution.
De plus, chaque professionnel, quelle que soit sa formation, peut avoir des éléments à apporter dans la réflexion collective.

Alerte et protection

1 Gestion des risques

Tous les secours doivent débuter par une protection (de la victime, des témoins et de soi-même) et donc une évaluation des risques :

- risques liés à la cause de l'accident, si toujours présents ;
- risques de sur-accidents ;
- risques secondaires (violence...) ;
- risques infectieux (port des EPI).
- Si les risques ne peuvent être jugulés, effectuer un **dégagement d'urgence**.

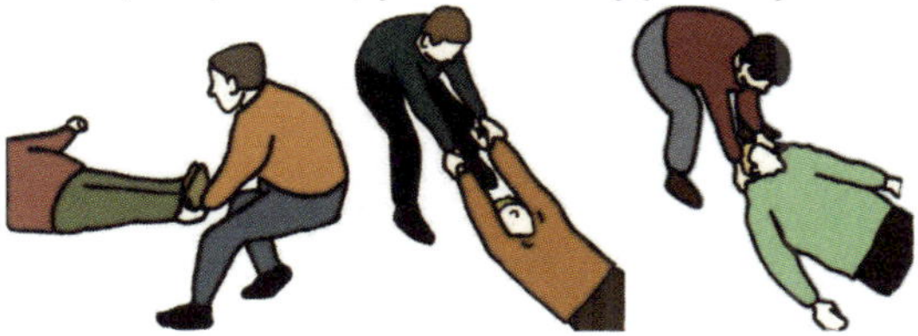

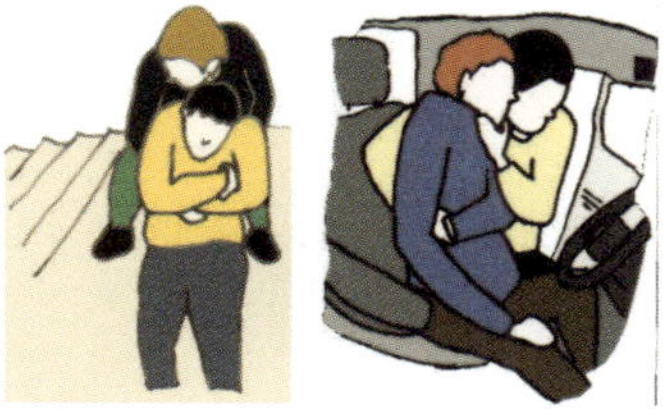

- Si la situation ne présente plus de risque, effectuer un **bilan vital précoce** (état de conscience, fréquence cardiaque et fréquence respiratoire).
- L'urgence de la situation ne doit jamais s'opposer à l'analyse des risques et la mise en œuvre de la protection. Ce temps nécessaire fait partie du processus de secours.
- Dans le cadre de la pandémie, il apparaît encore plus nécessaire qu'avant de limiter le nombre d'intervenants et de les identifier pour les recontacter si besoin.

2 Alertes

Il faut prévenir le plus tôt possible les secours.

- Le 15 ou 112 en extra-hospitalier.
- Ses collègues, le médecin du service et le réanimateur ou l'urgentiste de garde, selon la gravité et les protocoles de l'établissement de santé.

3 Transmissions

Les informations à transmettre sont :

- le lieu de l'accident le plus précisément possible (service, étage, numéro de chambre...) ;
- les circonstances de l'accident ;
- les risques persistants ;
- le bilan vital.

4 Arbre décisionnel

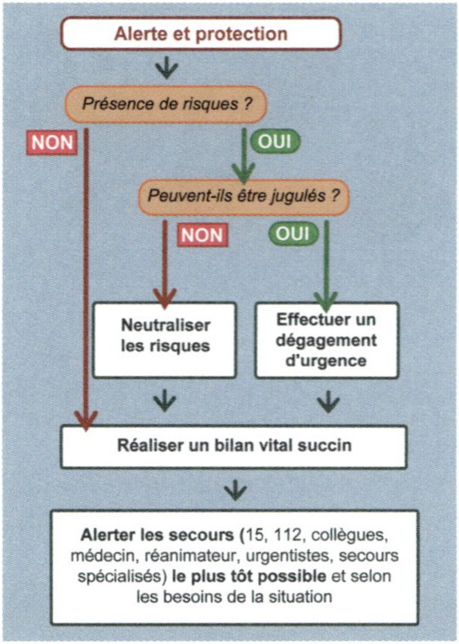

110 Hémorragie

1 Définition

Une **hémorragie** est un écoulement de sang abondant et continu au travers d'une plaie (externe) ou d'un orifice naturel (extériorisé).

2 Signes

Perte de sang.

Signes de gravité : quantité de sang perdu.

Signes de détresse : pâleur, sueur, tachycardie, chute de tension.

3 Éléments aggravants

Perte de connaissance, prise de médicaments (*ex.* : anticoagulants).

4 Conduite à tenir - prise en charge

- **Lors une hémorragie extériorisée** : mise en position d'attente de la victime et évaluation de la quantité de sang perdue puis mise en œuvre de la procédure d'alerte.

Localisation (*orifices naturels*)	Position d'attente
Otorragie (*oreilles*)	Décubitus latéral du côté de l'otorragie
Épistaxis (*nez*)	Demi-assis, tête en avant (compression de la narine qui saigne)
Hémoptysie (*poumon*)	Demi-assis (pour faciliter l'expectoration et la respiration)
Hématémèse (*bouche*)	Demi-assis ou décubitus latéral
Hématurie (*urètre*) Métrorragie (*vagin*) Rectorragie (*anus*)	Décubitus dorsal et jambes repliées (relâchement muscles abdominaux)

- **Lors d'une hémorragie externe :**
  - compression manuelle directe ;
  - allonger la victime ;
  - pansement relais, puis second pansement sur le premier si inefficace.

- pose d'un garrot (mis en œuvre uniquement en cas d'inefficacité ou d'impossibilité d'effectuer la compression manuelle). La pose du garrot s'effectue avec un lien large et non élastique à la racine du membre. Il est nécessaire de noter l'heure de pose et donner l'alerte. **Le garrot ne sera enlevé qu'en milieu hospitalier.**

5 Arbre décisionnel

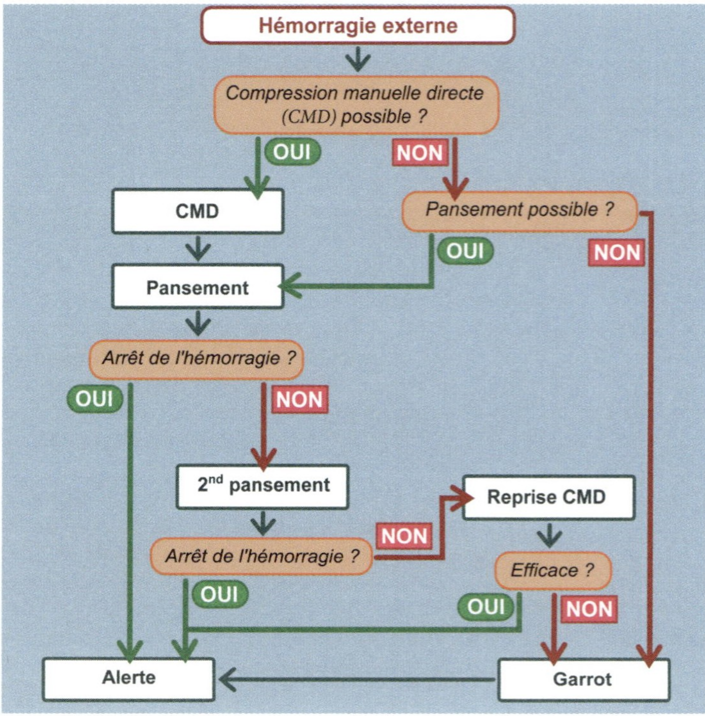

MÉMO

111 Étouffement

1 Définition

L'étouffement est une urgence vitale caractérisée par l'incapacité à maintenir une ventilation spontanée efficace dût à la présence d'un corps étranger obstruant totalement ou partiellement les voies aériennes supérieurs.

2 Signes cliniques

- Agitation.
- Toux non efficace.
- Absence de respiration ou respiration sifflante.
- La personne monte les mains à sa gorge.
- Incapacité totale ou partielle à s'exprimer.
- Cyanose.

3 Conduite à tenir - prise en charge

- Vérifier la présence de corps étranger.
- Dégrafer le col, la cravate et la ceinture si nécessaire.
- Positionner la personne dos à vous, légèrement penchée en avant.
- Effectuer une série de 5 claques dans le dos, entre les omoplates, main ouverte à plat.
- Pratiquer la **méthode d'Heimlich** en plaçant vos bras sous les aisselles et un poing sous le sternum au niveau de l'abdomen maintenu par votre autre main et réaliser jusqu'à 5 compressions vers vous et vers le haut.
- Répéter ces séries (5 claques dans le dos, 5 compressions par la méthode d'Heimlich) jusqu'à désobstruction des voies aériennes ou perte de connaissance de la personne.

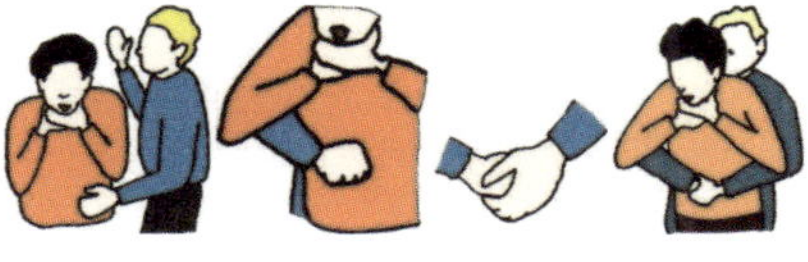

- **Cas particulier**
- Pour les femmes enceintes et les personnes obèses, les compressions ne se font plus au niveau de l'abdomen mais au niveau du thorax et elles sont effectuées vers le bas.
- Pour les enfants de moins de 1 an : la méthode d'Heimlich ne doit pas être pratiquée. Les claques dans le dos doivent être réalisées en positionnant l'enfant sur le ventre et en le posant sur votre avant-bras, lui-même posé sur votre cuisse.

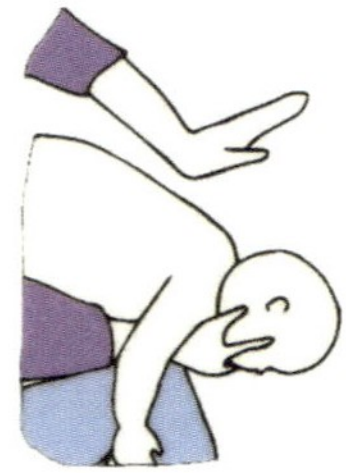

4 Arbre décisionnel

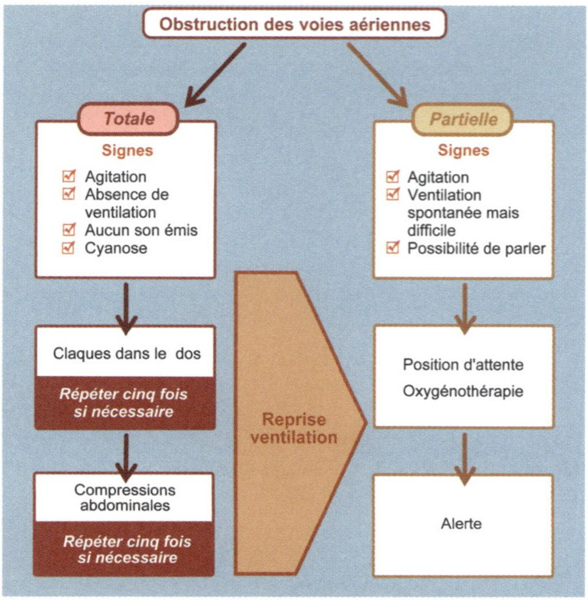

1 Définition

Personne ne répondant pas aux ordres simples (ouvrir les yeux, serrer les mains) tout en maintenant une ventilation spontanée.

2 Signes

Signes de gravités

La chute des muscles de la langue et l'inhalation peuvent obstruer les voies aériennes provoquant un arrêt cardio-respiratoire par hypoxie.

Signes de détresses

Détectés :
- par un score de Glasgow (un indicateur de l'état de conscience) inférieur à 15 ;
- la réactivité des pupilles.

3 Éléments aggravants

- Grossesse.
- Obésité.
- Port d'un casque (motard).

4 Conduite à tenir - prise en charge

- Vérifier l'état de conscience de la victime à l'aide d'injonctions simples : « ouvrez les yeux », « serrez-moi les mains ».
- Surveiller la présence d'une ventilation spontanée.
- Appeler des secours.
- **Libérer les voies aériennes supérieures (LVA)** en dégrafant le col, la cravate et la ceinture si nécessaire.
- Installer la victime en **position latérale de sécurité (PLS).**
- Préparer une oxygénothérapie si possible.

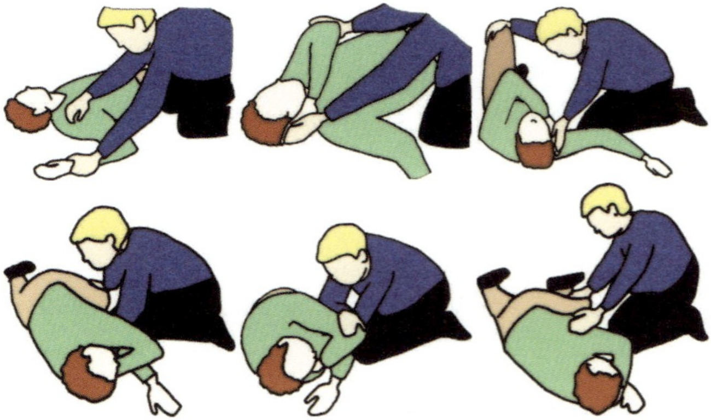

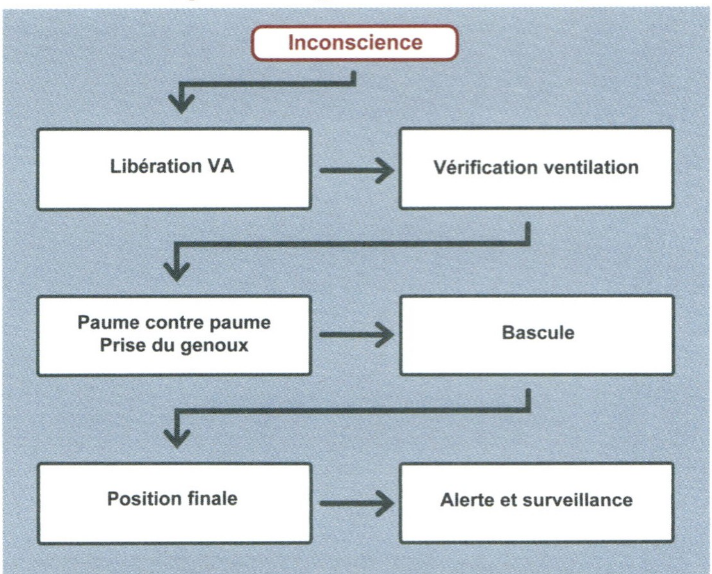

Inconscience
Libération VA
Vérification ventilation
Paume contre paume
Prise du genoux
Bascule
Position finale
Alerte et surveillance

113 Arrêt cardiorespiratoire - Adulte

1 Définition

L'arrêt cardiorespiratoire (ACR) est un état de non-réaction face à des stimuli externes, avec abolition de la ventilation ou une ventilation anormale (le gasp).

2 Signes

- Pas de réponse à une question, un ordre simple, un stimulus visuel ou tactile.
- Absence de ventilation sur 10 secondes ou gasp.

3 Éléments aggravants

- Arrêt post-traumatisme.
- Grossesse.

4 Conduites à tenir - prise en charge

Chez un adulte ou un enfant post-pubère

- Vérifier l'état de conscience de la victime.
- Effectuer une LVA et vérifier l'absence de ventilation sur dix secondes, sans s'approcher de la bouche de la victime.
- Donner l'alerte.
- Mettre en œuvre le massage cardiaque externe (MCE) :
- 100 à 120 compressions/minutes
- 5 à 6 cm de profondeur
- compressions au centre du sternum
- relâchement complet du thorax entre les compressions
- Mise en œuvre des insufflations :
- en cas de sauveteur seul ou isolé, il est recommandé de n'effectuer que les compressions thoraciques ;
- dans le cadre privé : il est laissé libre choix aux sauveteurs d'effectuer ou non le bouche-à-bouche, mais ça ne doit en aucun cas retarder les compressions thoraciques ;
- dans le cadre professionnel, les insufflations seront faites au BAVU dès qu'il sera disponible ; bouche-à-bouche proscrit.

- Mettre en œuvre DSA/DEA dès que possible.
- Après 2 minutes de réanimation cardio-pulmonaire ou RCP (compressions thoraciques continues ou 5 cycles compressions/insufflations), vérifier à nouveau la respiration (la vérification des pouls centraux ne doit être faite seulement par un sauveteur expérimenté) :
  - en cas de reprise de ventilation ou d'un pouls, placer la victime en PLS sous surveillance accrue ;
  - en cas de doute ou en l'absence de ventilation/pouls la RCP doit être continuée.
- Pour aller plus loin, préparer la pose de deux voies veineuses périphériques, une seringue de 10 mg d'adrénaline dans 10 cc, une seringue de 300 mg de CORDARONE® dans 20 cc puis le nécessaire à intubation.

5 Arbre décisionnel

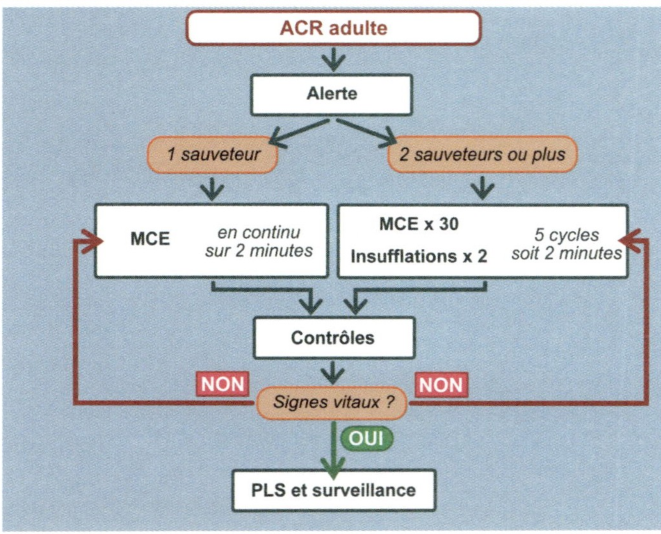

114 Arrêt cardiorespiratoire - Enfant et nourrisson

1 Définition

L'**arrêt cardiorespiratoire (ACR)** est un état de non-réaction face à des stimuli externes, avec abolition de la ventilation.

2 Signes

- Pas de réponse à une question, un ordre simple, un stimulus visuel ou tactile.
- Absence de ventilation sur 10_secondes.

3 Conduites à tenir - prise en charge

Chez un enfant prépubère ou un nourrisson.

- Vérifier l'état de conscience de la victime.
- Réaliser une **libération des voies aériennes (LVA)** et vérification d'une ventilation sur 10 secondes.
- Effectuer 5 insufflations « *starter* » puis refaire un bilan.
- Recontrôler les signes vitaux.
- Si reprise d'une ventilation, mettre la victime en PLS ; sinon débuter la **réanimation cardio-pulmonaire (RCP).**
- Mettre en œuvre un massage cardiaque externe :
- 100 à 120 compressions/minute ;
- profondeur correspondant à 1/3 du thorax ;
- compressions au centre des mamelons ;
- relâchement complet du thorax entre les compressions.
- Mettre en œuvre des insufflations :
- dans le cadre privé, mettre en œuvre le bouche-à-bouche ou bouche-à-bouche et nez ;
- dans le cadre professionnel, réaliser les insufflations uniquement à l'aide d'une BAVU pédiatrique ;
- en cas de sauveteur seul ou isolé, il est recommandé d'effectuer des cycles de 30 compressions/2 insufflations, sinon des cycles de 15 compressions/2 insufflations.
- Mettre en œuvre DSA/DEA dès que possible.

Contrairement à l'adulte, l'alerte ne sera mise en œuvre qu'après 2 minutes de RCP.

- Un second contrôle des signes vitaux sera fait :
  - en cas de reprise de ventilation ou d'un pouls, on placera la victime en PLS sous surveillance accrue ;
  - en cas de doute ou en l'absence de ventilation/pouls la RCP doit être continuée.

4 Arbre décisionnel

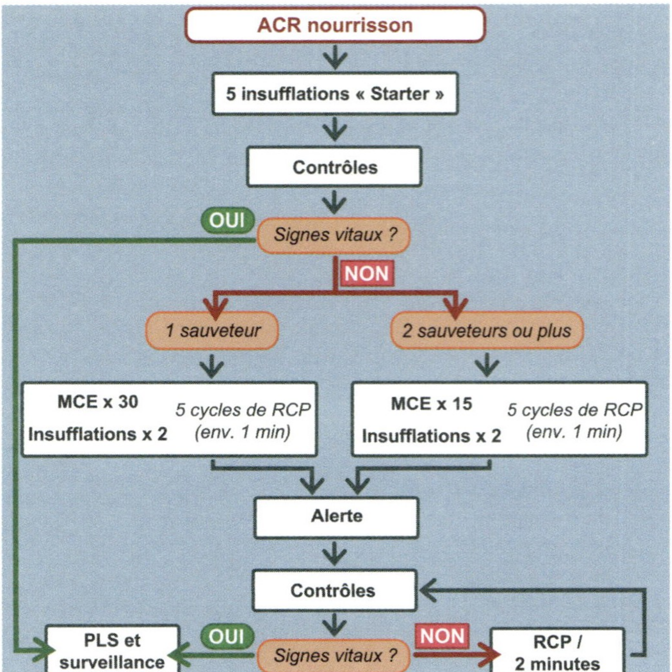

115 Malaise

1 Définition

Le **malaise** est une sensation pénible, de mal-être, pouvant être causée par une pathologie.

2 Conduite à tenir - prise en charge

Les signes ressentis par une victime lors d'un malaise sont très nombreux.

- Chercher avant tout à installer la victime en position d'attente.
- Réaliser un bilan.
- Mettre en œuvre la procédure d'alerte et surveiller la victime jusqu'à l'arrivée des secours.

3 Bilan type « SAMPLER »

S pour « signes » et « symptômes ».
A pour « allergies ».
M pour « médicaments ».
P pour « passé médical ».
L pour « *Last Oral Take* » (dernier médicament/traitement pris).
E pour « événement(s) déclenchant(s) ».
R pour « risques (facteurs de) ».

Prendre si possible (matériel présent) les **paramètres vitaux** du patient :

- fréquence cardiaque ;
- pression artérielle ;
- température ;
- saturation ;
- glycémie...

MÉMO 116 Accouchement inopiné

1 Définition

L'**accouchement inopiné** est un accouchement qui survient à un instant non prévu, dans un lieu inadapté, que ce soit à terme ou non.

2 Signes

- Contractions, de plus en plus intenses, longues et rapprochées.
- Perte du bouchon muqueux.
- Perte des eaux.

3 Conduite à tenir – prise en charge

La prise en charge repose essentiellement sur un recueil de données, puis un bilan au SAMU.

Bilan

• Questions à poser :
- date estimée de l'accouchement ?
- première grossesse ?
- caractériser les contractions : début, intervalle et durée ?
- perte bouchon muqueux ?
- perte des eaux : liquide clair, trouble ou sanglant ?

• Rechercher des antécédents et/ou facteurs de risques :
- antécédent d'accouchement prématuré ;
- utérus cicatriciel (césarienne) ;
- placenta anormalement inséré ;
- présentation du fœtus : céphalique (normal), pelvienne (siège) ou transversale ;
- complication de la grossesse, hypertension (risque de prééclampsie), diabète.

Une fois ces informations transmises, le SAMU décidera de la conduite à tenir (envoi de moyen médicalisé ou non, transport ou accouchement sur place).

Accouchement imminent

- Dans l'attente de l'arrivée des services de secours, il sera demandé de **préparer l'accouchement et l'arrivée du nourrisson :**
  - installer la mère au bord du lit, jambes repliées ;
  - protéger autant que possible la literie ;
  - surchauffer la pièce où se trouve la mère et, idéalement, une seconde pièce, dans le cas où des gestes de réanimation devraient être entrepris sur le nourrisson ;
  - prévoir des draps/serviettes propres.
- **La dilatation :** elle correspond à l'apparition du crâne du fœtus au travers de la vulve. Il est recommandé de maintenir une légère pression de part et d'autre du crâne et du périnée afin que ce dernier puisse se distendre lentement.
- **L'engagement :** on demandera à la femme de pousser uniquement lors des contractions, en bloquant sa respiration. On cherchera simplement à soutenir la tête du nourrisson. Une fois celle-ci dégagée, on vérifiera l'absence du cordon autour du cou.
- **La descente :** ne plus faire pousser la mère. Le nourrisson effectuera un quart de tour sur le côté, puis dégagera une épaule après l'autre.
- **Le dégagement :** phase pendant laquelle le reste du nourrisson se dégage, on maintiendra simplement son corps :
  - s'il n'est pas nécessaire de mettre en œuvre des manœuvres de réanimation, on confiera l'enfant à sa mère en le plaçant sur son ventre. Puis on les recouvrira pour éviter l'hypothermie ;
  - sinon, on emmènera l'enfant dans une autre pièce si possible, où on débutera les gestes de réanimation en liaison avec le SAMU.
- **La délivrance :** reprise des contractions, 15 minutes environ après le dégagement dans le but d'expulser le placenta. Ne pas tirer dessus, et le conserver afin qu'une sage-femme vérifie son intégralité.

MÉMO 117 Traumatismes cutanés

1 Plaies

A. Définition

Lésions cutanées ou d'une muqueuse secondaire à un traumatisme. On les distinguera en deux catégories, simple et grave, dont dépendra la prise en charge. Elle est définie par sa localisation, son aspect, le mécanisme et son étendue (ou LAME).

B. Plaies simples

LAME

- **Localisation** : membres, hors articulation.
- **Aspect** : non hémorragique.
- **Mécanisme** : dermabrasion.
- **Étendue** : faible.

Conduite à tenir – Prise en charge

- Asepsie de la plaie.
- Vérifier la vaccination antitétanique.
- Avis médical non urgent (médecin traitant).

Toutes les autres plaies seront considérées comme graves.

C. Plaies graves

LAME

- **Localisation** : crâne, cou, thorax, abdomen, muqueuses.
- **Aspect** : corps étranger, punctiforme, lacération, profondeur.
- **Mécanismes** : arme blanche, arme à feu, morsure, outil.
- **Étendue** : importante ou multiple.

Conduite à tenir – Prise en charge

- Installer la victime en position d'attente.
- Aseptiser plaie et pansement, ne pas toucher au corps étranger.
- Mettre en œuvre la procédure d'alerte.

D. Cas particuliers

- **Plaie oculaire** : mettre en décubitus dorsal strict, faire fermer les yeux et ne plus bouger la tête.
- **Plaie thoracique** : mettre en position demi-assise et décubitus dorsal.
- **Plaie abdominale** : mettre les membres inférieurs fléchis.
- **Autres plaies** : mettre en décubitus.

2 Brûlures

A. Définition

Lésions de la peau ou des muqueuses provoquées par l'exposition à de la chaleur, à une substance, à un courant électrique ou un rayonnement.

Comme pour les plaies, on distinguera les brûlures simples des brûlures graves.

Une brûlure est défi nie par son type, la profondeur, son étendue, ainsi que sa localisation.

Types de brûlures

- Thermiques.
- Chimiques.
- Électriques.
- Rayonnements.

Profondeur

- 1er degré : rougeur et douleur.
- 2e degré : phlyctènes et douleur.
- 3e degré : peau blanche ou noirâtre, non douloureux.

Étendue

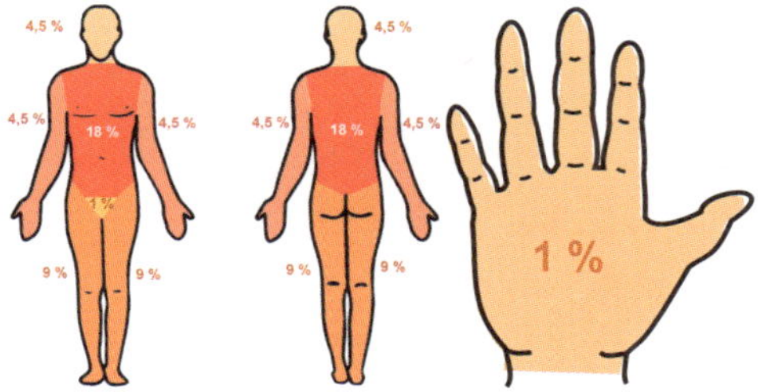

B. Plaies graves

- **Type** : toutes les brûlures chimiques, électriques et par rayonnements.
- **Profondeur et étendue** :
  - 1er degré : supérieur à 25 % chez l'adulte, 20 % chez la personne âgée, 10 % chez l'enfant et dans tous les cas chez le nourrisson ;
  - 2e degré : phlyctène supérieure à 0,5 % ;
  - 3e degré : dans tous les autres cas.
- **Localisation :** face, cou, mains, articulations, orifices naturels.
- _**Autres facteurs de gravité** : victimes immunodéprimées, brûlures associées à l'inhalation de fumées.

C. Conduite à tenir - Prise en charge

Brûlures simples

- Soustraire la victime de la source brûlante.
- Faire ruisseler de l'eau à température ambiante sur la zone brûlée jusqu'à disparition de la douleur (pas plus de 5 minutes).
- Protéger la zone avec un pansement propre.
- Avis médical non urgent.

Brûlures graves

- Soustraire la victime de la source brûlante.
- Faire ruisseler de l'eau à température ambiante sur la zone brûlée pendant 10 minutes.
- Enlever les vêtements sauf ceux qui adhèrent.
- Protéger la zone avec un pansement propre.
- Couvrir la victime pour éviter l'hypothermie.
- Mettre en œuvre la procédure d'alerte puis surveiller.

118 Traumatismes osseux

1 Définition

Les **traumatismes osseux** sont des lésions avérées des os ou suspectées à la suite d'un traumatisme direct ou indirect.

2 Signes

- Douleur.
- Impotence fonctionnelle.

Signes de gravité

- Œdème.
- Hématome.
- Déformation.
- Plaie associée.

3 Éléments aggravants

- Fragilité osseuse.
- Ostéogenèse imparfaite.
- Ostéoporose.
- Tumeur osseuse.

4 Conduite à tenir – prise en charge

- Immobiliser le segment supérieur et inférieur de la zone traumatisée et/ou douloureuse.
- Mettre en œuvre la procédure d'alerte.

MÉMO 119 Relevages et brancardage

1 Principe de manutention

- Afin d'avoir le **meilleur équilibre possible debout**, il faut placer ces pieds décalés, écartés et non parallèles.

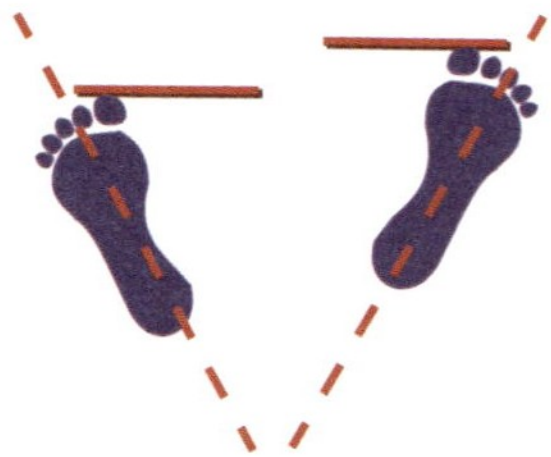

- Pour **se baisser**, il faut se positionner en trépied un genou à terre.
- Pour **lever une charge,** il faut la rapprocher le plus possible de son centre de gravité, garder le dos droit et plier les genoux afin de solliciter les muscles des cuisses plutôt que le rachis.

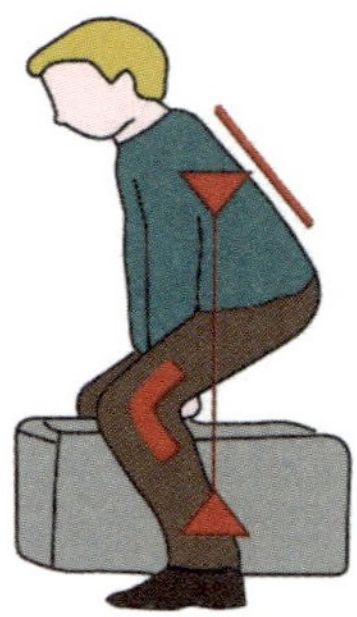

2 Relevages

C'est une technique permettant de déplacer une victime (inconsciente ou ne pouvant se déplacer).

Il est préférable d'être plusieurs - **indispensable en cas de suspicion de traumatisme du rachis** - afin de maintenir l'axe tête, cou, tronc.

3 Positionnement avec un brancard

Le brancard peut être placé aux pieds ou à la tête et être glissé une fois la victime surélevée, chaque personne se positionnant au-dessus de celle-ci.

Si le brancard est placé à côté de la victime, les personnes la soulevant se positionneront également au-dessus, mais en maintenant le brancard avec leur pied.

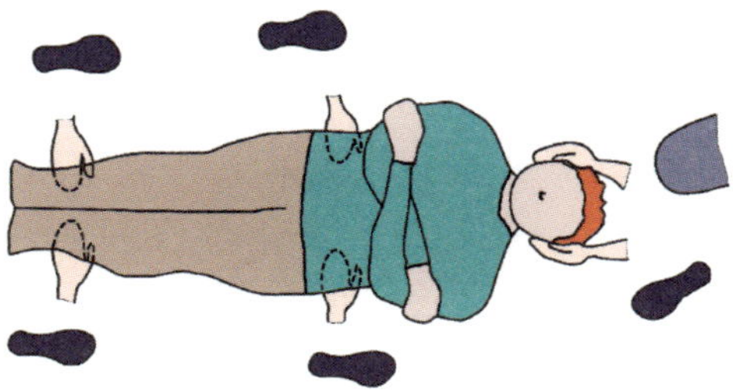

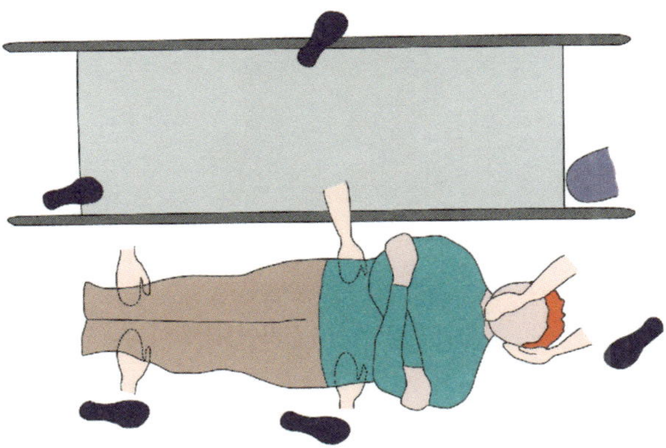

4 Relevage sans brancard

- Pour une victime en position demi-assise, il faut que deux personnes lient leur bras sous les fesses et derrière le dos de la victime. Une troisième peut soutenir les jambes.

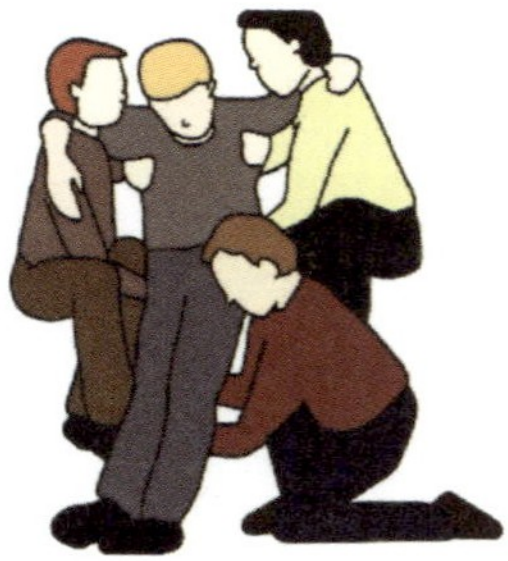

- Si on doit maintenir l'axe tête, cou, tronc, on peut également utiliser la **technique de la cuillère** :
- toutes les personnes se placent du même côté de la victime, un genou à terre et glissent leurs mains sous celle-ci,
- puis on fait faire basculer la victime contre son thorax.

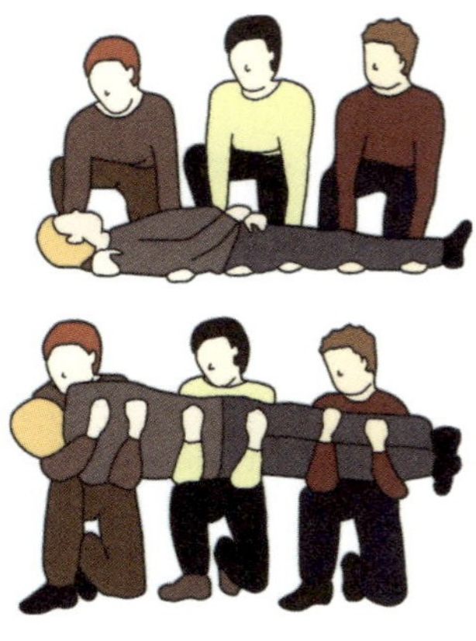

Attention ! Toutes les personnes doivent réaliser ce mouvement au même moment afin de maintenir l'axe tête, cou, tronc.

Une fois dans cette position, et toujours de manière synchronisée, il est possible de se lever et de se déplacer.

5 Brancardage particulier

En montée ou en descente, le brancard doit être maintenu horizontalement.

Pour ce faire, les équipiers en aval doivent épauler les poignées alors que ceux en amont doivent baisser ces dernières au maximum.

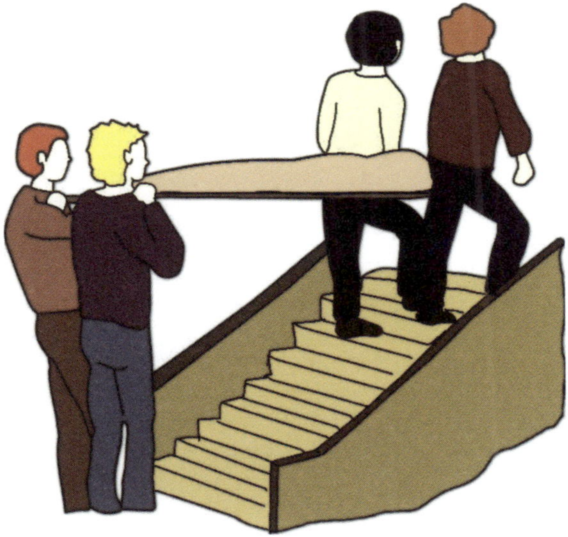

MÉMO 120 Défibrillateur semi-automatique

1 Définition et indications

Le défibrillateur semi-automatique (**DSA**) est un appareil effectuant une analyse du rythme cardiaque et déterminant automatiquement si un **choc électrique externe (CEE)** est recommandé.

En effet, son analyse lui permet de diagnostiquer une fibrillation ventriculaire dans 95 % des cas.

C'est donc un appareil à utiliser devant toute personne en **arrêt cardio-respiratoire (ACR)**.

2 Contre-indications

- L'utilisation de l'appareil pendant un mouvement (transport, brancardage...) peut entraîner une erreur d'analyse et est donc interdite : si un choc est recommandé, il faut stopper le mouvement.
- Devant le risque de blessure, voire de mort de l'entourage, l'environnement doit être sécurisé. Il faut donc faire attention aux zones humides, aux milieux explosifs et inflammables (gaz, hydrocarbures...).
- Certains DSA ne sont pas adaptés aux enfants de moins de 8 ans ou de moins de 30 kg.

3 Utilisation

- Après avoir établi que la victime est en arrêt cardio-respiratoire, il faut installer le DSA.
- Poser les électrodes comme indiqué sur le schéma.
- Brancher le cordon d'alimentation des électrodes au DSA.
- Allumer l'appareil.
- Suivre les indications du défibrillateur et écarter les personnes autour de la victime lors de l'analyse.

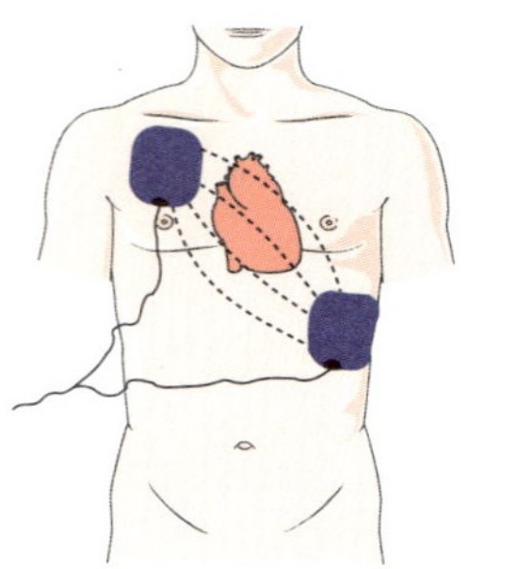

- Appuyer sur le bouton lorsque le choc est recommandé ou entamer une réanimation cardio-pulmonaire dans le cas inverse.

Attention ! Chez l'enfant de moins de 1 an, le DSA doit être uniquement utilisé avec des électrodes pédiatriques plus petites, comprenant un atténuateur d'intensité, placées en antéro-postérieur.

4 Arbre décisionnel

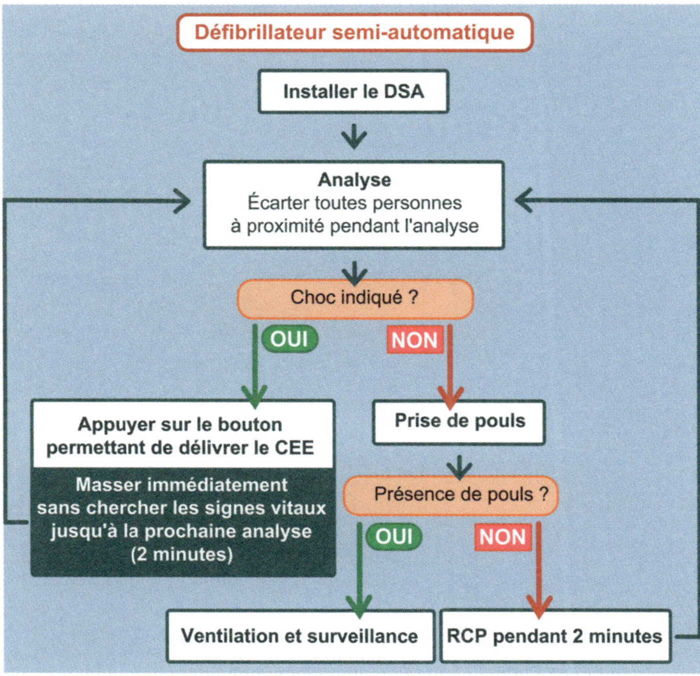

ISBN 978-2-216-16570-4

Conception graphique : Sylvie Vaillant
Composition : STDI

MV-LM/EG

Achevé d'imprimer en France par Dupliprint - 733, rue Saint-Léonard - 53100 Mayenne
N° d'impression : 2971928Y - Dépôt légal n°16570-4/02 - avril 2022